实用产前超声诊断学

主　审　姜玉新

主　编　吴青青

副主编　艾瑞斯·帕帕格奥尔吉欧　李晓菲

　　　　蔡爱露　陈欣林　裴秋艳　阴赪宏

人民卫生出版社

·北 京·

图书在版编目（CIP）数据

实用产前超声诊断学 / 吴青青主编 . —北京：人
民卫生出版社，2023.1
ISBN 978-7-117-33055-8

I. ①实… II. ①吴… III. ①妊娠诊断 – 超声波诊断
IV. ①R714.15

中国版本图书馆 CIP 数据核字（2022）第 078655 号

实用产前超声诊断学
Shiyong Chanqian Chaosheng Zhenduanxue

主　　编　吴青青
出版发行　人民卫生出版社（中继线 010-59780011）
地　　址　北京市朝阳区潘家园南里 19 号
邮　　编　100021
印　　刷　北京顶佳世纪印刷有限公司
经　　销　新华书店
开　　本　787 × 1092　1/16　印张：24.5
字　　数　673 千字
版　　次　2023 年 1 月第 1 版
印　　次　2023 年 3 月第 1 次印刷
标准书号　ISBN 978-7-117-33055-8
定　　价　208.00 元

E – mail　pmph @ pmph.com
购书热线　010-59787592　010-59787584　010-65264830
打击盗版举报电话：010-59787491　　E-mail：WQ @ pmph.com
质量问题联系电话：010-59787234　　E-mail：zhiliang @ pmph.com
数字融合服务电话：4001118166　　E-mail：zengzhi @ pmph.com

编 者

（按姓氏笔画排序）

王　莉　首都医科大学附属北京妇产医院

邓　笛　首都医科大学附属北京妇产医院

艾瑞斯·帕帕格奥尔吉欧　英国伦敦圣乔治医院

玄英华　首都医科大学附属北京妇产医院

刘　妍　首都医科大学附属北京妇产医院

安园园　首都医科大学附属北京妇产医院

孙夫丽　首都医科大学附属北京妇产医院

孙丽娟　首都医科大学附属北京妇产医院

阴赪宏　首都医科大学附属北京妇产医院

李　贞　首都医科大学附属北京妇产医院

李晓菲　首都医科大学附属北京妇产医院

李菁华　首都医科大学附属北京妇产医院

吴青青　首都医科大学附属北京妇产医院

张　娟　首都医科大学附属北京妇产医院

张丽娜　首都医科大学附属北京友谊医院

张普庆　首都医科大学附属北京妇产医院

陈欣林　湖北省妇幼保健院

岳　嵩　首都医科大学附属北京妇产医院

郭翠霞　首都医科大学附属北京妇产医院

康　丽　首都医科大学附属北京朝阳医院

董　岚　青岛大学附属医院

蔡爱露　中国医科大学附属盛京医院

裴秋艳　北京大学人民医院

美术编辑

王　欢　中国医科大学附属盛京医院

韩晶晶　首都医科大学附属北京妇产医院

编写秘书

张思敏　首都医科大学附属北京妇产医院

王晶晶　首都医科大学附属北京妇产医院

王雅丽　北京市通州区妇幼保健院

主审简介

——

姜玉新

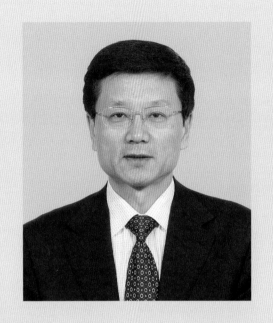

◇ 北京协和医院超声医学科主任医师、教授、博士研究生导师。中国人民政治协商会议第十二届、第十三届全国委员会委员，国家超声医学质量控制中心主任，中国医师协会副会长，北京医学会副会长，中华医学会超声医学分会第五、六、九届主任委员，《中华医学超声杂志（电子版）》《中华超声影像学杂志》总编辑；《中国医学影像技术》杂志第六~八届主编。

◇ 获中华医学科技奖 4 项、教育部科学技术进步奖 3 项、华夏医学科技奖 2 项；获卫生部有突出贡献中青年专家、北京市优秀教师、全国医德标兵、中国医师奖等荣誉。主编多部超声医学专著及教材。

主编简介

———

吴青青

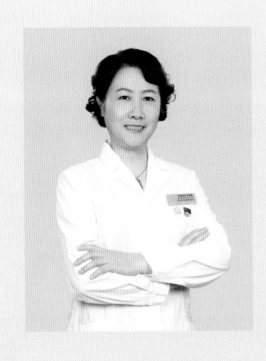

◇ 博士，主任医师 / 教授，博士研究生导师 / 博士后指导老师，享受国务院政府特殊津贴专家。首都医科大学附属北京妇产医院 / 北京妇幼保健院副院长、超声科主任，首都医科大学超声学系副主任。国际妇产超声学会（ISUOG）中国荣誉大使，国际妇产超声学会（ISUOG）中国分会执行主任委员，国家卫生健康委员会妇幼健康司全国产前诊断专家组成员兼影像组组长，国家卫生健康标准委员会妇幼健康标准专业委员会委员，国家卫生健康委员会超声医学专科能力建设项目专家委员会委员兼妇产组组长，中华医学会超声医学分会常务委员兼妇产学组组长，北京医学会超声医学分会副主任委员兼妇产学组组长，中国妇幼保健协会妇幼健康教育专业委员会主任委员，中国女医师协会超声专业委员会副主任委员，中国医学影像技术研究会超声分会妇产专业主任委员等。

◇ 主要研究方向：胎儿出生缺陷相关研究、妇产科超声新技术应用及人工智能在妇产科超声的应用等。承担了国家自然科学基金项目、"十三五"国家科技支撑计划子课题、"十四五"国家科技支撑计划项目（牵头人）、北京市科学技术委员会重大出生缺陷项目、北京市自然科学基金项目等。《中国医学影像技术》副主编，《中华超声医学杂志（电子版）》《中华医学杂志英文版》《中华围产医学杂志》《中国妇产科临床杂志》等多个杂志编委。培养硕士、博士研究生 50 余名，发表相关文章约 200 多篇。

副主编简介

艾瑞斯·帕帕格奥尔吉欧（Aris Papageorghiou）

李晓菲

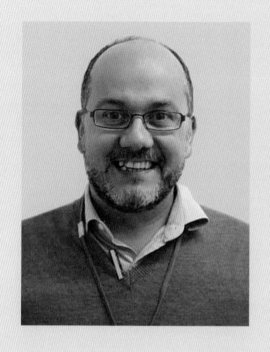

◇ 教授，英国牛津大学妇科及围产中心临床研究室主任，伦敦圣乔治医院胎儿医学及产科学教授、顾问，首都医科大学附属北京妇产医院客座教授，WHO 胎儿生长发育监测全球项目超声负责人，国际妇产超声学会（ISUOG）前任秘书长，ISUOG 科学委员会成员，ISUOG 中国分会创始人之一，ISUOG 基础培训工作组成员，*Ultrasound in Obstetrics & Gynecology* 杂志编委会成员。

◇ 主要研究领域为胎儿影像学及介入、人工智能在产前影像学及筛查中的应用，是牛津大学"spin-out"人工智能超声的共同创始人，北京市朝阳区"凤凰计划"工作类海外高层次人才。发表学术论文 300 余篇，引用次数达 1 万 6 千余次。

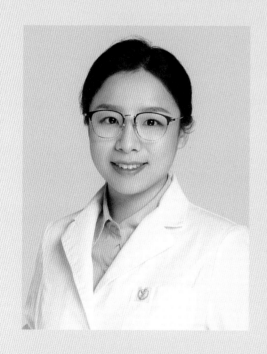

◇ 首都医科大学附属北京妇产医院超声科副主任医师，博士，现任中国妇幼保健协会出生缺陷防治与分子遗传分会委员、中国医学影像技术研究会超声分会妇产科专业青年委员会委员、国际妇产超声学会中国分会青年委员。

◇ 从事本专业工作 11 年，熟练掌握并负责妇产科超声检查工作，同时承担成人心脏、上腹部超声等多项工作。取得英国胎儿医学基金会（FMF）、国际卵巢肿瘤研究组（IOTA）资格认证，作为访问学者曾赴美国托马斯杰弗逊大学（Thomas Jefferson University）医院参加培训。多年担任首都医科大学附属北京妇产医院超声科举办的国际妇产超声学会（ISUOG）授权教育课程英文翻译。曾参与多项国家级课题，作为项目负责人完成北京市自然科学基金青年项目、承担北京市医院管理中心"青苗"计划项目，发表核心期刊收录论文 11 篇，SCI 论文 2 篇，会议发言多次。

蔡爱露

陈欣林

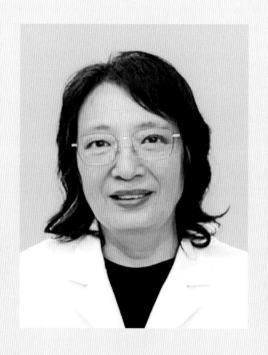

◇ 医学博士，教授，博士生导师，中国医科大学附属盛京医院超声科主任医师，中国超声医学工程学会妇产科分会副主任委员，辽宁省生命科学学会妇产超声专业委员会主任委员，沈阳医学会超声分会副主任委员，国际妇产超声学会（ISUOG）中国分会专家委员会委员，《中国超声医学杂志》编委。

◇ 研究方向为产科胎儿异常超声诊断。主持并参与多项国家及省内课题，包括"十一五"和"十二五"国家科技支撑计划项目、国家青年科学基金项目、辽宁省自然科学基金项目等。曾获教育部科学技术进步奖二等奖，全国妇幼健康科学技术奖二等奖，辽宁省科学技术进步奖二等奖、三等奖；以作者及通讯作者发表SCI论文30余篇，中文专业文章200余篇。主编专业著作5部，参编著作10余部。

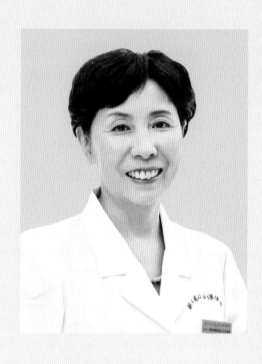

◇ 湖北省妇幼保健院超声科卫生技术二级岗位教授，主任医师，超声科首席专家。湖北省出生缺陷精准医学中心主要负责人，湖北省有突出贡献的中青年专家，国家卫生健康委员会妇幼健康司全国产前诊断专家组成员，国家卫生健康委员会超声医学专科能力建设项目专家委员会委员，亚太卫生健康协会超声医学分会妇产超声专业委员会副主任委员，中国出生缺陷干预救助基金会出生缺陷防控产前超声专家委员会副主任委员。

◇ 2006年作为负责人带领科室成为卫生部第一批产前超声诊断培训基地，2016—2022年和全国专家组共同完成西藏产前超声培训10期，培训获得产前超声资质的藏族医师189名。近五年主持及申报省级重点及一般项目11项，完成成果鉴定7项。作为第一完成人获得湖北省科学技术进步奖二等奖4项、三等奖3项，2次获得宋庆龄儿科医学奖，近三年以第一作者和通信作者发表SCI文章8篇（最高影响因子8.66）。

裴秋艳

阴赪宏

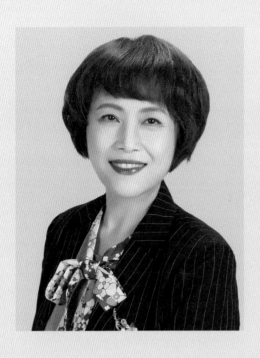

◇ 主任医师，北京大学人民医院产前超声诊断室主任，北京大学医学部专科医师/住院医师规范化培训妇产超声组组长，国家卫生健康委员会妇幼健康司全国产前诊断专家组成员，中国超声医学工程学会理事，中国超声医学工程学会妇产超声专业委员会副主任委员、常务委员，北京医师协会超声专科医师分会常务理事。

◇ 主要研究方向为产前超声诊断及胎儿超声心动图技术。负责北京大学医学部专科医师/住院医师妇产超声规范化培训。在国内外首次建立了不同类型胎儿先天性心脏断层切面数据库。先后承担国家自然科学基金、首都卫生发展科研专项、北京市卫生健康科技成果和适宜技术推广项目5项，在国内外核心期刊发表论文30余篇，获得国家级专利1项。培养硕士生5名，博士生2名。获全国妇幼健康科学技术奖二等奖。

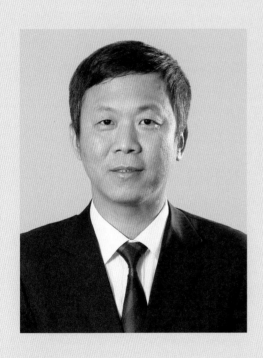

◇ 首都医科大学附属北京妇产医院党委副书记、院长，北京妇幼保健院院长。教授，主任医师，博士生导师。担任中国医院协会妇产医院分会副主任委员兼秘书长、中国妇幼保健协会医疗风险防控专业委员会主任委员、《中国医刊》编辑委员会副主任委员及专业主编等。

◇ 致力于感染性疾病基础和临床研究工作，对疾病诊断、治疗及预防控制具有较高造诣，近年来积极关注生殖妇幼健康与出生缺陷等重大问题。入选北京市新世纪百千万人才工程、北京"高创计划"卫生领军人才、北京市卫生系统"215"学科带头人、北京市"登峰"人才计划、北京市高层次公共卫生技术领军人才等，多次获北京市科学技术奖二等奖、三等奖、高等学校科学技术进步奖二等奖等；荣获国家卫生计生突出贡献中青年专家，北京市有突出贡献的科学、技术、管理人才，北京市先进工作者，首都劳动奖章等荣誉；享受国务院政府特殊津贴。作为项目负责人，主持"十一五"国家科技支撑重点项目、"十三五"国家重点研发计划项目、国家自然科学基金项目、北京市自然科学基金项目等，发表论文近400篇（其中SCI论文105篇），主编、副主编、副主译医学专著22部。

序

目前，产前超声技术是出生缺陷二级预防的重要手段。随着超声技术的发展和诊疗水平的提高，许多从前未能发现和识别的异常得以诊断，大多数的胎儿异常已经能在产前发现，这不仅有助于疾病的诊断，也促进了遗传学的发展和进步，使得产前识别更多的遗传综合征成为可能。

首都医科大学附属北京妇产医院吴青青教授团队牵头撰写的《实用产前超声诊断学》一书，总结了几十年的临床一线工作经验，并邀请英国伦敦圣乔治医院的Aris T. Papageorghiou 教授、国内知名超声专家陈欣林教授、蔡爱露教授、裴秋艳教授等联合撰写，为妇产超声医师及产前诊断医师提供了诊断思路和经验，使得书籍的专业性和可读性得到了保证。

在阅读本书时，读者会惊叹书中的内容翔实、图片丰富。本书强调实用性，以系统讲解结合超声动态演示及视频数字化内容的方式呈现知识，使读者对产前超声筛查诊断内容的理解更加直观、易懂。

这本书的出版是对产前超声规范化筛查诊断工作的提炼和提升，值得从事产前超声筛查诊断及相关领域的医务人员阅读参考。

中国医学科学院北京协和医院
姜玉新
2022 年 1 月

前　言

产前超声筛查诊断可将胎儿畸形防控关口前移，有效提高出生人口素质。在实际工作中，超声医师往往先发现超声图像异常，然后需要判断可能发生的疾病。已经出版的相关书籍按照系统描述常见疾病超声表现的撰写方式，不足以满足超声医生的需要。为了解决这个问题，适应工作流程，我们萌生了撰写本书的想法。

本书基于国家卫生健康委员会妇幼健康司全国产前诊断专家组影像组牵头制定的《超声产前筛查指南》、国际妇产超声学会的相关指南、国际妇产超声学会基础规范化培训课程，以妇产科超声医师临床工作中面临的实际问题为立足点，详细介绍了标准切面规范化扫查方法，重点阐述了常见胎儿异常超声征象。从临床实践出发，描述了超声筛查过程中在标准切面上发现结构异常时如何进行鉴别诊断，既有助于更好地规范妇产科超声医师的日常工作，又可以帮助解决临床实践中遇到的具体问题，具有很强的实用性及启发性。

本书第一章为总论，对产前超声的应用进行了概述，第二章至第五章详细介绍了胎儿各个系统动态扫查、标准切面、异常征象和鉴别诊断，第六章介绍了胎儿生长发育监测，第七章至第十章分别描述了胎儿血流动力学、胎儿附属物、剖宫产术后子宫前壁下段及孕妇宫颈的超声监测，尽可能全面地覆盖了筛查孕周可能涉及的疾病和临床相关问题。本书勾画了大量的模式图与超声声像图对比显示，同时增加了超声演示视频的数字化内容，更有利于读者的理解和掌握。为了便于读者对比学习，特别在鉴别诊断中将不同疾病的声像图同时罗列，疾病之间的征象区分更加明显。

本书适用于超声科专科医师、产科超声医师、产前诊断医师及产科临床医师，特别是从事胎儿产前超声筛查的医师等相关医务工作者阅读。

最后，感谢所有作者的辛勤付出。感谢国家重点研发计划（项目编号：2016YFC1000104）、首都健康保障培育研究（项目编号：Z181100001618012）以及国家自然科学基金（81971619）对本书的支持。由于时间仓促，书中不足和疏漏之处在所难免，恳请广大读者和同道批评指正。

吴青青

2022 年 3 月

目　录

第一章

产科超声检查总论

产科超声检查相关内容及注意事项

◆ 妊娠期，许多孕妇和她们的家属都期待通过超声扫查享受看到或感知未出生胎儿的喜悦。许多孕妇将产科超声检查作为提前感知她们孩子的途径，作为超声医生，我们见证了这种兴奋和亲密感，而且幸运的是绝大多数情况下胎儿的检查没有发现问题。

◆ 然而，孕妇必须要明白，超声是检查胎儿发育的一个重要的筛查诊断方法，它可能会产生各种各样的结果，并可能需要孕妇和家属根据超声检查的结果对未出生胎儿的未来做出重要的决定。

（一）超声检查时机

孕妇必须了解产前超声筛查的目的是进行医学检查，检查内容取决于妊娠的时间：

1. **妊娠 11~13^{+6} 周** 超声筛查的主要目的是确认胎儿存活，通过测量胎儿的头臀长确定准确的孕周，发现多胎妊娠（在多胎妊娠中确定绒毛膜性和羊膜性），并筛查严重结构异常和非整倍体染色体异常。

2. **妊娠 20~24^{+6} 周（英国 19~22 周）** 超声筛查的主要目的是评估胎儿生长和发现胎儿的结构异常。这个时期对每一位孕妇都很重要，也是出生缺陷综合防治战略的重要组成部分。识别胎儿异常提供家庭进行生育选择的机会；家庭为胎儿治疗、期待疗法或接受胎儿残疾、终止妊娠提前做好准备；建议孕妇在医学专科中心计划分娩。

3. **妊娠晚期** 超声检查旨在检出小于胎龄儿、大于胎龄儿、臀位和其他与不良围生期结局高风险相关的情况。之前未确诊的胎儿先天性异常偶尔也可以被发现。

（二）超声检查前准备

超声医生应了解技术规范、标准和相关专业组织机构的现行指南。检查前应确保以下几点：

1. 超声仪器和其他设备工作状态良好。

2. 超声设备进行适合的检查。

3. 熟悉超声设备。

4. 超声医生能够保存图像、数据和其他信息作为检查记录（应符合当地政策）。

5. 提供的临床信息应详细，足以进行所要求的检查。

6. 需要保护患者隐私、（必要时）提供陪护和 / 或口译员。

7. 符合所有当地法规，包括传染病防控。

8. 进行检查之前获得知情同意。

（三）超声检查过程

对于大多数孕妇而言，产前超声检查是怀孕期间非常重要的特殊事件，孕妇充满期待。超声医生必须想到这一点，并提供负责任的、友善的、礼貌的、优质的医疗服务。

1. 超声医生接诊注意事项

（1）问候患者，询问病史。

（2）与患者解释将要进行的检查。

（3）获得患者知情同意（如果患者没有理解能力，应获得委托人知情同意），见附录 1。

（4）要时刻保持职业性并遵守以下内容：超声是一种需要全神贯注的医学检查，检查过程中不能打扰，不使用个人设备或电话。

（5）确保保存的图像、数据和其他信息完整无误，这些信息将保留作为检查记录。

（6）提供书面报告。报告应该标准化：不要将未扫查的结构报告为"正常"或"无异常"。

（7）确保患者离开前已进行适当的转诊或进一步的处理安排。

2. 与患者良好的沟通是产前检查成功的关键

（1）始终要富有同情心，说话清晰缓慢，避免使用复杂的医学术语。经常有患者会感到有压力，因此可能需要反复解释。

（2）如果在超声系统性检查期间发现异常情况，应告知孕妇检查结果，以便她们能够做出知情选择。

（3）解释超声检查的局限性，并确保在检查不完整时安排超声复查。

（4）向孕妇说明是否需要转诊进行更详细的评估及其评估的地点。

（四）超声检查取得孕妇（知情）同意的必要性

应考虑到一些孕妇可能没有意识到怀孕期间超声检查的目的。因此，在检查前应告知筛查的目的和局限性。

作为医生，我们有责任向患者提供信息，使他们能够就胎儿问题的管理/治疗方法做出合理的决定。这可能意味着需要提供检查信息、甚至多学科讨论和决策。

同样重要的是孕妇要了解超声的局限性：超声不可能检出所有胎儿异常（结构、遗传或发育），取得知情同意时需要明确这一点。目前有证据表明，孕妇及家属对产前超声筛查有过高的期望，因产前超声筛查引发的医疗责任纠纷也在迅速增加。

（五）知情告知

知情告知应包括：

1. 说明检查的内容、性质和目的。

2. 说明在大多数扫查中结果正常，这种检查是一种以筛查妊娠期主要问题为目的的医学检查。

3. 说明几乎所有孕妇都希望从超声筛查中受益。

4. 说明局限性，明确声明超声检查不能检出所有异常；孕妇的体质量指数和检查时胎儿的体位可能影响检查的结果。

目前对超声筛查的口头同意是认可的，但应将其记录在患者的就诊记录中，应遵循当地的规定（例如，需要书面同意）。

综上所述，我们需要考虑到产前筛查过程中超声检查技术以外的相关内容，这些应该成为超声医生系统化、规范化技术培训的一部分。了解超声检查的目的、适当的检查前准备、良好的检查操作对于一名超声医生来说很重要，而严格的数据存储、清晰的沟通以及知情同意将有助于确保超声医生在超声检查中遵循临床诊疗法规、规范和指南进行更加规范的操作，提高超声筛查质量，降低漏诊风险，极大地提高患者和工作人员的满意度。

（艾瑞斯·帕帕格奥尔吉欧 撰写　李晓菲 译　吴青青 审）

附录 1

产前超声筛查知情同意书（参考）

超声产前筛查通过超声对胎儿进行先天性缺陷筛查，是了解胎儿主要解剖结构最常用、无创、可重复的方法。超声产前筛查的主要目的是评估胎儿生长发育和发现胎儿严重的结构异常，对降低出生缺陷，提高出生人口素质具有重要意义。

根据目前超声技术发展水平，原则上在妊娠 20~24^{+6} 周筛查的主要常见严重胎儿结构畸形如下：无脑畸形、严重脑膜脑膨出、严重开放性脊柱裂伴脊髓脊膜膨出、单心室、严重胸腹壁缺损并内脏外翻、四肢严重短小的致死性骨发育不良。

超声产前筛查准确性受到诸多因素影响，包括但不限于筛查过程中由于孕周、胎儿体位、羊水量、孕妇腹壁厚度导致胎儿观察部位被遮挡以及胎儿器官逐步发育变化（有些胎儿畸形是在妊娠中、晚期才形成或表现出来）等，可能造成筛查结果的假象，同时超声本身存在伪像，因此超声产前筛查不能检出所有胎儿畸形。

受胎儿多种因素的影响，一些畸形在宫内不容易检出，如：脑沟回异常、微小唇裂、单纯腭裂、眼耳鼻异常、口角裂、面裂、气管食管瘘、某些心脏异常（如室缺）、膈疝、闭合性脊柱裂、脊髓纵裂、某些肾脏异常（如肾缺如、重复肾）、肛门/胆道/肠道闭锁畸形、外生殖器异常、不明显的骶尾部畸胎瘤、关节异常、指趾畸形、皮肤异常及罕见畸形等。

有些胎儿异常可能在胎儿发育过程中或中后期受到一些因素影响才表现出来，如长骨发育不良、肾脏发育不良、心脏异常等。有些是在出生后才表现的异常，如房间隔缺损、卵圆孔未闭、动脉导管异常等。

禁止任何单位或者个人实施非医学需要的胎儿性别鉴定，严禁非法使用超声诊断仪器开展"胎儿摄影"等非医学需要的超声检查。

上述情况充分告知患者，请患者及家属仔细阅读此知情同意书。

我已仔细阅读上述知情同意书并充分理解可能发生的意外情况，要求继续行超声筛查及诊断检查。

医生签字：   日期：

孕妇签字：   日期：

产科超声筛查内容及留存图像

◆ 产前超声筛查胎儿出生缺陷的适宜孕周为 20~24^{+6} 周，故本节主要介绍此孕期进行超声筛查的内容及留存图像要求。

（一）妊娠中期产前超声筛查内容

妊娠中期主要观察胎儿以下重要结构：

1. **胎儿头面部** 横切面观察颅骨环、大脑镰、透明隔腔、侧脑室、脉络丛、丘脑、小脑、枕大池及双侧眼眶，冠状切面观察鼻孔和上唇，在矢状切面观察面部轮廓；在经侧脑室横切面或经丘脑横切面测量胎儿双顶径、头围。

2. **胎儿脊柱** 矢状切面（可以结合冠状切面及横切面）观察脊柱的排列及连续性；胎儿姿势好的情况下可以观察胎儿脊髓圆锥的位置情况。

3. **胎儿胸腔** 横切面观察胎儿心脏四腔心、左心室流出道、右心室流出道及三血管气管切面；在冠状切面观察双肺及膈肌。

4. **胎儿腹部** 横切面观察胎儿胃泡、肾脏、膀胱、膀胱双侧脐动脉数目及脐带腹壁入口，在矢状或冠状切面观察双侧肾脏、脐带腹壁入口。在胎儿腹围横切面测量腹围。

5. **胎儿四肢** 观察双侧肱骨、尺骨、桡骨、股骨、胫骨、腓骨长轴切面，测量一侧股骨长和肱骨长。

此外，还需观察妊娠子宫情况、胎儿个数及胎儿附属物。

（二）妊娠中期留存的图像

妊娠中期超声筛查需留存以下切面：

1. **胎儿头面部** 经侧脑室横切面、经丘脑横切面、经小脑横切面、胎儿双眼球横切面及胎儿鼻唇冠状切面、胎儿面部正中矢状切面。

2. **胎儿脊柱矢状切面** 选择性留存脊柱冠状切面及横切面。

3. **胎儿心脏** 四腔心切面、左心室流出道切面、右心室流出道切面、三血管气管切面；选择性留存双肺及膈肌切面。

4. **胎儿腹部** 腹围横切面（腹围测量切面）、脐带腹壁入口切面、膀胱水平横切面、双肾水平横切面；选择性留存肾脏、脐带腹壁入口矢状切面以及肾脏冠状切面。

5. **胎儿四肢** 双侧肱骨、股骨、尺桡骨、胫腓骨长轴切面；选择性留存双足和双手切面。

6. 胎儿生物学测量切面 测量双顶径、头围、腹围、股骨长和肱骨长切面。

7. 孕妇子宫颈内口矢状切面、胎盘切面及测量羊水、脐动脉血流切面。

留存以上超声产前筛查相关部位切面图像并做好相关记录，出具书面报告。

（吴青青）

第三节

产科超声筛查质量控制

产前超声筛查要严格质量控制，有效提高产前超声筛查质量。质量控制包括以下内容：

（一）操作规范质量控制

由专人负责定期对超声检查的连贯性、完整性及仪器调节使用进行质量控制；符合不同孕期超声仪器调节的要求，将图像按要求放大，灰阶超声清晰显示所检查的部位；对标准化扫查切面和测量进行评估。

（二）留存图像质量控制

由专人负责定期对超声检查留存切面的完整性、标准化进行质量控制；按照采集图像和留存图像的要求进行评估。

采用抽查报告上的附图和工作站存图两种方式进行存图合格的质控。如

$$报告存图合格率 = \frac{抽查报告存图合格例数}{总抽查报告例数} \times 100\%$$

（三）报告书写质量控制

由专人负责定期对超声报告书写的标准化进行质量控制；符合报告书写要求，基本信息齐全，描述和诊断规范，内容完整，数据和文字无误。

（四）超声检查符合率质量控制

定期抽查检查病例进行随访，新生儿的临床诊断或者引产后的病理结果作为确诊依据，判断超声检查结果是否正确，对不符合的病例进行总结分析。

此外，定期对产前超声医师进行理论及实践培训，可有效提高产前超声筛查水平。

（吴青青　阴赪宏）

第四节

产科超声检查仪器调节和图像显示

◆ 产科超声检查时，应该熟知超声检查的基本操控，并结合产科超声检查的特点对超声仪器进行适当的调节。

（一）产科超声检查前仪器调节

1. 应遵循 ALARA 原则（as low as reasonably achievable principle），即可合理达到的最低量原则，在规定允许的最低超声剂量暴露下获得必要的超声产前筛查与超声产前诊断信息。运用该原则调节超声仪器。进行产科超声检查时，应保持热指数（thermal index，TI）和机械指数（mechanical index，MI）均低于 1。

2. 在检查开始前，选择合适的超声探头和设置条件。

3. 在保证检查需要的前提下，使用尽可能小的功率或输出控制（power or output control）。

（二）产科超声检查时仪器调节

1. 进行产科超声检查时，横握探头时示标应位于患者右侧（图 1-4-1），患者右腹部显示在显示器的右侧（操作者的左侧）；纵持探头示标应朝向子宫底（患者头侧）（图 1-4-2），子宫底（患者头侧）显示在显示器的右侧（操作者的左侧）。

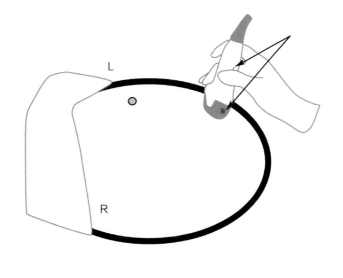

图 1-4-1

产科超声检查横握探头示意图

进行产科超声检查时，横握探头时示标应位于患者右侧；L：左侧，R：右侧，箭示探头示标

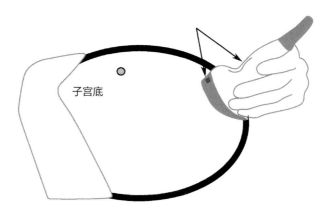

图 1-4-2

产科超声检查纵持探头示意图

进行产科超声检查时，纵持探头示标应朝向子宫底；箭示探头示标

2. 检查时应将探头轻轻放在孕妇腹部，尽可能减少对腹部的压力。

3. 尽可能调低深度（depth），在屏幕上尽可能大地显示感兴趣区并增加图像分辨力及帧频。

4. 尽可能减小扇面宽度。

5. 控制增益（gain）以调节图像整体亮度。

6. 调节时间增益补偿（time gain compensation，TGC）可以调节特定深度图像的亮度。进行经腹部超声扫查时，胎儿位于图像深部，因此上部增益滑块通常较下部增益滑块偏左。

7. 聚焦区（focus）应该放置于感兴趣区所在的深度。多重聚焦可以使一定深度范围内侧向分辨力最佳，但会降低帧频。

8. 冻结（freeze）后，移动或旋转轨迹球（trackball）或相应按钮进行图像回放，可用来回放显示之前的图像，帮助捕捉胎动或胎心搏动过程中的胎儿图像。

9. 选择图像放大（zoom）对超声图像进行放大。

10. 将感兴趣区的目标解剖结构显示于屏幕中央，减少侧方分辨力不佳造成的影响。

11. 除二维或传统 B 型超声模式（2D）外，还可选择 M 模式（M-mode）、彩色多普勒模式或彩色血流（color flow）、频谱多普勒或脉冲波多普勒（pulsed wave Doppler）。

12. 进行彩色多普勒检查时可调节彩色多普勒参数如速度标尺（脉冲重复频率）、滤波、彩色取样框大小及超声声束与被测血流方向间夹角。一些血流显示方式不依赖声束与被测血流间的夹角，包括能量多普勒（power Doppler）和二维灰阶血流（B-Flow）模式。

13. 脉冲多普勒频谱检查时可以控制速度标尺、壁滤波和入射角度。

14. 低速血流标尺和低通滤波常被用来探测低阻力血管床，高速血流标尺和高通滤波常被用来探测高阻力循环，如心室流出道。为了更好地显示彩色多普勒血流，入射声束应尽可能与被测血流方向平行。

15. 对于肥胖妊娠患者，可以选择在赘肉下方或上方进行扫查，利用脐部作为声窗，或患者侧卧将探头置于母体腹部脂肪组织较薄处进行扫查。

（吴青青）

参考文献

1. ABRAMOWICZ J S，KOSSOFF G，MARSAL K，et al. Safety Statement，2000（reconfirmed 2003）. International Society of Ultrasound in Obstetrics and Gynecology（ISUOG）［J］. Ultrasound Obstet Gynecol，2003，21（1）：100.

2. American Institute of Ultrasound in Medicine official statement［S/OL］.［2008-03-16］. http：//www.aium.org/officialStatements/39.

3. ABUHAMAD A. Ultrasound in Obstetrics and Gynecology：A Practical Approach［EB/OL］.（2014）［2021-01-20］. https：//www.evms.edu/obstetrics_and_gynecology/ultrasound_e_book/.

第二章

胎儿头部

颅脑及颈部

◆ 胎儿颅内结构扫查要按照标准切面和操作流程进行，由颅顶至颅底平行滑动依次扫查经侧脑室横切面，经丘脑横切面；由经侧脑室／经丘脑横切面向后侧倾斜可显示经小脑横切面。检查中注意观察颅骨、脑中线、侧脑室、透明隔腔、脉络丛、丘脑、小脑、脑实质、枕大池等结构，测量胎儿双顶径（BPD）、头围（HC）。三个切面及动态扫查可以发现无脑畸形、露脑畸形、颅骨环柠檬征、脑室扩张、无叶型前脑无裂畸形、小脑香蕉征、颅后窝囊肿、枕部明显的脑膨出、颈部水囊瘤、头皮水肿等。如发现结构及测值异常，要注意对相关疾病进行鉴别。

一、动态扫查

　　首先在矢状切面上识别脊柱颈椎段与枕部交界处，旋转探头 90°显示胎儿颅脑，水平移动探头从颅顶部至颅底部，先显示大脑镰，观察脑中线及两侧对称的侧脑室，探头再向下水平移动显示经侧脑室横切面，观察透明隔腔，测量侧脑室；然后稍稍往下平移探头显示经丘脑横切面，观察透明隔腔、丘脑及第三脑室，测量双顶径、头围；在经丘脑横切面稍稍向后旋转探头显示经小脑横切面，观察小脑半球、蚓部、第四脑室，可以测量小脑横径、枕大池宽度。在上述各切面中还可以同时观察颅骨环的形态、回声及完整性。探头还可以继续平移至胎儿颅底，在横切面观察颅底结构和大脑动脉环（又称威利斯环），测量大脑中动脉频谱（方法见第七章）。通过以上标准切面扫查，可以发现异常结构，如无脑畸形、露脑畸形、无叶型前脑无裂畸形、小脑香蕉征、颈部水囊瘤、枕大池增宽、颅骨环柠檬征、草莓征、枕部脑膨出、头皮水肿及脑室扩张等。（ER2-1-1）

二、标准切面

　　胎儿颅脑及颈部扫查切面包括脑中线横切面（图 2-1-1 切

ER2-1-1

胎儿颅脑动态扫查

面Ⅰ）、经侧脑室横切面（图2-1-1切面Ⅱ）、经丘脑横切面（图2-1-1切面Ⅲ）、经小脑横切面（图2-1-1切面Ⅴ）、胎儿颅底横切面（图2-1-1切面Ⅳ）。

（一）经侧脑室横切面

经侧脑室横切面观察颅骨大小、形态、完整性及骨密度，显示脑中线（midline echo，M）、透明隔腔（cavity of septum pellucidum，CSP）、低回声侧脑室（lateral ventricle，LV）的前角（额角）及后角（枕角）、高回声脉络丛（choroid plexus，CP）、外侧裂（lateral sulcus，Sylvian fissure，LS）以及顶枕沟（parietooccipital sulcus）。（图2-1-2、图2-1-3）

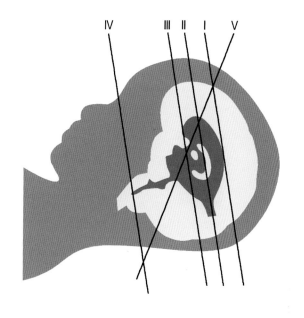

图2-1-1

胎儿颅脑及颈部扫查标准切面示意图

探头置于孕妇腹壁扫查胎儿颅脑及颈部获得标准切面，切面Ⅰ：脑中线横切面，切面Ⅱ：经侧脑室横切面，切面Ⅲ：经丘脑横切面，切面Ⅳ：胎儿颅底横切面，切面Ⅴ：经小脑横切面

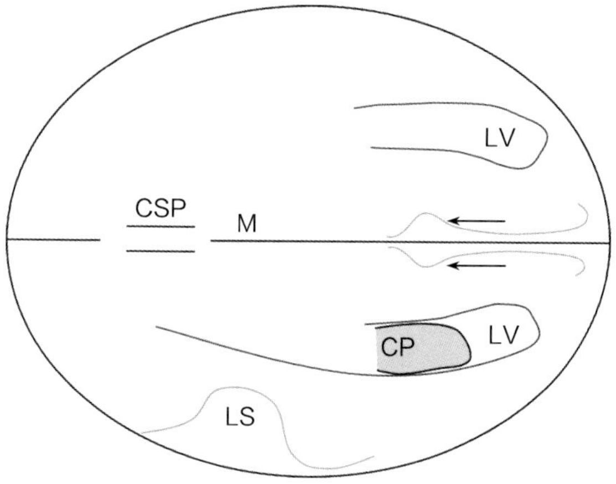

图2-1-2

胎儿经侧脑室横切面模式图

经侧脑室横切面显示以下结构：CSP（透明隔腔）；M（脑中线）；LS（外侧裂）；CP（脉络丛）；LV（侧脑室）；箭示顶枕沟

1. **侧脑室（lateral ventricle，LV）测量方法**（图2-1-4、图2-1-5）

（1）经侧脑室横切面适当放大，中线结构垂直于声束，与颅骨近场及远场边缘等距，前方显示透明隔腔，侧脑室前角呈裂隙状，丘脑呈橄榄球形（后部更圆，前方稍尖锐），后方显示顶枕沟。

（2）垂直于侧脑室长轴，在顶枕沟水平、脉络丛尾部测量，游标放置于最宽处，内壁内缘至外壁内缘，游标压线测量。

（3）参考值：<10mm。

2. **透明隔腔（cavity of septum pellucidum，CSP）测量方法**（图2-1-6、图2-1-7）

（1）经丘脑或经侧脑室横切面，显示透明隔腔、丘脑等结构，图像适当放大。

（2）垂直于脑中线，游标放置于透明隔腔的内缘，测量内缘之间的最大距离。

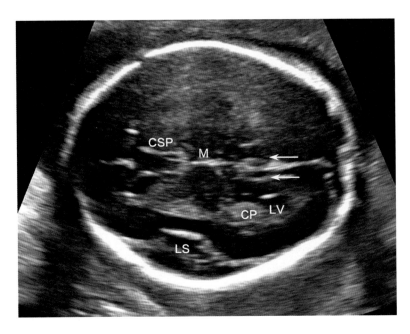

图 2-1-3

胎儿经侧脑室横切面超声图

经侧脑室横切面显示以下结构：CSP：透明隔腔；M：脑中线；LS：外侧裂；CP：脉络丛；LV：侧脑室；箭示顶枕沟

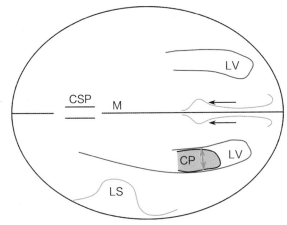

图 2-1-4

胎儿侧脑室测量模式图

双箭示侧脑室的测量方法；CSP：透明隔腔；M：脑中线；LS：外侧裂；LV：侧脑室；CP：脉络丛；横箭头：顶枕沟

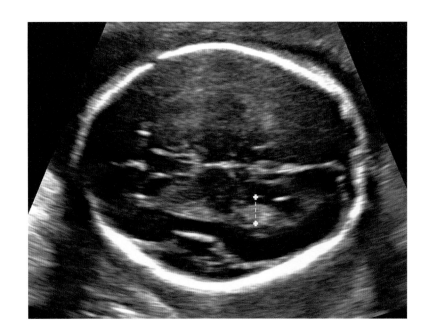

图 2-1-5
胎儿侧脑室测量超声图
游标示侧脑室测量方法

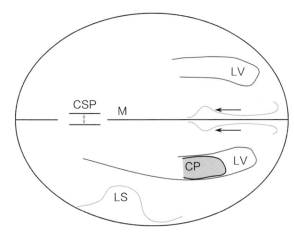

图 2-1-6
胎儿透明隔腔测量模式图
双箭示透明隔腔的测量方法；
CSP：透明隔腔；M：脑中
线；LS：外侧裂；LV：侧脑室；
CP：脉络丛；横箭：顶枕沟

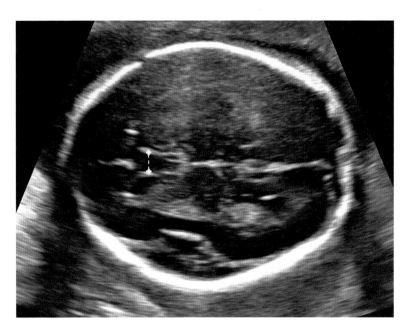

图 2-1-7
胎儿透明隔腔测量超声图
游标示透明隔腔的测量方法

（3）参考值范围：多在 17~37 周显示，≤10mm，各孕周参考值范围见表 2-1-1。

（二）经丘脑横切面

经丘脑横切面（图 2-1-8、图 2-1-9）显示透明隔腔（CSP）、脑中线（M）、外侧裂（LS）、丘脑（thalamus，T）、海马回（hippocampal gyrus，HG）。图 2-1-10 示不同孕周大脑外侧裂的形态变化。

表 2-1-1
各孕周透明隔腔参考值范围（$\overline{X} \pm 2S$）

孕周	透明隔腔 /mm		
	下限	平均值	上限
19~20	2.08	3.40	4.72
21~22	2.60	4.06	5.52
23~24	3.02	4.74	6.46
25~26	3.96	5.56	7.16
27~28	4.12	6.42	8.72
29~30	4.37	6.11	8.05
31~32	4.43	6.51	8.59
33~34	4.04	6.48	8.92
35~36	4.37	6.45	8.53
37~38	3.81	6.37	8.93
39~40	4.64	6.30	7.96
41~42	3.62	5.48	7.34

注：参考值范围采用正态分布法，$\overline{X}$ 表示平均值，S 为标准差。

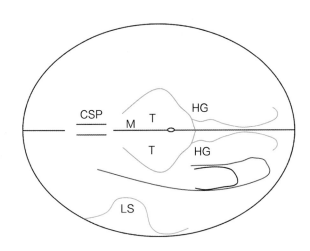

图 2-1-8

胎儿经丘脑横切面模式图

经丘脑横切面显示以下结构：CSP（透明隔腔）；M（脑中线）；LS（外侧裂）；T（丘脑）；HG（海马回）

图 2-1-9

胎儿经丘脑横切面超声图

经丘脑横切面显示以下结构：
CSP：透明隔腔；M：脑中线；
LS：外侧裂；T：丘脑；HG：海
马回

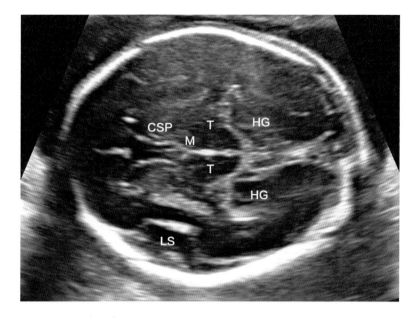

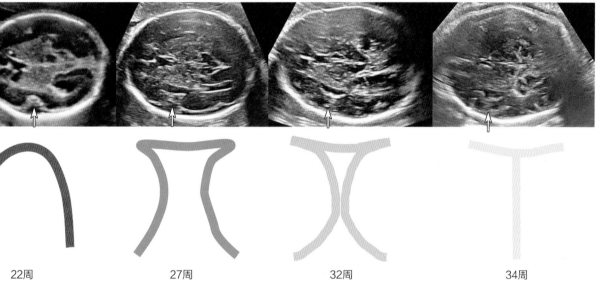

22周　　　27周　　　32周　　　34周

图 2-1-10

胎儿大脑外侧裂不同孕周发育示意图及超声图

箭头示胎儿大脑外侧裂

1. **双顶径**（biparietal diameter，BPD）**及枕额径**（occipitofrontal diameter，OFD）**的测量方法**（图 2-1-11、图 2-1-12）

（1）经丘脑横切面，显示透明隔腔、丘脑等结构，图像适当放大。

（2）测量双顶径：垂直脑中线游标放置近场颅骨外缘及远场颅骨内缘最宽处。

（3）头径指数（cephalic index，CI）：分别测量横向（相当于双顶径）和纵向（相当于枕额径）的最宽径线，从颅骨外侧缘至外侧缘。然后利用下面公式计算得出 CI 值。CI= 短轴（横向经线）/ 长轴（纵向经线）×100。

（4）参考值范围：见表2-1-2、表2-1-3。CI参考值为70%~86%，正常范围时可用双顶径评估超声孕周，超出正常范围应改用头围评估超声孕周；CI>85%为短头型。

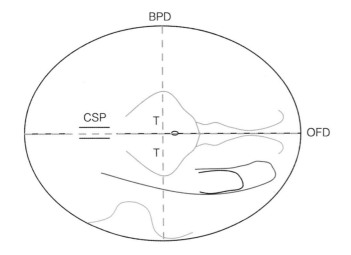

图2-1-11

胎儿双顶径及枕额径测量模式图

虚线示双顶径及枕额径测量方法；CSP：透明隔腔；T：丘脑；BPD：双顶径；OFD：枕额径

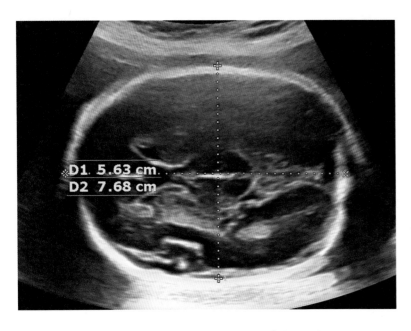

图2-1-12

胎儿双顶径及枕额径测量超声图

游标示双顶径及枕额径测量方法

表2-1-2

妊娠12~41周的双顶径参考值范围（第5、50及95百分位数）

孕周	双顶径 /cm			孕周	双顶径 /cm		
	5%	50%	95%		5%	50%	95%
12.5	21	25	29	14.5	27	31	35
13.0	23	26	30	15.0	28	32	36
13.5	24	28	31	15.5	30	34	38
14.0	25	29	33	16.0	31	35	39

孕周	双顶径 /cm			孕周	双顶径 /cm		
	5%	50%	95%		5%	50%	95%
16.5	33	37	41	29.5	73	78	84
17.0	35	39	43	30.0	74	80	85
17.5	36	40	45	30.5	76	81	86
18.0	38	42	46	31.0	77	82	88
18.5	40	44	48	31.5	78	83	89
19.0	41	46	50	32.0	79	85	90
19.5	43	47	52	32.5	80	86	91
20.0	45	49	53	33.0	81	87	92
20.5	46	51	55	33.5	82	88	93
21.0	48	52	57	34.0	83	89	95
21.5	49	54	59	34.5	84	90	96
22.0	51	56	60	35.0	85	91	97
22.5	53	57	62	35.5	86	92	97
23.0	54	59	64	36.0	87	92	98
23.5	56	61	65	36.5	87	93	99
24.0	57	62	67	37.0	88	94	100
24.5	59	64	69	37.5	89	95	101
25.0	61	65	70	38.0	89	95	101
25.5	62	67	72	38.5	90	96	102
26.0	64	68	73	39.0	90	96	103
26.5	65	70	75	39.5	91	97	103
27.0	66	71	77	40.0	91	97	103
27.5	68	73	78	40.5	91	97	104
28.0	69	74	79	41.0	91	98	104
28.5	71	76	81	41.5	92	98	104
29.0	72	77	82				

表 2-1-3

以双顶径测量值（2.6~9.7cm）预测孕周对照表

双顶径 /cm	孕周数	双顶径 /cm	孕周数	双顶径 /cm	孕周数	双顶径 /cm	孕周数
2.6	13.9	3.0	15.0	3.4	16.2	3.8	17.4
2.7	14.2	3.1	15.3	3.5	16.5	3.9	17.7
2.8	14.5	3.2	15.6	3.6	16.8	4.0	18.0
2.9	14.7	3.3	15.9	3.7	17.1	4.1	18.3

双顶径 /cm	孕周数	双顶径 /cm	孕周数	双顶径 /cm	孕周数	双顶径 /cm	孕周数
4.2	18.6	5.6	23.2	7.0	28.3	8.4	34.2
4.3	18.9	5.7	23.5	7.1	28.7	8.5	34.7
4.4	19.2	5.8	23.9	7.2	29.1	8.6	35.1
4.5	19.5	5.9	24.2	7.3	29.5	8.7	35.6
4.6	19.9	6.0	24.6	7.4	29.9	8.8	36.1
4.7	20.2	6.1	25.0	7.5	30.4	8.9	36.5
4.8	20.5	6.2	25.3	7.6	30.8	9.0	37.0
4.9	20.8	6.3	25.7	7.7	31.2	9.1	37.5
5.0	21.2	6.4	26.1	7.8	31.6	9.2	38.0
5.1	21.5	6.5	26.4	7.9	32.0	9.3	38.5
5.2	21.8	6.6	26.8	8.0	32.5	9.4	38.9
5.3	22.2	6.7	27.2	8.1	32.9	9.5	39.4
5.4	22.5	6.8	27.6	8.2	33.3	9.6	39.9
5.5	22.8	6.9	28.0	8.3	33.8	9.7	40.5

2. 头围（head circumference，HC）测量方法（图 2-1-13、图 2-1-14）

（1）经丘脑横切面，显示透明隔腔、丘脑等结构，图像适当放大。

（2）用电子求积仪（椭圆功能键）沿胎儿颅骨外缘包络测量。

（3）参考值范围见表 2-1-4、表 2-1-5。

3. 第三脑室（third ventricle，3V）观察方法（图 2-1-15、图 2-1-16）

（1）经丘脑横切面，显示透明隔腔、丘脑等结构，图像适当放大。

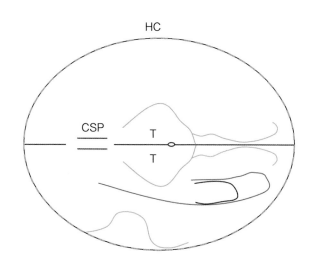

图 2-1-13
胎儿头围测量模式图
虚线示椭圆测量头围方法；CSP：
透明隔腔；T：丘脑；HC：头围

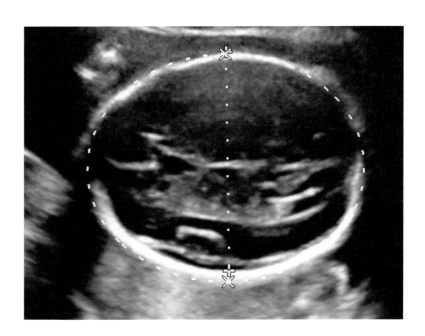

图 2-1-14
胎儿头围测量超声图
虚线示椭圆测量头围方法

表 2-1-4
各孕周头围参考值范围（第 3~97 百分位数）

孕周	头围 /cm				
	3%	10%	50%	90%	97%
14	8.8	9.1	9.7	10.3	10.6
15	10.0	10.4	11.0	11.6	12.0
16	11.3	11.7	12.4	13.1	13.5
17	12.6	13.0	13.8	14.6	15.0
18	13.7	14.2	15.1	16.0	16.5
19	14.9	15.5	16.4	17.4	17.9
20	16.1	16.7	17.7	18.7	19.3
21	17.2	17.8	18.9	20.0	20.6
22	18.3	18.9	20.1	21.3	21.9
23	19.4	20.1	21.3	22.5	23.2
24	20.4	21.1	22.4	23.7	24.3
25	21.4	22.2	23.5	24.9	25.6
26	22.4	23.2	24.6	26.0	26.8
27	23.3	24.1	25.6	27.1	27.9
28	24.2	25.1	26.6	28.1	29.0
29	25.0	25.9	27.5	29.1	30.0
30	25.8	26.8	28.4	30.0	31.0
31	26.7	27.6	29.3	31.0	31.9
32	27.4	28.4	30.1	31.8	32.8

孕周	头围 /cm				
	3%	10%	50%	90%	97%
33	28.0	29.0	30.8	32.6	33.6
34	28.7	29.7	31.5	33.3	34.3
35	29.3	30.4	32.2	34.1	35.1
36	29.9	30.9	32.8	34.7	35.8
37	30.3	31.4	33.3	35.2	36.3
38	30.8	31.9	33.8	35.8	36.8
39	31.1	32.2	34.2	36.2	37.3
40	31.5	32.6	34.6	36.6	37.7

注：采用百分位数法。

表 2-1-5

以头围测量值预测孕周对照表

头围 /cm	孕周数	头围 /cm	孕周数
8.5	13.7	18.0	20.4
9.0	14.0	18.5	20.8
9.5	14.3	19.0	21.2
10.0	14.6	19.5	21.6
10.5	15.0	20.0	22.1
11.0	15.3	20.5	22.5
11.5	15.6	21.0	23.0
12.0	15.9	21.5	23.4
12.5	16.3	22.0	23.9
13.0	16.6	22.5	24.4
13.5	17.0	23.0	24.9
14.0	17.3	23.5	25.4
14.5	17.7	24.0	25.9
15.0	18.1	24.5	26.4
15.5	18.4	25.0	26.9
16.0	18.8	25.5	27.5
16.5	19.2	26.0	28.0
17.0	19.6	26.5	28.6
17.5	20.0	27.0	29.2

头围 /cm	孕周数	头围 /cm	孕周数
27.5	29.8	32.0	35.5
28.0	30.3	32.5	36.3
28.5	31.0	33.0	37.0
29.0	31.6	33.5	37.7
29.5	32.2	34.0	38.5
30.0	32.8	34.5	39.2
30.5	33.5	35.0	40.0
31.0	34.2	35.5	40.8
31.5	34.9	36.0	41.6

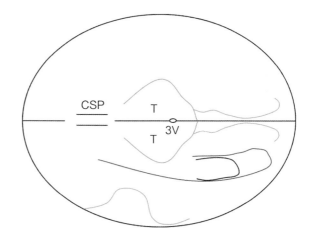

图 2-1-15
胎儿第三脑室模式图
经丘脑横切面显示第三脑室
（3V）。
CSP：透明隔腔；T：丘脑

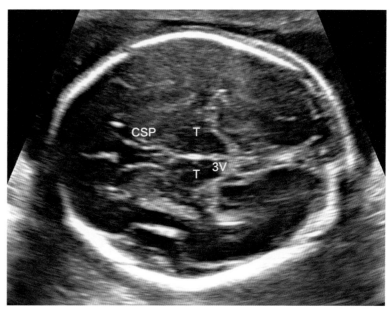

图 2-1-16
胎儿第三脑室超声图
经丘脑横切面显示第三脑室
（3V）。
CSP：透明隔腔；T：丘脑

（2）位于脑中线上，两丘脑之间，并延伸到丘脑下方。

（3）妊娠中期易观察到。

（三）经小脑横切面

经小脑横切面（图2-1-17、图2-1-18）显示透明隔腔（CSP）、丘脑（T）、小脑（cerebellum，CER）、小脑蚓部（cerebellar vermis）、枕大池（cisterna magna，CM），还可显示双侧侧脑室前角。

1. 小脑（cerebellum，CER）测量方法（图2-1-19、图2-1-20）

（1）经小脑横切面，显示透明隔腔、小脑半球、小脑蚓部、枕大池，图像适当放大。

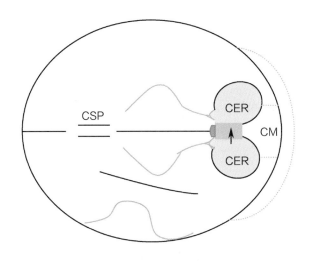

图2-1-17

胎儿经小脑横切面模式图

经小脑横切面显示以下结构：
CSP：透明隔腔；CER：小脑；
CM：枕大池；箭示小脑蚓部

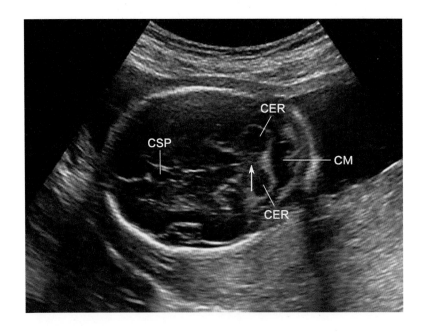

图2-1-18

胎儿经小脑横切面超声图

经小脑横切面显示以下结构：
CSP：透明隔腔；CER：小脑；
CM：枕大池；箭示小脑蚓部

（2）垂直脑中线，游标放置外缘至外缘测量小脑最大横径。

（3）平行脑中线，游标放置外缘至外缘测量小脑半球最大前后径。

（4）参考值范围：见表 2-1-6。

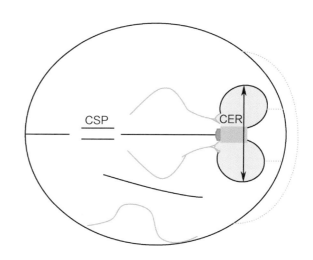

图 2-1-19

胎儿小脑横径测量模式图

双箭示小脑（CER）横径的测量方法。

CSP：透明隔腔

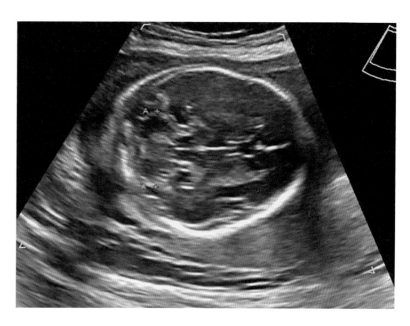

图 2-1-20

胎儿小脑横径测量超声图

游标示小脑横径测量方法

表 2-1-6

小脑横径各孕周参考值范围（第 5~95 百分位数）

孕周	小脑横径 /mm			孕周	小脑横径 /mm		
	5%	50%	95%		5%	50%	95%
14	12	14	15	17	15	17	19
15	13	15	17	18	16	18	21
16	14	16	18	19	17	20	22

孕周	小脑横径 /mm			孕周	小脑横径 /mm		
	5%	50%	95%		5%	50%	95%
20	19	21	24	30	31	35	39
21	20	22	25	31	32	36	40
22	21	24	27	32	34	37	42
23	22	25	28	33	35	39	43
24	24	26	30	34	36	40	44
25	25	28	31	35	37	41	46
26	26	29	33	36	38	42	47
27	27	31	34	37	39	43	48
28	29	32	36	38	40	44	49
29	30	33	37	39	41	45	51

注：采用百分位数法。

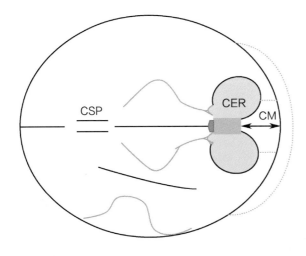

图 2-1-21
胎儿枕大池测量模式图
双箭示枕大池（CM）的测量方法。
CSP：透明隔腔；CER：小脑

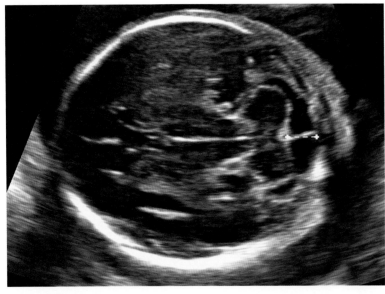

图 2-1-22
胎儿枕大池测量超声图
游标示枕大池测量方法

表 2-1-7

枕大池各孕周参考值范围（第 5~95 百分位数）

孕周	枕大池 /mm			孕周	枕大池 /mm		
	5%	50%	95%		5%	50%	95%
14	1.9	3.5	5.3	27	4.6	6.6	8.9
15	2.1	3.8	5.7	28	4.7	6.8	9.1
16	2.4	4.1	6.0	29	4.9	6.9	9.3
17	2.6	4.3	6.3	30	5.0	7.0	9.4
18	2.8	4.6	6.6	31	5.1	7.2	9.6
19	3.1	4.9	6.9	32	5.2	7.3	9.7
20	3.3	5.1	7.2	33	5.3	7.4	9.8
21	3.5	5.4	7.5	34	5.3	7.5	9.9
22	3.7	5.6	7.7	35	5.4	7.5	10.0
23	3.9	5.8	8.0	36	5.4	7.6	10.0
24	4.1	6.0	8.2	37	5.4	7.6	10.1
25	4.3	6.2	8.5	38	5.5	7.6	10.1
26	4.4	6.4	8.7	39	5.5	7.6	10.1

2. **枕大池（cisterna magna，CM）测量方法** 也称小脑延髓池（cerebellomedullary cistern，CMC），属于蛛网膜下腔的一部分，内充满脑脊液，呈弧形包绕小脑后方，在中线处向两小脑半球间陷入。测量方法见图 2-1-21 和图 2-1-22。

（1）经小脑横切面，显示脑中线、透明隔腔、丘脑、小脑半球、小脑蚓部、枕大池，图像适当放大。

（2）沿脑中线，游标放置小脑蚓部后缘至后方颅骨内缘。

（3）参考值范围：见表 2-1-7。

3. **枕大池间隔（the cisterna magna septa）测量方法** 枕大池间隔是小脑蚓部下方第四脑室顶部向后的延续，可能是 Blake's 陷窝的囊壁的遗迹，是菱脑顶正常发育的标志。测量见图 2-1-23 和图 2-1-24。

（1）经小脑横切面，显示透明隔腔、小脑半球、小脑蚓部、枕大池，图像适当放大。

（2）呈平行、直线状，位于小脑蚓部与枕骨之间无回声。

（3）妊娠中、晚期常可显示。

4. **颈后皮褶厚度（nuchal fold，NF）测量方法**（图 2-1-25、图 2-1-26）

（1）经小脑横切面，显示透明隔腔、小脑半球、小脑蚓部、枕大池，图像适当放大。

（2）沿脑中线，游标放置后方颅骨内缘至皮肤外缘。

（3）参考值范围：<6mm。一般在妊娠 15~21 周时进行测量，测量值≥6mm 认为是异常表现。NF 增宽常与染色体异常相关，约 33% 的唐氏综合征胎儿的 NF≥6mm。

5. **第四脑室（fourth ventricle，4V）测量方法**（图 2-1-27、图 2-1-28）

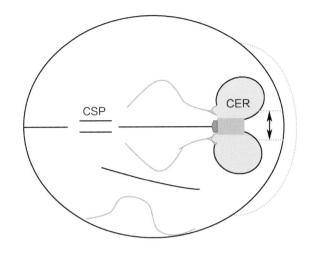

图 2-1-23

胎儿枕大池间隔模式图

经小脑横切面显示枕大池（双箭）间隔。

CSP：透明隔腔；CER：小脑

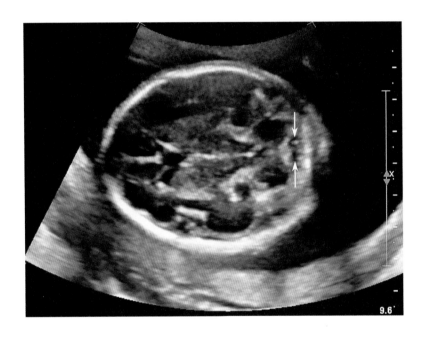

图 2-1-24

胎儿枕大池间隔超声图

经小脑横切面显示枕大池间隔（箭）

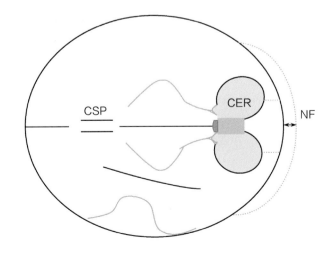

图 2-1-25

胎儿颈后皮褶厚度测量模式图

双箭示颈后皮褶厚度（NF）测量方法。

CSP：透明隔腔；CER：小脑

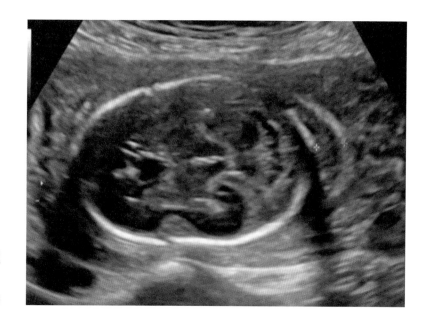

图 2-1-26
胎儿颈后皮褶厚度测量超声图
游标示测量颈后皮褶厚度（NF）

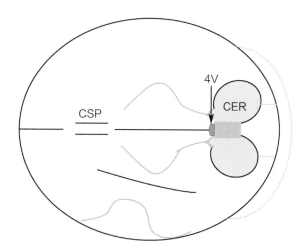

图 2-1-27
胎儿第四脑室模式图
经小脑横切面显示第四脑室
（4V）。
CSP：透明隔腔；CER：小脑

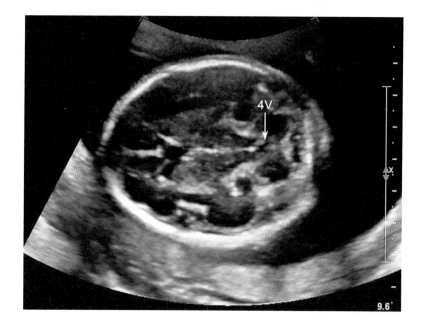

图 2-1-28
胎儿第四脑室超声图
经小脑横切面显示第四脑室
（4V）

（1）经小脑横切面，显示透明隔腔、小脑半球、小脑蚓部、枕大池，图像适当放大。

（2）位于小脑蚓部前方。

（3）经小脑横切面上正常第四脑室呈梯形。

（四）脑中线横切面

脑中线横切面（补充切面，见图2-1-29、图2-1-30）显示侧脑室周围线（periventricular lines）与脑中线（M）。

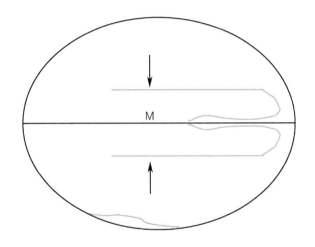

图 2-1-29

胎儿脑中线横切面模式图

胎儿脑中线横切面显示脑中线（M）及侧脑室周围线（箭）

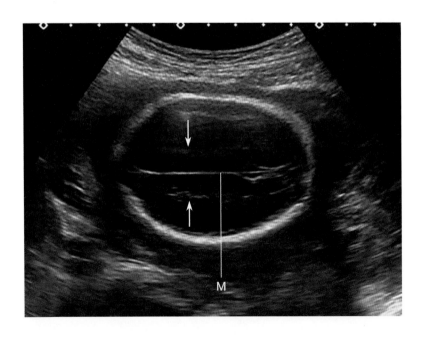

图 2-1-30

胎儿脑中线横切面超声图

胎儿脑中线横切面显示脑中线（M）及侧脑室周围线（箭）

（五）颅底横切面

颅底横切面（补充切面，见图2-1-31、图2-1-32）显示颅前窝（anterior cranial fossa）、颅中窝（middle cranial fossa）、颅后窝（posterior cranial fossa）、蝶骨（sphenoid bone，S）、颞骨岩突（petrous temporal bone，PT）、小脑（CER）和脑桥（pons，P）。

颅底彩色多普勒横切面（补充切面，图2-1-33~图2-1-35）：胎儿颅底横切面显示大脑动脉环，即Willis环。大脑动脉环由前交通动脉、两侧大脑前动脉起始段、两侧颈内动脉末段、两侧后交通动脉和两侧大脑后动脉起始段吻合而成。大脑中动脉是颈内动脉分支中最粗大的，为颈内动脉的直接延续。

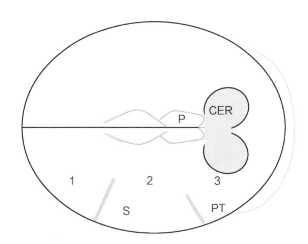

图 2-1-31

胎儿颅底横切面模式图

胎儿颅底横切面显示蝶骨（S）、颞骨岩突（PT）、小脑（CER）、脑桥（P）、颅前窝（1）、颅中窝（2）和颅后窝（3）

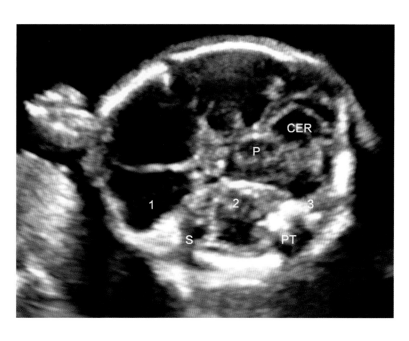

图 2-1-32

胎儿颅底横切面超声图

胎儿颅底横切面显示蝶骨（S）、颞骨岩突（PT）、小脑（CER）、脑桥（P）、颅前窝（1）、颅中窝（2）和颅后窝（3）

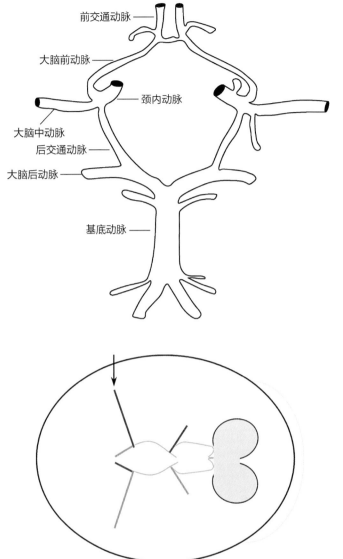

前交通动脉

大脑前动脉

颈内动脉

大脑中动脉

后交通动脉

大脑后动脉

基底动脉

图 2-1-33
Willis 环模式图

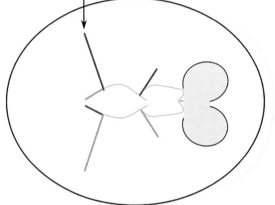

图 2-1-34
胎儿颅底横切面彩色多普勒模式图
胎儿颅底横切面显示 Willis 环，箭示大脑中动脉

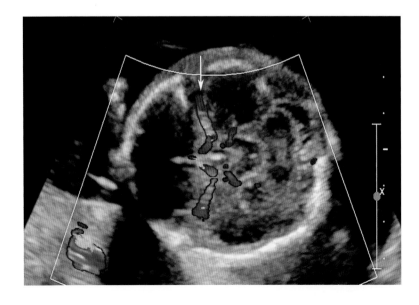

图 2-1-35
胎儿颅底横切面彩色多普勒超声图
胎儿颅底横切面显示 Willis 环，箭示大脑中动脉

三、异常征象

通过颅脑标准扫查三切面，可发现无脑畸形、颅骨环柠檬征、脑室扩张、无叶型前脑无裂畸形、小脑香蕉征、大的颅后窝囊肿、枕部脑膨出、颈部水囊瘤、头皮水肿。

（一）无脑畸形

无脑畸形（anencephaly）可在颅脑标准扫查三切面发现。无脑畸形以颅骨和端脑缺失为特征，剩余脑干和小脑裸露，见图2-1-36。

1. **颅脑标准扫查三切面** 颅骨缺失，无法显示脑组织，面部呈"青蛙"面容，双眼突出，颈部短缺。

2. **可伴发其他异常** 包括脊柱裂，唇/腭裂，摇椅足及脐膨出。

（二）颅骨环柠檬征

颅骨环柠檬征（lemon sign of skull）可在颅脑标准扫查三切面发现。

颅骨环柠檬征最常见于开放性脊柱裂，导致颅内压力减低，前额隆起，双侧颞骨塌陷，见图2-1-37。

1. **颅脑标准扫查三切面** 额骨前突，双侧颞骨凹陷，整个颅骨呈现"柠檬"状。

2. **可伴发其他异常** 包括开放性脊柱裂、枕大池消失、小脑香蕉征、颅缝早闭等表现。

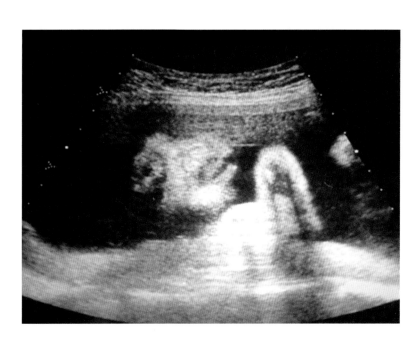

图 2-1-36
胎儿无脑畸形超声图
筛查孕周，胎儿面部扫查切面见胎儿面部呈"青蛙"面容，双眼突出

（三）脑室扩张

脑室扩张（ventriculomegaly）在经侧脑室横切面发现。

脑室扩张通常是指侧脑室扩张，是胎儿最常见的颅脑异常，指侧脑室三角部≥10mm，见图2-1-38。脑室扩张本身不是一种畸形，而是一个征象，发现后应探查其潜在原因。

1. 经侧脑室横切面 一侧或双侧侧脑室宽度≥10mm，重度扩张>15mm也称脑积水，可见脉络丛悬挂征，脑实质受压变薄。

2. 经丘脑横切面 合并胼胝体缺失时或脑脊液循环受阻时可见第三脑室扩张≥3mm，侧脑室宽度≥10mm。

3. 经小脑横切面 脑室重度扩张时可伴有第四脑室和枕大池的增宽。

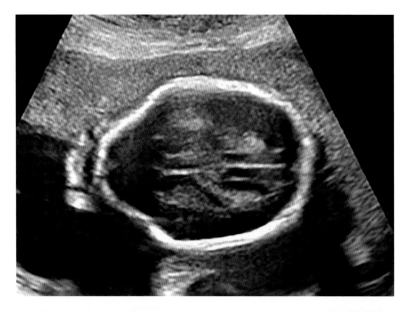

图 2-1-37

胎儿颅骨环柠檬征超声图

筛查孕周，胎儿颅脑扫查横切面见颅骨环呈"柠檬"状，额骨前突、双侧颞骨凹陷

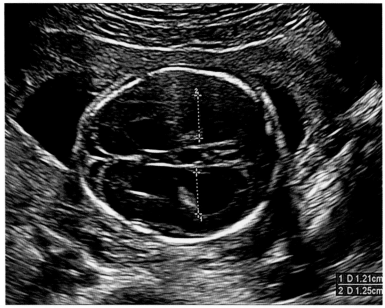

图 2-1-38

胎儿脑室扩张超声图

筛查孕周，经侧脑室横切面显示胎儿双侧侧脑室宽度均≥10mm

4. **可伴发其他异常** 包括胼胝体发育不良、颅内感染、脑室内出血、脑沟回异常等。

（四）无叶型前脑无裂畸形（无叶全前脑）

无叶型前脑无裂畸形（alobar holoprosencephaly）可在颅脑标准扫查三切面发现。

无叶型前脑无裂畸形是复杂的前脑畸形，包括大脑半球未完全分开及间脑结构形成不全。大脑半球间裂、大脑镰消失，单一的原始脑室，丘脑在中线融合，无透明隔腔及第三脑室，见图 2-1-39。

1. **颅脑标准扫查三切面** 双侧脑室融合呈单一脑室，无大脑镰，无透明隔腔及第三脑室，丘脑在中线融合，小脑可显示。

2. **常伴发颜面部发育异常** 包括正中唇腭裂、独眼及眼距过近。胎儿出生后很少存活，宫内死亡率很高，预后差。

（五）小脑香蕉征

小脑香蕉征（banana sign of cerebellum）可在经小脑横切面发现，见于开放性脊柱裂，小脑的形态呈香蕉形，紧贴枕骨，枕大池消失，见图 2-1-40。

1. **经小脑横切面** 颅骨环柠檬征，小脑形态异常，呈香蕉样弯曲，紧贴枕骨，枕大池消失。

2. **可伴发其他异常** 包括开放性脊柱裂脊髓脊膜膨出、脑室扩张、颅骨环柠檬征。

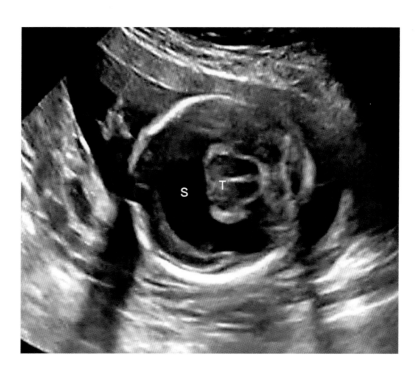

图 2-1-39

胎儿无叶型前脑无裂畸形超声图

筛查孕周，胎儿颅脑扫查横切面见单一脑室（S），无大脑镰、透明隔腔及第三脑室，丘脑在中线融合（T）

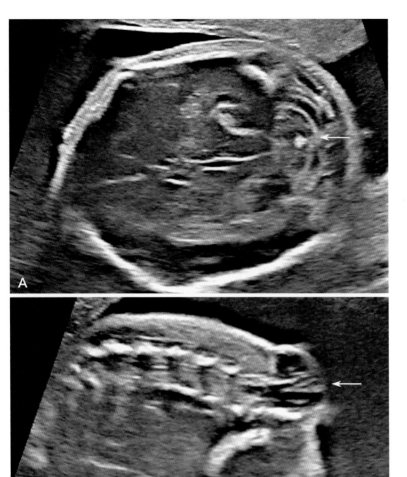

图 2-1-40 A，B
胎儿小脑香蕉征超声图
筛查孕周，A. 经小脑横切面可见胎儿小脑香蕉征，枕大池消失，颅骨环柠檬征，箭示小脑香蕉征；B. 胎儿脊柱冠状切面可见骶尾部脊柱裂伴脊髓脊膜膨出（箭）

（六）颅后窝囊肿

颅后窝囊肿（posterior cranial fossa cyst）可在经小脑横切面发现，指颅后窝内囊性无回声，可压迫周围组织，见于颅后窝蛛网膜囊肿等，见图 2-1-41。

1. **经侧脑室 / 经丘脑横切面** 一般无异常，囊肿较大影响脑脊液循环时，可见脑室系统扩张。

2. **经小脑横切面** 小脑后方囊性回声，囊肿较大时可压迫周围组织结构，使小脑幕上抬。

3. **可伴发其他异常** 包括丹迪-沃克综合征（Dandy-Walker syndrome）、小脑蚓部发育不良、枕大池增宽、脑积水、小脑发育不良等。

（七）枕部脑膨出

枕部脑膨出（occipital encephalocele）可在经小脑横切面发现枕部明显的脑膨出。

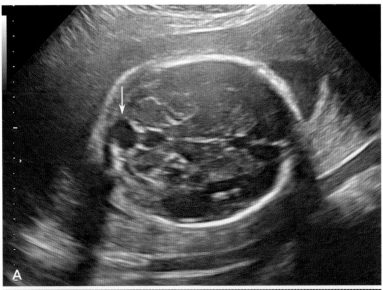

图 2-1-41 A，B

胎儿颅后窝囊肿超声图

筛查孕周，A. 经小脑横切面见胎儿颅后窝小脑后方囊性回声（Blake's 囊肿，箭）；B. 胎儿颅后窝囊肿（Blake's 囊肿）三维超声图（箭）

枕部颅骨缺损，颅内内容物通过该处缺损向外膨出，膨出物内含有脑膜和 / 或脑组织，常导致脑脊液循环障碍和脑积水，见图 2-1-42。

1. 经侧脑室 / 经丘脑横切面 膨出物较小时可无异常，膨出物较大时可见颅骨后方的膨出脑组织，有时可见脑室扩张。

2. 经小脑横切面 枕骨部分缺损，可见脑组织和 / 或脑膜从颅骨缺损处向外膨出。

3. 巨大的脑膨出可伴发小头畸形

（八）颈部水囊瘤

颈部水囊瘤（nuchal cystic hygroma）可在经小脑横切面发现。

因淋巴回流障碍，导致过多的淋巴液积聚在颈部，出现颈部囊状淋巴管瘤，又称淋巴水囊瘤，表现在颈部囊性包块，有时见多个较厚的隔膜呈蜂窝状，囊肿大小差异可很大，见图 2-1-43。

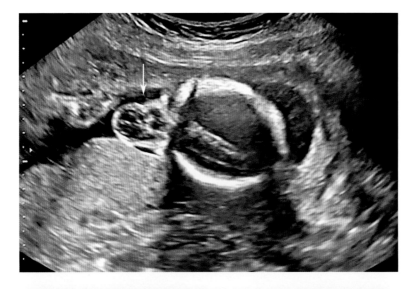

图 2-1-42

胎儿枕部脑膨出超声图

筛查孕周，胎儿颅脑扫查横切面见枕骨部分缺损，可见脑组织从缺损处向外膨出，箭示枕部脑膨出

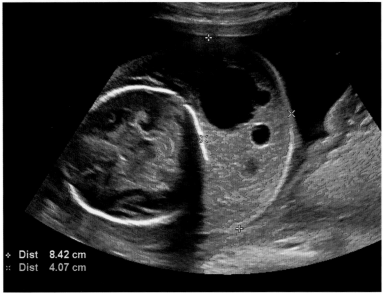

Dist 8.42 cm
Dist 4.07 cm

图 2-1-43

胎儿颈部水囊瘤超声图

筛查孕周，胎儿经小脑横切面枕骨后方颈部可见囊性包块，内见厚薄不均的多发分隔，呈蜂窝状

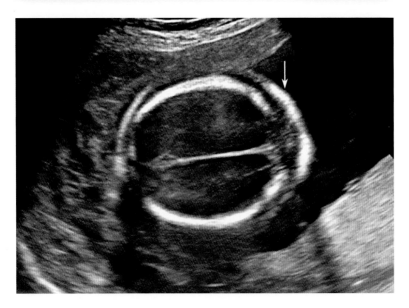

图 2-1-44

胎儿头皮水肿超声图

筛查孕周，颅脑扫查横切面见胎儿头皮均匀性水肿增厚

1. **经小脑横切面**　枕骨后方颈部可见囊性包块，内见厚薄不均的多发分隔，呈蜂窝状。

2. **颈部脊柱矢状切面**　胎儿颈部见多房囊性包块，包绕颈部。

3. **部分病例可伴发全身水肿**　包括胸腹水及严重的皮下水肿，可伴发心血管畸形，需除外特纳综合征。

（九）头皮水肿

头皮水肿（edema of skull skin）：可在颅脑标准扫查三切面发现。头皮水肿增厚见图 2-1-44。

1. **颅脑标准扫查三切面**　头皮均匀性水肿增厚。

2. **可伴发全身水肿、胎死宫内等异常**

四、鉴别诊断

正常颅脑标准三切面显示颅骨、透明隔腔、侧脑室、脉络丛、枕大池、小脑、脑实质表现异常或存在颅内囊性病变及颈部肿物时，应进行鉴别诊断。

（一）颅骨异常

胎儿颅骨异常主要表现在大小异常、形态异常、骨化异常和颅骨缺损四个方面。

1. **大小异常**

（1）大头畸形：大头畸形包括巨颅、巨脑、巨头，诊断标准为头围大于相应孕周平均值 2 个标准差以上或大于第 98 百分位数。

（2）小头畸形：头围小于平均值 3 个标准差。常出现神经元增殖异常（图 2-1-45）。

图 2-1-45
胎儿小头畸形超声图
妊娠 36 周，胎儿经丘脑横切面测量双顶径小于平均值 2 个标准差，头围小于均值 3 个标准差

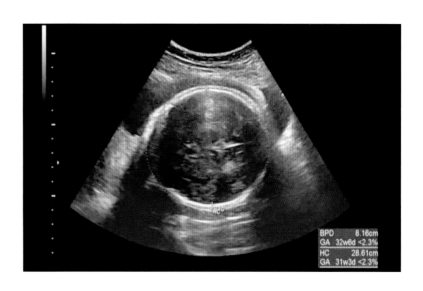

2. 形态异常

（1）颅骨环柠檬征（柠檬头）：见于开放性脊柱裂，额骨前凸，双侧颞骨凹陷，常伴侧脑室扩张、小脑香蕉征、枕大池消失、脊柱局部缺损伴脊髓脊膜膨出（图 2-1-37）。

（2）不规则头型：根据早闭的颅缝不同，可形成尖头、舟状头、短头等头型（图 2-1-46）。

（3）草莓头：额部尖而枕部变平，需除外 18- 三体综合征，常合并神经系统其他异常及其他系统畸形，如脉络丛囊肿、足内翻等（图 2-1-47）。

（4）联体双胎头部联体：联体双胎时常可见两胎儿头皮相连，但各自有独立的颅骨、脊柱，两胎儿常面对面；胸腹前壁相连，可共用心脏、肝脏或胃泡及肢体；常合并严重的心脏畸形，脐血管数目异常。

（5）三叶草头：可见于致死性骨发育不全Ⅱ型、颅缝早闭等，颅骨呈"三叶草"型，致死性骨发育不全Ⅱ型还可见长骨极其短小、弯曲，呈电话筒状，胸廓狭小、头大、前额突出（图 2-1-48）。

3. 骨化异常　成骨发育不全或软骨发育不全，表现为颅骨变薄、骨化差，长骨短（图 2-1-49）。

4. 颅骨缺损

（1）无脑畸形：颅骨和端脑缺失，呈"蛙"状面容（图 2-1-36）。

（2）露脑畸形：颅骨缺损，脑组织不规则，漂浮于羊水中（图 2-1-50）。

（3）脑膨出：颅骨部分缺损，脑组织向外膨出（图 2-1-42）。

（4）脑膜膨出：可见颅骨部分缺损，仅脑膜向外膨出，脑组织位于颅骨环内（图 2-1-51）。

（5）颅内肿瘤：当颅内肿瘤体积较大时，突破颅骨向外生长致颅骨部分缺损。

（6）羊膜带综合征：颅骨缺损露脑畸形，合并面裂、截肢等肢体异常（图 2-1-52）。

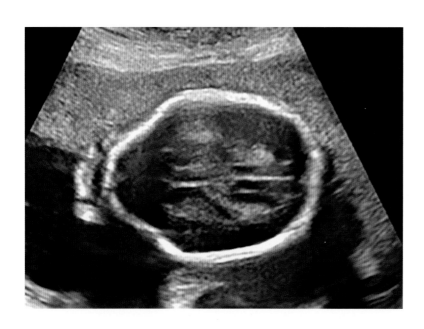

图 2-1-37

胎儿颅骨环柠檬征超声图

筛查孕周，胎儿颅脑扫查横切面见颅骨呈"柠檬"状，额骨前凸、双侧颞骨凹陷

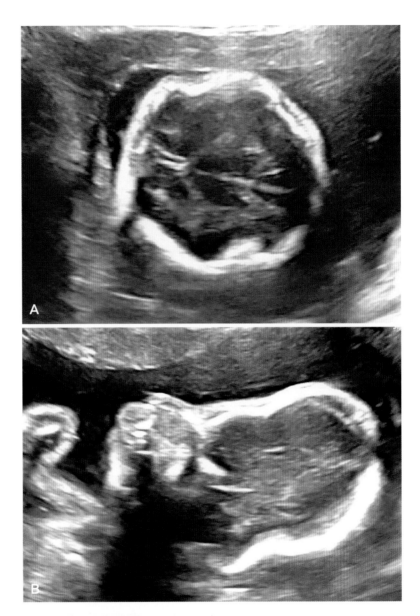

图 2-1-46 A，B

胎儿颅缝早闭超声图

妊娠 25 周，A.胎儿颅脑扫查
横切面；B.面部正中矢状切面
见颅缝早闭颅骨形态不规则

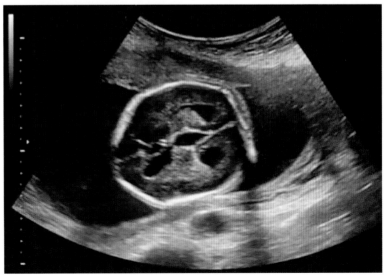

图 2-1-47

胎儿草莓头超声图

筛查孕周，胎儿颅脑扫查横切
面见额部尖、枕部变平，呈
"草莓头"

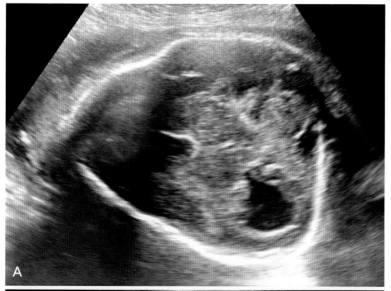

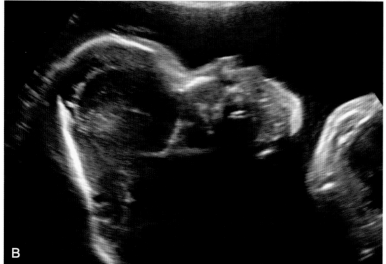

图 2-1-48 A，B

胎儿三叶草头超声图

妊娠 30 周，A.胎儿颅脑横切面可见颅骨呈"三叶草"型；B.面部正中矢状切面见颅骨形态不规则

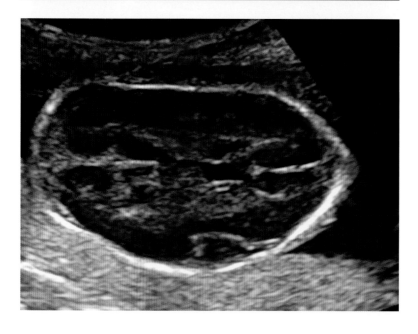

图 2-1-49

胎儿成骨发育不全颅骨超声图

筛查孕周，成骨发育不全胎儿颅骨变薄，骨化差

图 2-1-36
胎儿无脑畸形超声图
筛查孕周，胎儿面部扫查切面见胎儿面部呈"青蛙"面容，双眼突出

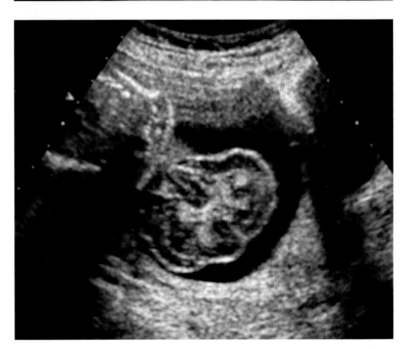

图 2-1-50
胎儿露脑畸形超声图
筛查孕周，胎儿颅骨扫查切面见脑组织漂浮于羊水中，形态不规则

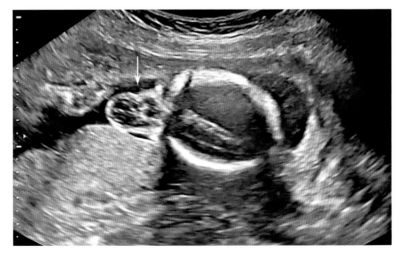

图 2-1-42
胎儿枕部脑膨出超声图
筛查孕周，胎儿颅脑扫查横切面见枕骨部分缺损，可见脑组织从缺损处向外膨出，箭示枕部脑膨出

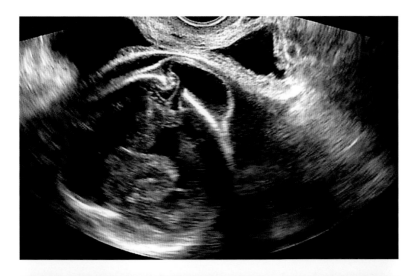

图 2-1-51

胎儿脑膜膨出超声图

筛查孕周，（经阴道超声）胎儿颅脑扫查横切面可见颅骨部分缺损，脑膜向外膨出，脑组织位于颅骨环内

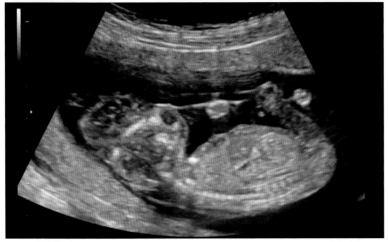

图 2-1-52

胎儿羊膜带综合征超声图

妊娠 15 周，胎儿头部及肢体周边见羊膜带回声，胎儿露脑畸形

（二）透明隔腔异常

胎儿透明隔腔异常分为透明隔腔未显示、透明隔腔增宽及透明隔腔形态异常三方面。

1. 透明隔腔未显示 多见于前脑无裂畸形、胼胝体缺失、视隔发育不良及孤立性透明隔腔缺失或缩小，但鉴别具体疾病困难；还可继发于脑积水、脑裂畸形、积水性无脑畸形、脑穿通畸形和脑膨出。

（1）前脑无裂畸形：透明隔腔缺失，无叶型前脑无裂畸形还可见脑中线消失，侧脑室相通，丘脑融合（图 2-1-39）。

（2）胼胝体缺失：透明隔腔缺失，两侧侧脑室平行，三角部及后角扩张呈泪滴状，侧脑室体部间距离大，第三脑室扩张可向上移位（图 2-1-53）。

（3）脑裂畸形：侧脑室至蛛网膜下腔贯穿脑实质的裂隙（图 2-1-54）。

（4）积水性无脑畸形或严重脑积水：颅内充满液体，脑积水，双侧大脑实质受压消失，丘脑、脑干、小脑常存在（图 2-1-55）。

（5）视隔发育不良：超声通常不能诊断，可表现为透明隔腔缺

图 2-1-39

胎儿无叶型前脑无裂畸形超声图

筛查孕周，胎儿颅脑扫查横切面见单一脑室（S），无大脑镰、透明隔腔及第三脑室，丘脑在中线融合（T）

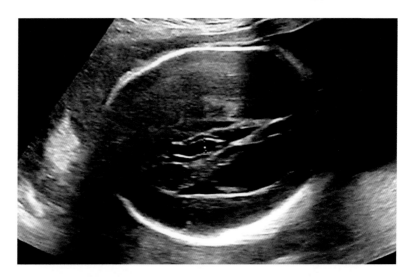

图 2-1-53

胎儿胼胝体缺失超声图

妊娠 27 周，胎儿经侧脑室横切面见透明隔腔缺失，两侧侧脑室后角扩张呈泪滴状，侧脑室体部间距离大，第三脑室扩张并上移

图 2-1-54

胎儿脑裂畸形超声图

妊娠 16 周，胎儿颅脑扫查横切面见透明隔腔缺失，自侧脑室延伸至蛛网膜下腔形成裂隙

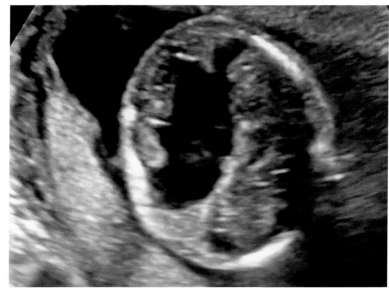

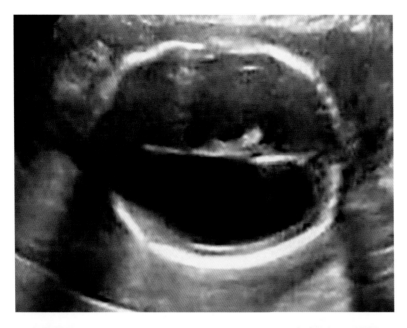

图 2-1-55

胎儿严重脑积水超声图

妊娠 26 周,胎儿颅脑扫查横切面见脑中线存在,脑积水,双侧大脑实质受压,透明隔腔未显示

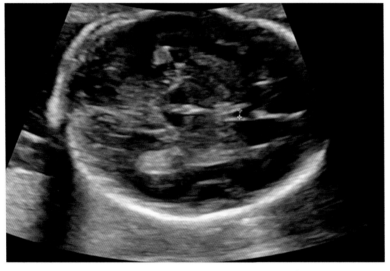

图 2-1-56

胎儿孤立性透明隔腔缩小超声图

筛查孕周,胎儿经丘脑横切面见胎儿透明隔腔宽约 1.7mm,无其他颅内结构异常

失,侧脑室前角于中线处融合,可存在脑室扩张,合并胼胝体缺失或变薄、脑发育不良,还可以合并神经元移行异常如脑裂畸形、灰质异位等,视束发育不全。

(6)孤立性透明隔腔缺失:排除视隔发育不良、胼胝体缺失、前脑无裂畸形及脑裂畸形等,仅透明隔腔缺失。

(7)孤立性透明隔腔缩小:排除其他病因导致的透明隔腔缩小或缺失(图 2-1-56)。

2. 透明隔腔增宽(图 2-1-57) 透明隔腔增宽定义为透明隔腔宽度 >10mm,可能是正常变异,也可能为透明隔腔囊肿或合并遗传学异常。

3. 透明隔腔形态异常 当透明隔腔宽度大于长度(或长度与宽度之比 <1.5)时考虑透明隔腔形态异常,提示可能存在部分性胼胝体缺失。

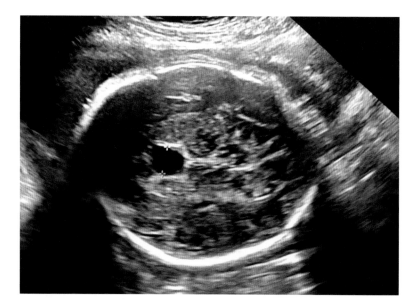

图 2-1-57

胎儿透明隔腔增宽超声图

筛查孕周，胎儿经侧脑室横切面见胎儿透明隔腔宽约 12.9mm，磁共振提示透明隔腔囊肿，无其他颅内结构异常

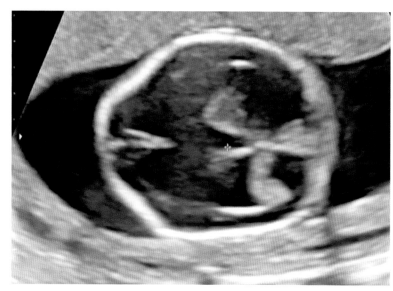

图 2-1-58

胎儿 Chiari Ⅱ型畸形颅脑超声图

妊娠 16 周，Chiari Ⅱ型畸形中胎儿经侧脑室横切面发现重度脑室扩张

（三）侧脑室异常

胎儿侧脑室异常可表现为侧脑室扩张、脑室壁回声异常以及脑室壁连续性中断（脑室异常相通）三个方面。

1. 侧脑室扩张 侧脑室宽度≥10mm 为侧脑室扩张，有学者认为 10~12mm 为轻度侧脑室扩张，与染色体异常相关，12~15mm 为中度侧脑室扩张，目前广泛接受的定义是 10~15mm 为轻度侧脑室扩张，>15mm 为重度侧脑室扩张（脑积水）。文献报道 60%~70% 为一侧脑室扩张。脑室扩张可孤立存在，也可由幕下结构异常、透明隔腔或胼胝体异常、感染及出血、肿瘤、脑皮质发育异常导致。

（1）幕下结构异常

1）Chiari Ⅱ型畸形：侧脑室扩张，香蕉小脑，枕大池消失（图 2-1-58）。

2）颅后窝异常〔Dandy-Walker 综合征、小脑蚓部发育不良或不全、Blake's 陷窝囊肿等，见鉴别诊断（六）]。

（2）透明隔腔或胼胝体异常

1）无叶型前脑无裂畸形：透明隔腔缺失，双侧侧脑室融合扩张，丘脑融合（图 2-1-39）。

2）胼胝体缺失：颅后窝异常透明隔腔缺失，第三脑室上移，侧脑室前角窄后角宽呈"泪滴状"（图 2-1-59）。

（3）感染及出血

1）颅内感染：脑室周围囊肿、脑实质钙化、脑室扩张、枕大池扩张、脑室内粘连带、异常脑沟形成、胼胝体发育不全和肝脏钙化（图 2-1-60）。

2）颅内出血：室管膜下生发基质－脑室内出血，侧脑室扩张，其内回声不均，内部呈低回声，边缘高回声，脑室边缘回声增高（图 2-1-61）。

（4）肿瘤

1）结节硬化复合异常：侧脑室受压增宽，脑实质和脑室周围多发结节（图 2-1-62）。

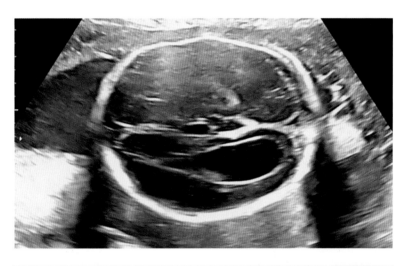

图 2-1-59

胎儿胼胝体缺失超声图

妊娠 27 周，胎儿经侧脑室横切面见两侧侧脑室后角扩张呈泪滴状，透明隔腔缺失，第三脑室扩张并上移

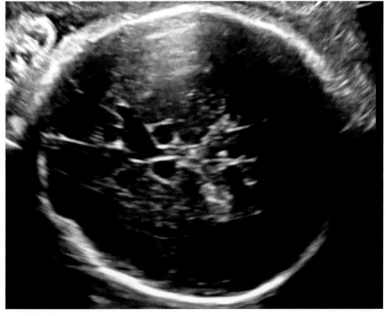

图 2-1-60

胎儿颅内感染超声图

妊娠 23 周，胎儿颅脑扫查横切面见胎儿脑室壁不规则，侧脑室后角扩张，脑室周围囊肿，羊水 PCR 检测证实为巨细胞感染

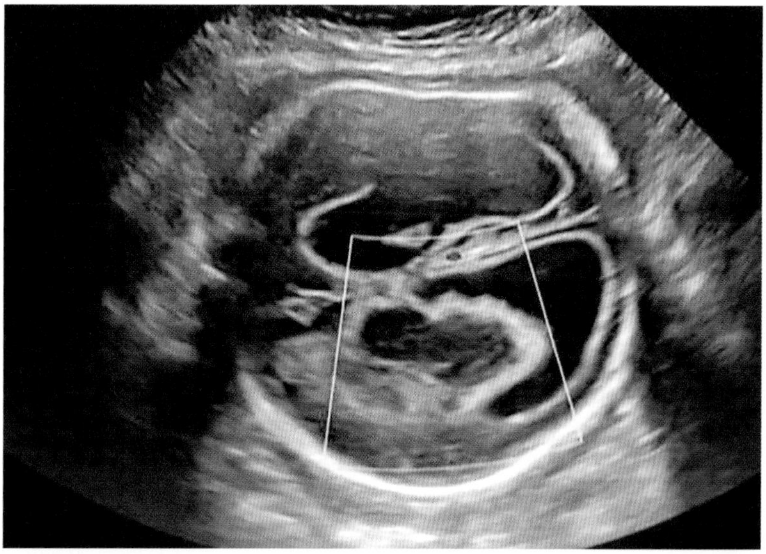

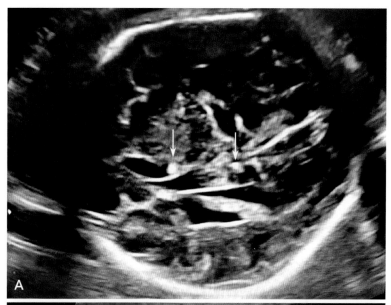

图 2-1-61
胎儿颅内出血超声图
妊娠 31 周，胎儿经侧脑室横切面见双侧侧脑室扩张，左侧脉络丛内见非均质低回声

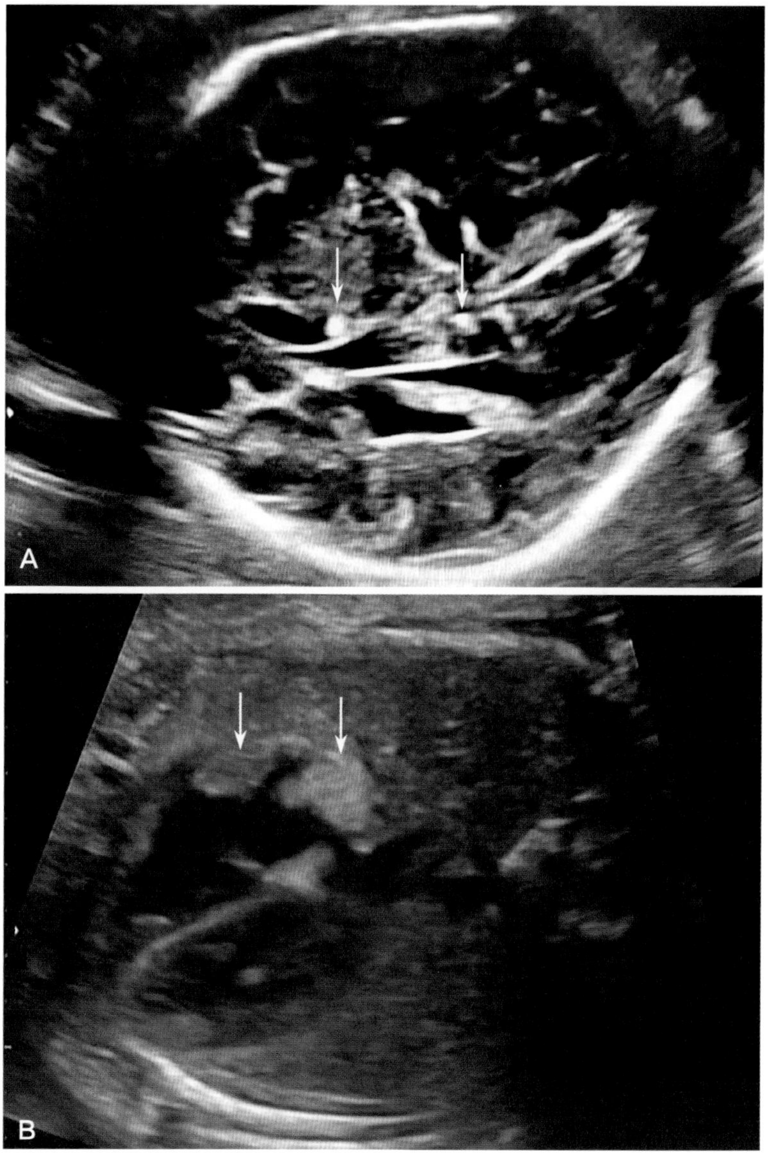

图 2-1-62 A，B
胎儿结节硬化复合异常超声图
妊娠 29 周，A. 胎儿颅脑超声图，颅脑扫查横切面见双侧侧脑室扩张，箭示侧脑室壁及周边高回声；B. 胎儿心脏超声图，四腔心切面，箭示心腔内高回声

2）蛛网膜囊肿：颅内囊性包块，大包块压迫侧脑室可致侧脑室扩张（图2-1-63）。

（5）脑皮质发育异常

1）半侧巨脑畸形：所累及的半球体积增大，脑室扩张，组织结构异常，偶见钙化；较小的半球受压变形，孤立性发生或合并综合征，神经皮肤综合征常合并半侧巨脑畸形（图2-1-64）。

2）脑裂畸形：见图2-1-54。

3）无脑回畸形：妊娠24周仍未显示正常的外侧裂和顶枕沟应怀疑本病。脑重量正常或减低，大脑额叶和颞叶脑盖未能覆盖岛叶面致外侧裂区开放（图2-1-65）。

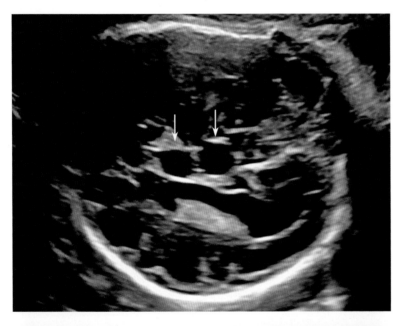

图 2-1-63

胎儿蛛网膜囊肿超声图

筛查孕周，胎儿颅脑扫查横切面见侧脑室轻度扩张，脑中线见囊性回声（箭）

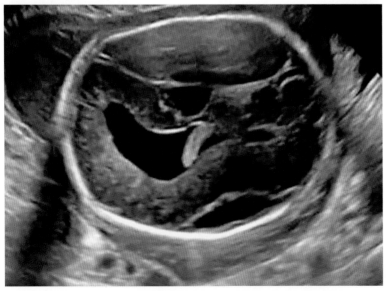

图 2-1-64

胎儿半侧巨脑畸形超声图

筛查孕周，胎儿颅脑扫查横切面见左侧半球体积增大，脑室扩张，脑沟回变浅

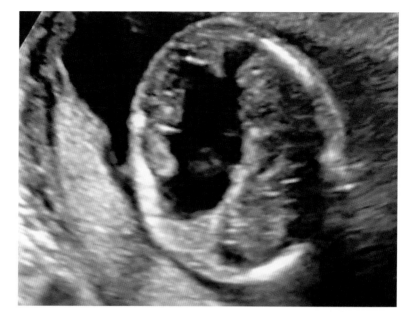

图 2-1-54
胎儿脑裂畸形超声图
妊娠 16 周，胎儿颅脑扫查横切面见透明隔腔缺失，自侧脑室延伸至蛛网膜下腔形成裂隙

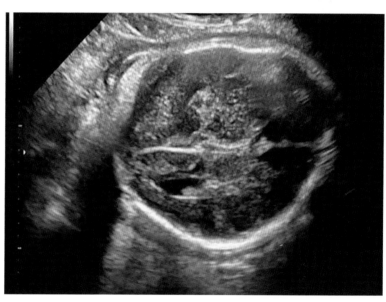

图 2-1-65
胎儿无脑回畸形超声图
妊娠 36 周，胎儿颅脑扫查横切面可见左侧侧脑室轻度扩张，外侧裂及顶枕沟等脑沟回发育程度与孕周不符

（6）孤立性侧脑室扩张 - 脑积水：孤立性侧脑室扩张，无其他颅内结构异常。大多数轻度孤立性侧脑室扩张病例的脑室大小趋于稳定或可恢复到正常大小，重度孤立性侧脑室扩张 - 脑积水则会增加胎儿围产期死亡率，而存活胎儿中有严重神经系统后遗症的可达50%（图 2-1-66）。

2. 脑室壁回声异常

（1）颅内感染：表现为脑室扩张、室壁不光滑、回声不均，还可见脑室周围囊肿、脑室内粘连带等异常（图 2-1-60）。

（2）颅内出血：出血表现为高回声，早期脑室表现为一个铸型高回声，不伴声影，可有脑室扩张或脑积水。血肿慢慢吸收呈内部低回声，周边高回声。脑实质内出血可出现脑穿通畸形（图 2-1-61）。

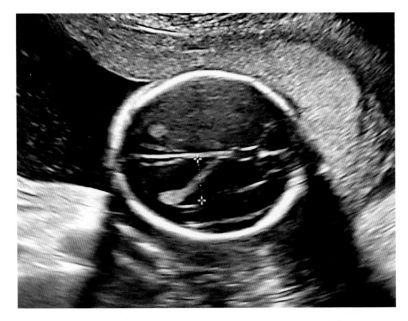

图 2-1-66
胎儿侧脑室扩张超声图
筛查孕周，胎儿经侧脑室横切面可见侧脑室扩张宽约 15mm，无其他颅内结构异常

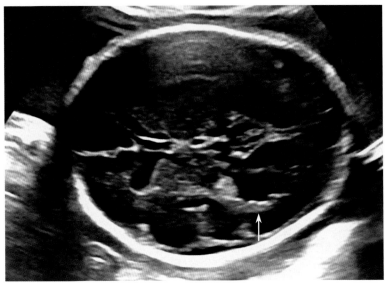

图 2-1-67
胎儿脑灰质异位超声图
妊娠 28 周，胎儿经侧脑室横切面见侧脑室壁毛糙不光滑，箭示脑室壁局灶性回声增强，向脑室内突出

（3）结节硬化复合异常：侧脑室受压增宽，脑实质和脑室壁及周围见多发结节（图 2-1-62）。

（4）神经元异位 / 脑灰质异位：脑室壁不规则、不平整、不对称，脑组织突入脑室表现为局灶性回声增强（图 2-1-67）。

3. 脑室壁连续性中断（脑室异常相通）

（1）前脑无裂畸形：透明隔腔缺失，双侧侧脑室融合扩张。无叶型为单一脑室（图 2-1-39），半叶型为脑室前半融合，叶状前脑无裂畸形仅前角融合。

（2）脑穿通畸形：与侧脑室相通的囊性病变，无占位效应，通常分布于大脑中动脉或其他动脉走行区域，常发生于妊娠后期，晚于脑裂畸形，囊壁无灰质（图 2-1-68）。

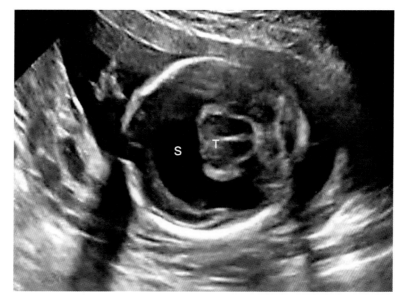

图 2-1-39

胎儿无叶型前脑无裂畸形超声图

筛查孕周，胎儿颅脑扫查横切面见双侧脑室融合为单一脑室（S），无大脑镰、透明隔腔及第三脑室，丘脑在中线融合（T）

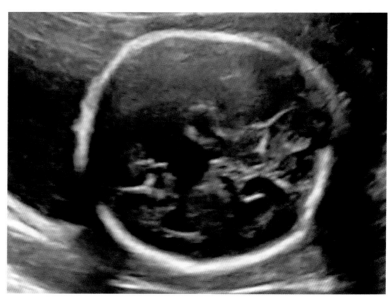

图 2-1-68

胎儿脑穿通畸形超声图

筛查孕周，胎儿颅脑扫查横切面见脑实质内囊性病变与侧脑室相通

（3）脑裂畸形：大脑内出现裂隙，裂隙边缘衬以异常灰质，连接软脑膜表面与脑室（图 2-1-54）。发生时间早。

（4）视隔发育不良：超声通常不能诊断。文献报道可表现为侧脑室前角于中线处融合，可存在脑室扩张，合并胼胝体缺失、胼胝体变薄、脑发育不良，还可以合并神经元移行异常如脑裂畸形、灰质异位等及视束发育不全。

（四）脉络丛异常

胎儿脉络丛异常分为脉络丛形态和脉络丛回声异常两个方面。

1. 脉络丛形态异常

（1）脑积水：侧脑室内径≥15mm，脉络丛"悬挂"于侧脑室内（图 2-1-66）。

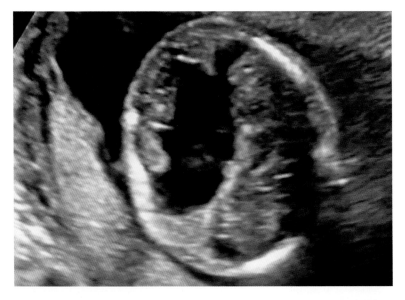

图 2-1-54

胎儿脑裂畸形超声图

妊娠 16 周，胎儿颅脑扫查横切面见透明隔腔缺失，自侧脑室延伸至蛛网膜下腔形成裂隙

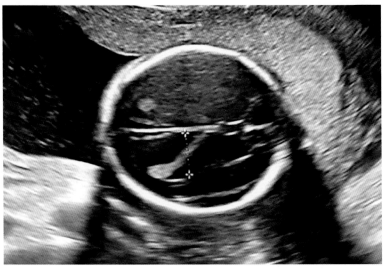

图 2-1-66

胎儿侧脑室扩张超声图

筛查孕周，胎儿经侧脑室横切面可见侧脑室扩张宽约 15mm，脉络丛"悬挂"于侧脑室内

（2）胼胝体缺失：透明隔腔缺失，两侧侧脑室平行，三角部及后角扩张呈泪滴状，脉络丛"悬挂"于侧脑室内，侧脑室体部间距离大，第三脑室扩张可向上移位（图 2-1-59）。

2. 脉络丛回声异常

（1）脉络丛囊肿：可为单侧或双侧强回声脉络丛内的无回声结构，也可包含不均回声或小囊样结构，界清（图 2-1-69）。

（2）脉络丛出血：新鲜血块在脑室内呈均匀的高回声区，脑室表现为铸型高回声，不伴后方声影，侧脑室轻度扩张或脑积水，两周内血肿内部呈低回声（液化），外周边界为高回声，分界清，液化后形成囊肿（图 2-1-61）。

（3）脉络丛乳头状瘤：表现为侧脑室内或第三、第四脑室内的实性高回声，有血流信号，或于妊娠 26 周以后发现的囊性回声，可多房，迅速发展为脑积水。

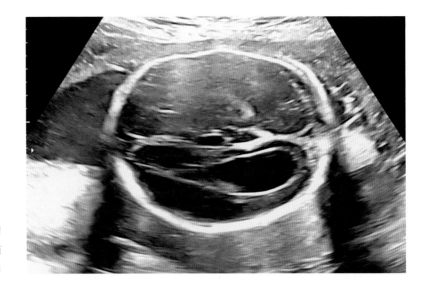

图 2-1-59

胎儿胼胝体缺失超声图

妊娠 27 周，胎儿经侧脑室横切面见两侧侧脑室后角扩张呈泪滴状，脉络丛"悬挂"于侧脑室内

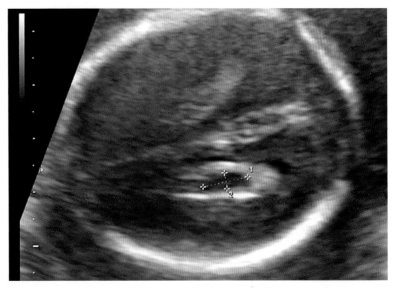

图 2-1-69

胎儿脉络丛囊肿超声图

筛查孕周，胎儿颅脑扫查横切面见脉络丛内无回声

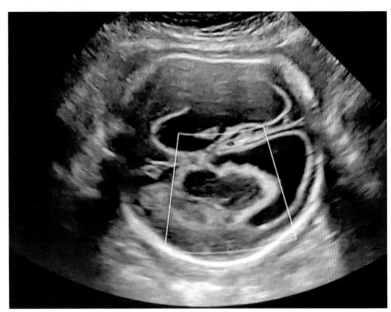

图 2-1-61

胎儿颅内出血超声图

妊娠 31 周，胎儿经侧脑室横切面见双侧侧脑室扩张、脑室壁铸型，左侧脉络丛内见非均质低回声

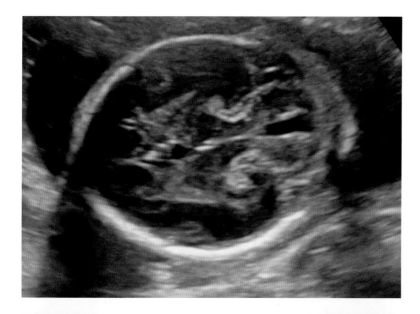

图 2-1-70
胎儿 Dandy-Walker 畸形
超声图

筛查孕周，胎儿经小脑横切面见
枕大池扩张，小脑蚓部缺失，第
四脑室开放与枕大池相通

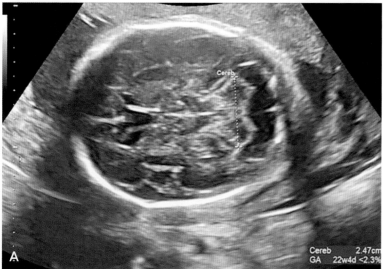

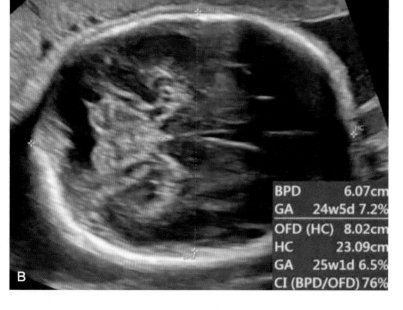

BPD	6.07cm
GA	24w5d 7.2%
OFD (HC)	8.02cm
HC	23.09cm
GA	25w1d 6.5%
CI (BPD/OFD)	76%

图 2-1-71 A，B
胎儿小脑发育不良超声图

妊娠 26 周，A. 胎儿经小脑横切
面见枕大池扩张，小脑横径小；
B. 胎儿头围正常

（五）枕大池（小脑延髓池）异常

胎儿枕大池（小脑延髓池）异常分为枕大池扩张和减小或消失两个方面。

1. 枕大池扩张

（1）Dandy-Walker 综合征：脑室扩张，小脑幕抬高，小脑蚓部缺失，第四脑室开放，与枕大池相通（图 2-1-70）。

（2）小脑发育不良：小脑横径小，可合并小头畸形和脑皮质异常（图 2-1-71）。

（3）颅后窝囊肿：表现为颅后窝内囊性回声，有占位效应，可压迫小脑，第四脑室与颅后窝不相通（图 2-1-41）。

（4）孤立性枕大池扩张：枕大池宽度≥10mm，小脑蚓部正常无移位（图 2-1-72）。

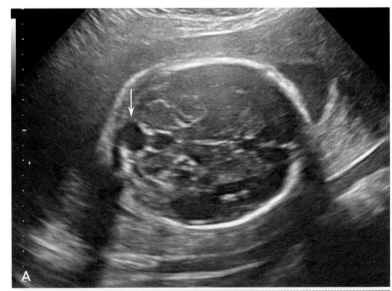

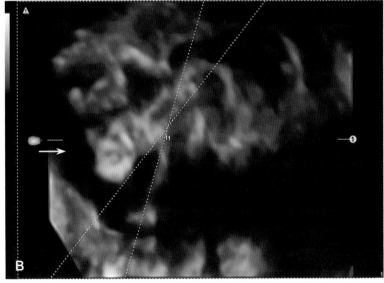

图 2-1-41 A，B
胎儿颅后窝囊肿超声图

筛查孕周，A. 胎儿经小脑横切面见枕大池扩张，颅后窝小脑后方囊性回声（Blake's 囊肿，箭）；
B. 胎儿颅后窝囊肿（Blake's 囊肿，箭）三维超声图

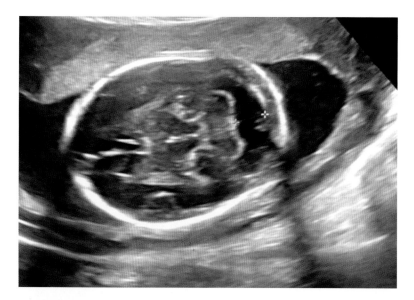

图 2-1-72
胎儿孤立性枕大池扩张超声图

筛查孕周，胎儿经小脑横切面见枕大池扩张，枕大池宽度≥10mm，无其他颅内异常表现

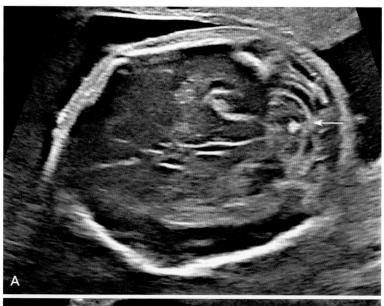

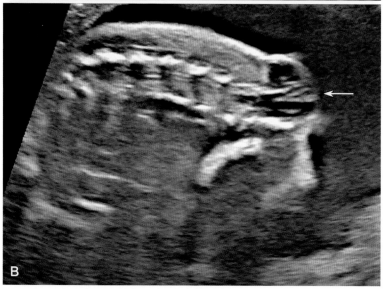

图 2-1-40 A，B
胎儿小脑香蕉征超声图

筛查孕周，A. 经小脑横切面可见胎儿小脑香蕉征，枕大池消失，颅骨环柠檬征，箭示小脑香蕉征；B. 胎儿脊柱冠状切面可见骶尾部脊柱裂伴脊髓脊膜膨出（箭）

2. 枕大池减小或消失 开放性脊柱裂：枕大池消失，小脑呈"香蕉"状，常伴侧脑室扩张，脊柱局部缺损伴脊髓脊膜膨出（图2-1-40）。

（六）小脑异常

胎儿小脑异常主要分为小脑蚓部"缺失"、小脑径线小及小脑形态异常三个方面。

1. 小脑蚓部"缺失"

（1）Dandy-Walker 综合征：小脑蚓部部分或完全缺失，第四脑室开放与枕大池相通，小脑幕及窦汇上抬（图2-1-70）。

（2）小脑蚓部发育不良：小脑蚓部形成正常但偏小，枕大池无增宽（图2-1-73）。

（3）Blake's 陷窝囊肿：正常大小的小脑蚓部上旋，枕大池无增宽，小脑幕未上抬（图2-1-74）。

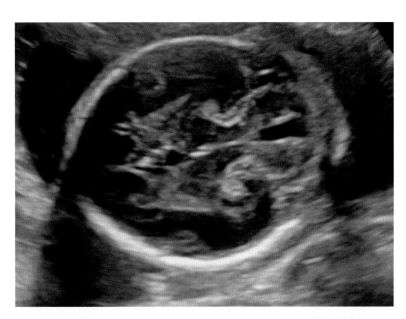

图 2-1-70

胎儿 Dandy-Walker 综合征超声图

筛查孕周，胎儿经小脑横切面见小脑蚓部缺失，枕大池扩张，第四脑室开放与枕大池相通

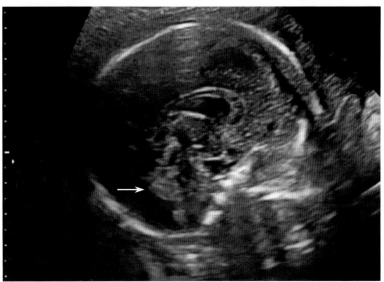

图 2-1-73

胎儿小脑蚓部发育不全超声图

妊娠 27 周，胎儿颅脑扫查横切面见胎儿小脑蚓部形态正常但偏小，箭示小脑蚓部

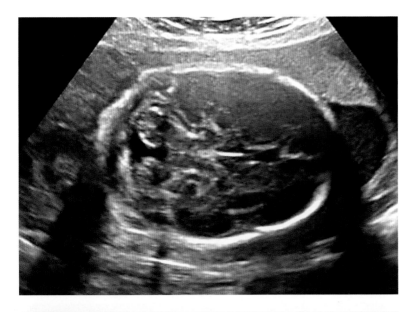

图 2-1-74

胎儿 Blake's 陷窝囊肿超声图

筛查孕周，胎儿经小脑横切面见小脑蚓部似"缺失"，实为正常大小的小脑蚓部上旋

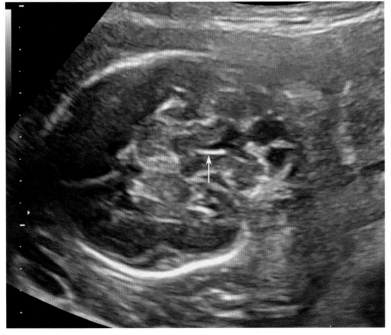

图 2-1-75

胎儿朱伯特综合征超声图

筛查孕周，胎儿经小脑横切面见小脑蚓部发育不良，小脑上脚增粗拉长，脚间窝加深，可见"磨牙征"（箭）

（4）蛛网膜囊肿：当蛛网膜囊肿位于颅后窝时，可压迫小脑表现为小脑蚓部"缺失"。

（5）朱伯特综合征（Joubert syndrome）：表现为小脑蚓部发育不良，小脑上脚增粗拉长，脚间窝加深，第四脑室形态异常并与枕大池相通。在中脑－小脑上脚切面可见"磨牙征"，常合并多囊性发育不良肾，视神经发育不良（图 2-1-75）。

2. 小脑径线小

（1）小脑发育不良：小脑形态正常，但横径偏小（图 2-1-71）。

（2）单侧小脑发育不良：单侧小脑形态正常，但横径较对侧小（图 2-1-76）。

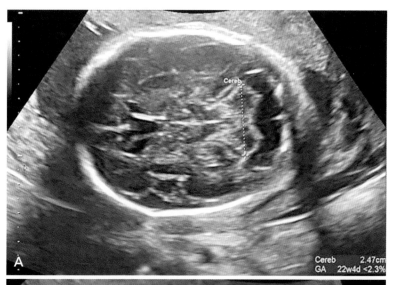

图 2-1-71 A，B
胎儿小脑发育不良超声图

妊娠 26 周，A. 胎儿经小脑横
切面见小脑横径小，形态正常；
B. 胎儿头围正常

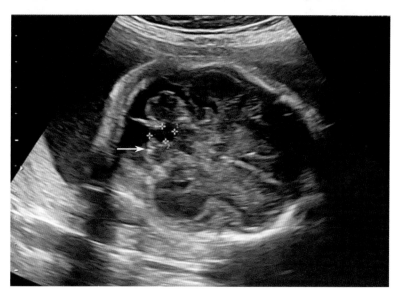

图 2-1-76
胎儿单侧小脑发育不良超
声图

妊娠 26 周，胎儿经小脑横切面
见单侧小脑横径较对侧小，箭示
单侧小脑半球发育不良

3. 小脑形态异常

（1）开放性脊柱裂：香蕉小脑，小脑蚓部和脑干经枕骨大孔疝出，枕大池消失，同时可见柠檬头和脊柱裂、脑积水等（图2-1-40）。

（2）菱脑融合：小脑蚓部缺失，小脑横径小，双侧小脑半球在中线处融合呈三角形（图2-1-77）。

（3）小脑出血：新鲜出血表现为小脑半球内高回声区，液化后可表现为非均质或形成囊肿，可伴有小脑／小脑蚓部发育不良。

（4）小脑占位：小脑半球内实性肿物，大多数可探及血流信号。

（七）脑实质异常

胎儿脑实质异常分为脑皮质发育异常、颅内感染、脑损伤和脑肿瘤四个方面。

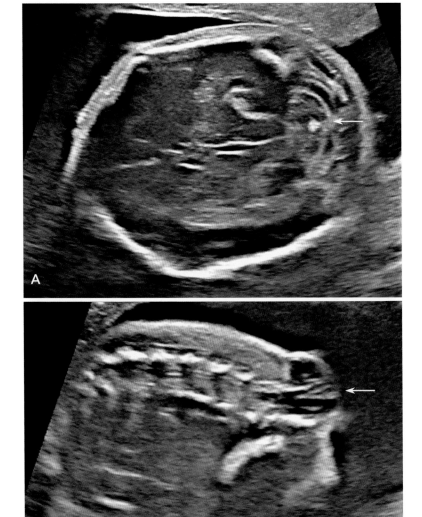

图2-1-40 A，B
胎儿小脑"香蕉"征超声图

筛查孕周，A. 经小脑横切面可见胎儿小脑香蕉征，枕大池消失，颅骨环柠檬征，箭示小脑香蕉征；B. 胎儿脊柱冠状切面可见骶尾部脊柱裂伴脊髓脊膜膨出（箭）

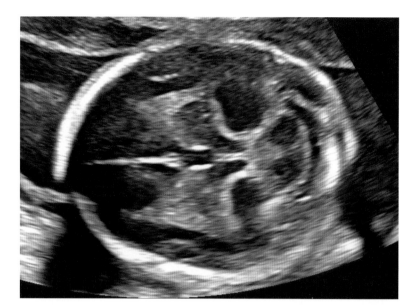

图 2-1-77

胎儿菱脑融合超声图

筛查孕周，经小脑横切面可见小脑横径小，呈三角形，双侧小脑半球在中线处融合，小脑蚓部未显示

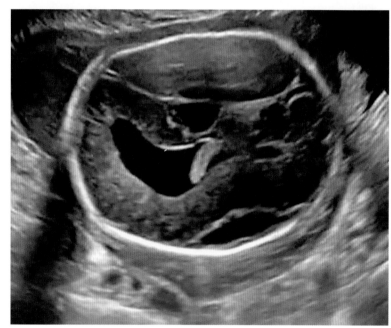

图 2-1-64

胎儿半侧巨脑畸形超声图

筛查孕周，胎儿颅脑扫查横切面见左侧半球体积增大，脑室扩张，脑沟回变浅

1. 脑皮质发育异常

（1）半侧巨脑畸形：所累及的半球体积增大，脑室扩张，组织结构异常；较小的半球受压变形，可孤立性发生或合并综合征（图2-1-64）。

（2）无脑回畸形：妊娠24周仍未显示正常的外侧裂和顶枕沟应怀疑本病。脑重量正常或减低，大脑额叶和颞叶脑盖未能覆盖岛叶面致外侧裂区开放（图2-1-65）。

（3）神经元异位/脑灰质异位：为神经元迁移异常，脑组织突入脑室，脑室壁不规则、不平整、不对称，表现为局灶性回声增强（图2-1-67）。

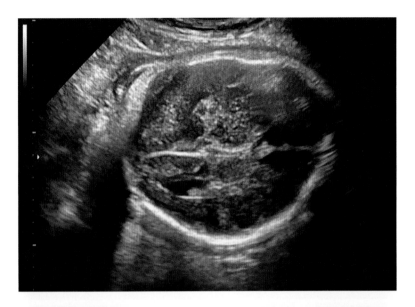

图 2-1-65

胎儿无脑回畸形超声图

妊娠 36 周，胎儿颅脑扫查横切面可见外侧裂及顶枕沟等脑沟回发育程度与孕周不符

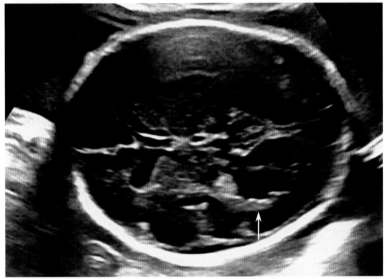

图 2-1-67

胎儿脑灰质异位超声图

妊娠 28 周，胎儿经侧脑室横切面见侧脑室壁毛糙不光滑，箭示脑室壁局灶性回声增强，向脑室内突出

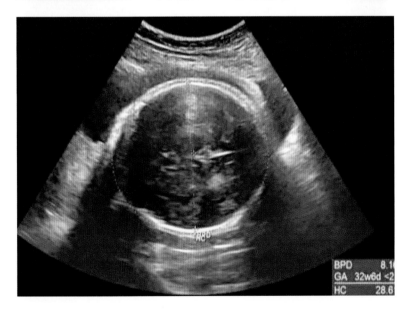

图 2-1-45

胎儿小头畸形超声图

妊娠 36 周，胎儿经丘脑横切面测量双顶径小于均值的 2 个标准差，头围小于均值的 3 个标准差

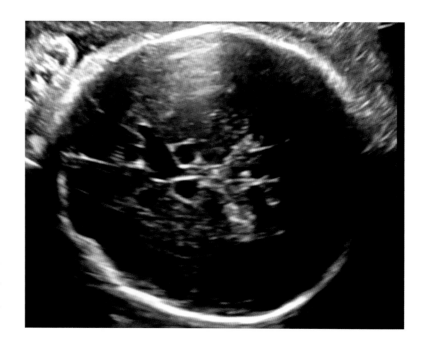

图 2-1-60

胎儿颅内感染超声图

妊娠 23 周，胎儿颅脑扫查横切面见胎儿脑室壁毛糙，侧脑室后角扩张，脑室周围囊肿，羊水 PCR 检测证实为巨细胞感染

（4）小头畸形：头围小于均值的三个标准差，常出现神经元增殖异常（图 2-1-45）。

2. 颅内感染（图 2-1-60）

（1）巨细胞病毒感染：最常见的病原体感染，常累及胎儿大脑，表现为不同程度的脑室扩张、钙化和小头畸形。此外，严重时出现脑室周边回声异常增强，伴或不伴囊肿。其他异常包括肠管回声增强，肠管扩张，肝大和 / 或脾大。

（2）弓形虫感染：表现为颅内钙化，脑室周围回声增强，多发高回声结节，脑积水，小头畸形，脑萎缩和积水性无脑畸形。胎盘增厚伴回声增强区，肝脏回声增强，肝大，腹水和心包或胸腔积液，眼部白内障和小眼畸形。

3. 脑损伤

（1）积水性无脑畸形：头颅大小正常或增大，颅内腔隙充满液体，当合并出血时可见高回声团块。大脑镰通常完整，中脑和基底神经节不同程度保留，脑干和小脑正常，常合并羊水过多。

（2）脑穿通畸形：常发生于妊娠后期，与侧脑室相通的囊性病变无占位效应，通常分布于大脑中动脉或其他动脉走行区域（图 2-1-68）。

（3）脑室内出血：出血表现为高回声，早期脑室表现为铸型高回声，不伴声影，可有脑室扩张或脑积水（图 2-1-61）。血肿慢慢呈内部低回声，周边高回声。随后，脑实质内出血可出现脑穿通畸形（图 2-1-78）。

（4）小脑出血：新鲜出血表现为小脑半球内高回声区，液化后可表现为非均质或形成囊肿，可伴有小脑 / 小脑蚓部发育不良。

（5）脑白质软化：侧脑室周围，尤其在放射冠和半卵圆中心区域脑白质回声增强，内可见无回声或低回声结构，多伴侧脑室扩张，

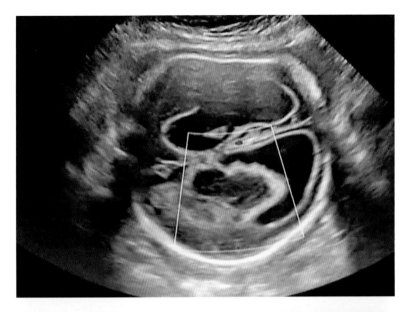

图 2-1-61

胎儿颅内出血超声图

妊娠 31 周，胎儿经侧脑室横切面见双侧侧脑室扩张，左侧脉络丛内见非均质低回声

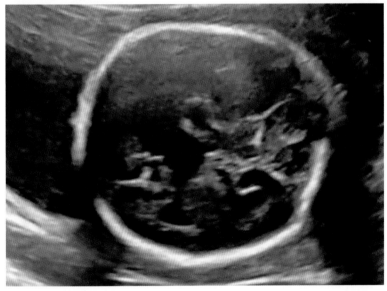

图 2-1-68

胎儿脑穿通畸形超声图

筛查孕周，胎儿颅脑扫查横切面见脑实质内囊性病变与侧脑室相通

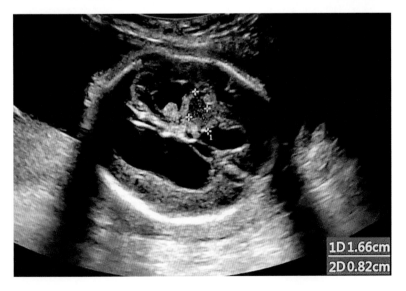

图 2-1-78

胎儿脑室内出血超声图

妊娠 26 周，胎儿颅脑扫查横切面见双侧重度侧脑室扩张，右侧脑室内见非均质低回声

第六脑室可扩张。

（6）硬脑膜窦血栓形成：大脑枕部幕上的占位性包块，可表现为位于小脑上方中线区的高回声，也可因血栓不同期表现为不均匀回声（图2-1-79）。

（7）硬膜下出血：脑组织外液体积聚，压迫皮质表面。

4. 脑肿瘤　胎儿期脑肿瘤最常见的为畸胎瘤，还可见脉络丛乳头状瘤等。69%的胎儿期脑肿瘤发生在小脑幕上，各种组织学类型的脑肿瘤超声图像表现类似，超声无法区分（图2-1-80）。

（1）颅内畸胎瘤：为不规则的实性肿物，部分病例伴囊性或钙化成分，正常脑组织受损，可探及血流信号。可合并脑积水、大头畸形、脑萎缩或破坏，胎儿面部受累，羊水过多及水肿，心衰。大多数发生

图 2-1-79

胎儿硬脑膜窦血栓形成超声图

筛查孕周，胎儿颅脑扫查横切面见小脑上方中线区的高回声

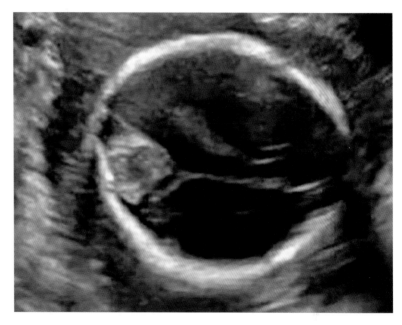

图 2-1-80

胎儿颅内肿瘤超声图

筛查孕周，胎儿颅脑扫查横切面见胎儿颅内巨大非均质回声肿物（箭），形态不规则，正常脑组织受损，伴脑室增宽、蛛网膜下腔增宽

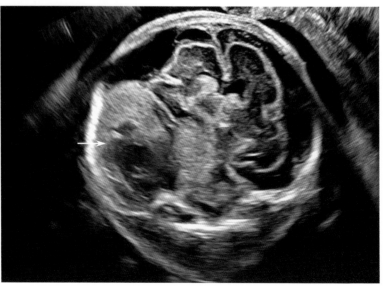

在幕上脑中线处，如松果体、第三脑室和鞍上区域，偶尔起源于大脑半球和脑干，50% 的肿瘤体积巨大，挤压脑组织。

（2）脉络丛乳头状瘤：侧脑室内或第三、第四脑室内的实性高回声，有血流信号，或于妊娠 26 周以后发现的囊性回声，可多房，迅速发展为脑积水。

（八）颅内囊性病变

胎儿颅内囊性病变包括胎儿中间帆腔、第六脑室（韦氏腔）存在、脉络丛囊肿、脑室周围假性囊肿、脑白质软化、蛛网膜囊肿、Galen 静脉瘤及硬膜分离。

1. **胎儿中间帆腔** 又称为帆间池或第三脑室上池，一种潜在的蛛网膜下脑池，是双侧丘脑及穹窿脚之间的囊性结构，前可达室间孔，后与四叠体池相通。中间帆腔形态不规则，呈烧瓶状，无血流信号（图 2-1-81）。

2. **第六脑室（韦氏腔）存在** 透明隔腔后上方见一无回声区，与透明隔腔相延续（图 2-1-82）。

3. **脉络丛囊肿** 可为单侧或双侧强回声脉络丛内的无回声结构，也可包含不均回声或小囊样结构，界清（图 2-1-69）。

4. **脑室周围假性囊肿** 脑实质内或脑室周围小的囊性病变，囊壁无上皮细胞内衬，无真正的囊壁。通常位于生发基质，表现为单侧或双侧，单房或多房（图 2-1-83）。

5. **脑白质软化** 侧脑室周围，尤其在放射冠和半卵圆中心区域脑白质回声增强，内可见无回声或低回声结构，多伴侧脑室扩张，第六脑室可扩张。

6. **蛛网膜囊肿** 有薄而光滑的囊壁，囊内为无回声，与侧

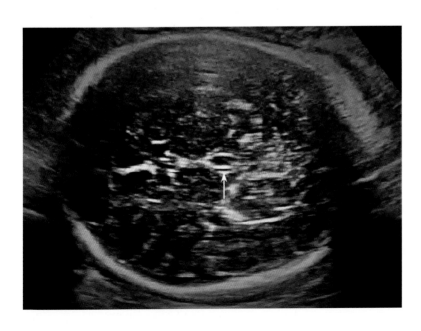

图 2-1-81

胎儿中间帆腔超声图

筛查孕周，胎儿经侧脑室横切面见双侧丘脑间囊性结构（箭）

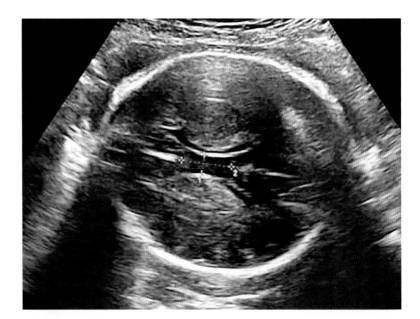

图 2-1-82

胎儿第六脑室存在超声图

筛查孕周，胎儿颅脑扫查横切面透明隔腔后上方见一无回声区（游标示），与透明隔腔相延续

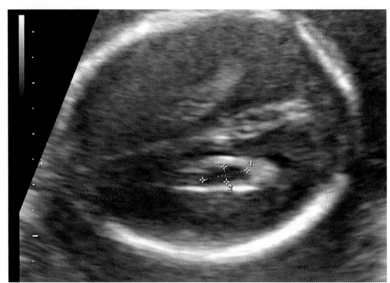

图 2-1-69

胎儿脉络丛囊肿超声图

筛查孕周，胎儿颅脑扫查横切面见脉络丛内囊性无回声

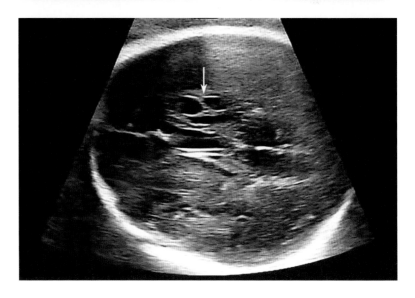

图 2-1-83

胎儿脑室周围假性囊肿超声图

妊娠 36 周，胎儿颅脑扫查横切面左侧脑室前角外侧见囊性回声（箭）

脑室不通。严重病例可继发脑积水，大部分病例的囊肿位于幕上（图2-1-63）。

7. **Galen静脉瘤** 大脑大静脉畸形导致Galen静脉瘤样扩张，供血动脉来源于大脑动脉环或基底动脉，直接注入Galen静脉导致动静脉瘘或动静脉畸形。超声表现为胎儿颅底四叠体池内的囊性结构，内部有杂乱的血流信号，可导致心衰和水肿（图2-1-84）。

（九）颈部（含喉咽）异常回声

胎儿颈部异常回声依据部位不同可分为前颈部（正中）、侧颈部、后颈部及喉咽部异常回声四类，又根据性质不同分为囊性、实性和囊实性回声。超声检查时可发现异常回声，但很难鉴别具体疾病。

1. **前颈部（正中）异常回声**（图2-1-85、图2-1-86）

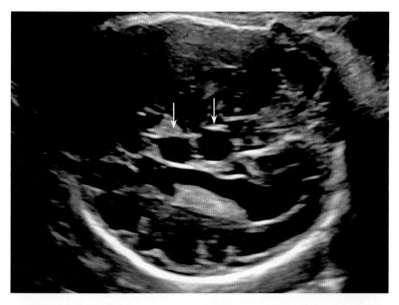

图2-1-63

胎儿蛛网膜囊肿超声图

筛查孕周，胎儿颅脑扫查横切面脑中线见囊性回声（箭）

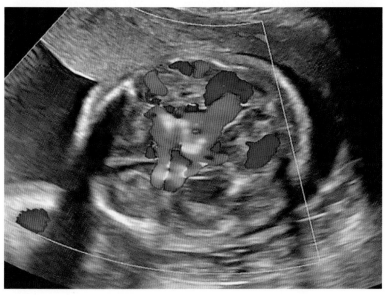

图2-1-84

胎儿Galen静脉瘤超声图

筛查孕周，胎儿颅底横切面见囊性结构，内部有杂乱血流信号

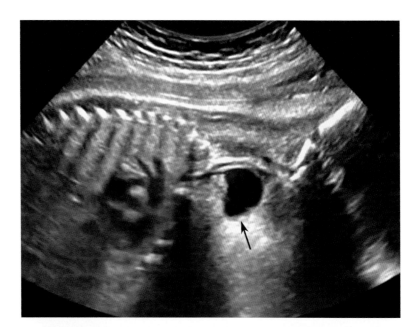

图 2-1-85
胎儿前颈部囊性回声超声图
妊娠 31 周，胎儿前颈部正中囊
性回声（箭）

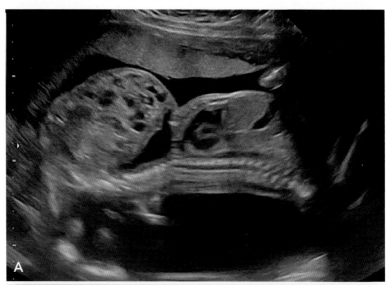

图 2-1-86 A，B
胎儿前颈部囊实性回声超
声图
筛查孕周，A. 胎儿颈部矢状切
面见颈前囊实性回声；B. 胎儿
颈部横切面彩色多普勒超声图示
肿物内部见较丰富血流信号

（1）甲状舌管囊肿：前颈部正中线的囊性回声，以舌骨上下最为常见。有时可随吞咽而移动。

（2）胎儿甲状腺肿：前颈部实性回声，位于气管前且形态对称，可由于母体甲状腺功能异常而导致的胎儿甲亢或甲减所致。

（3）纤维瘤、脂肪瘤：前颈部实性回声，近咽部回声，多起自咽侧后壁。

（4）颈部畸胎瘤：前颈部或侧颈部囊实性回声，可有或无血流信号，亦可发生于口底、颏下区、眼睑、额、鼻、眶周、耳下。

（5）血管瘤：前颈部或侧颈部囊实性回声，多见丰富动、静脉血流信号，口－颌面部的血管瘤约占全身血管瘤的60%，多位于面颈部皮下，少数见于口、咽及颈内。生物学行为有自限性，可以自发性消退。

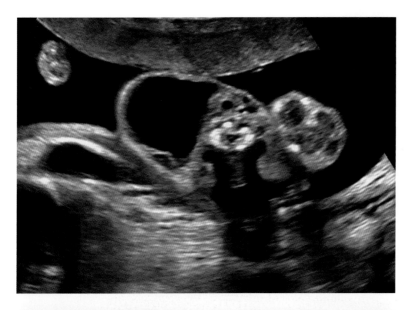

图 2-1-87
胎儿侧颈部囊性肿物超声图
筛查孕周，胎儿颈部横切面见侧颈部囊性回声，透声好

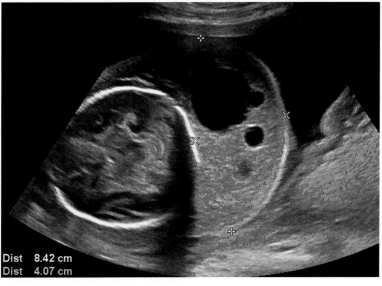

图 2-1-43
胎儿颈部水囊瘤超声图
筛查孕周，胎儿经小脑横切面枕骨后方颈部可见囊性包块，内见厚薄不均的多发分隔，呈蜂窝状

2. 侧颈部异常回声（图 2-1-87）

（1）鳃裂囊肿：侧颈部囊性回声，位于下颌角后方、胸锁乳突肌前缘、锁骨上方皮下无回声区，可突出于皮肤表面，无血流信号充盈。

（2）颈部畸胎瘤或血管瘤：参见前颈部异常回声鉴别诊断。

3. 后颈部异常回声
颈部水囊瘤：水平位或矢状位见后颈部皮下无回声，内部可有或无分隔。无血流信号充盈（图 2-1-43）。

4. 喉咽部异常回声

（1）会厌囊肿：多位于喉咽部，可引起新生儿呼吸窘迫。

（2）胎儿食管闭锁（图 2-1-88）：喉咽部囊性回声，随胎儿吞咽不消失，合并胃泡小或不显示、羊水过多、胎儿生长受限等。

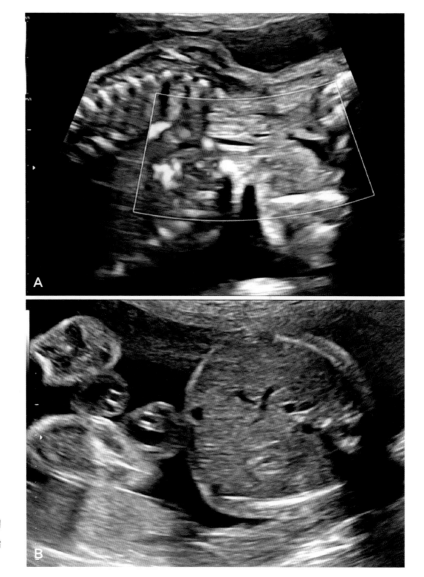

图 2-1-88 A，B
胎儿食管闭锁超声图
筛查孕周，A.胎儿颈部矢状切面见喉咽部异常囊性回声，随胎儿吞咽不消失；B.胎儿胃泡小

（李晓菲　郭翠霞　吴青青）

参考文献

1. SNIJDERS R J, NICOLAIDES K H. Fetal biometry at 14-40 weeks'gestation [J]. Ultrasound Obstet Gynecol, 1994, 4（1）: 34-48.

2. JOU H J, SHYU M K, WU S C, et al. Ultrasound measurement of the fetal cavum septi pellucidi [J]. Ultrasound Obstet Gynecol, 1998, 12（6）: 419-421.

3. MERZ E, WELLEK S. Normal fetal growth profile-a uniform model for calculating normal curves for current head and abdomen parameters and long limb bones [J]. Ultraschall Med, 1996, 17（4）: 153-162.

4. HADLOCK F P, DETER R L, HARRIST R B, et al. Estimating fetal age: computer-assisted analysis of multiple fetal growth parameters [J]. Radiology, 1984, 152（2）: 497-501.

5. HADLOCK F P, DETER R L, HARRIST R B, et al. Fetal head circumference: relation to menstrual age [J]. Am J Roentgenol, 1982, 138（4）: 649-653.

6. PETER W.CALLE. 妇产科超声学 [M]. 5 版. 常才, 译. 北京: 人民卫生出版社, 2010.

7. ILAN E.TIMOR-TRITSCH. 胎儿颅脑超声 [M]. 3 版. 吴青青, 译. 北京: 人民卫生出版社, 2018.

8. 中华医学会超声医学分会妇产超声学组. 胎儿透明隔腔超声检查专家共识 [J]. 中华超声影像学杂志, 2021, 30（1）: 1-4.

9. SHEN O, GELOT A B, MOUTARD M L, et al. Abnormal shape of the cavum septi pellucidi an indirect sign of partial agenesis of the corpus callosum [J]. Ultrasound Obstet Gynecol, 2015, 46（5）: 595-599.

10. KARL K ESSER, T HELING K. Cavum septi pellucidi（CSP）ratio a marker for partial agenesis of the fetal corpus callosum [J]. Ultrasound Obstet Gynecol, 2017, 50（3）: 336-341.

第二节

面 部

◆ 胎儿面部扫查要上下或左右连续滑动扫查，除常用的水平切面和矢状切面外，冠状切面及斜冠状切面对此部位的扫查亦十分重要。检查中注意观察双侧眼球及眼眶、鼻骨、鼻尖、上唇等结构有无异常。通过标准切面扫查可以发现严重先天性白内障、小眼或无眼畸形、胎儿唇（腭）裂、喙鼻等异常。如发现结构异常，注意对相关疾病进行鉴别。

一、动态扫查

（一）鼻唇冠状切面动态扫查（ER2-2-1）

自胎儿颅脑横切面探头向下滑动并旋转显示胎儿面部鼻唇冠状切面，观察胎儿鼻孔及口唇，上下反复滑动扫查，观察两侧的口角及上唇的连续性，观察两个鼻孔。通过以上切面扫查，可以发现胎儿唇（腭）裂、喙鼻等异常结构。避开脐带或手的遮挡以免出现伪像。

（二）双侧眼眶（眼球）动态扫查（ER2-2-2）

自胎儿颅脑的横切面探头向下滑动显示胎儿双侧眼眶，观察双侧眼眶是否对称，大小基本相等，间距适当，约为一个眼球的宽度，同时可以显示晶状体切面；通过以上切面扫查，可以发现可疑异常，如严重的先天性白内障、小眼或无眼畸形。

（三）面部正中轮廓动态扫查（ER2-2-3）

自胎儿颅脑的横切面探头向下滑动并旋转显示胎儿面部鼻唇冠状切面，探头旋转90°并稍倾斜探头，显示正中矢状切面，轻微旋转探头以获得正确切面。正中矢状切面显示额、鼻及鼻骨、上唇、下唇、下颌骨。该切面有可能发现可疑异常，如染色体异常面容及小下颌或下颌后缩等。

二、标准切面

胎儿颜面扫查切面包括经双眼球横切面（图2-2-1A）、鼻唇冠

ER2-2-1
胎儿鼻唇冠状切面动态扫查

ER2-2-2
胎儿双侧眼眶（眼球）动态扫查

ER2-2-3
胎儿面部正中轮廓动态扫查

状切面（图2-2-1B）、面部正中矢状切面（图2-2-10）。

（一）胎儿双眼球横切面

胎儿双眼球横切面（图2-2-2、图2-2-3）充分显示两个大小相等的眼眶（orbits），其间距适当（约为一个眼球的距离），显示双侧晶状体。可于此平面测量眶内距（即眶间距，interorbital distance）、眶外距（outer interorbital distance）、眼眶内横径（orbital diameter）。

（1）胎儿颅底切面向下扫查至胎儿双眼球横切面显示双侧眼眶（图像适当放大）及双侧眼球内的晶状体，双眼眶对称且大小相等。

（2）眶内距为一侧眼眶内侧缘至另一侧眼眶内侧缘距离；眶外距为一侧眼眶外侧缘至另一侧眼眶外侧缘距离（图2-2-4、图2-2-5）；眼眶内横径为一侧眼眶内侧缘至外侧缘距离（图2-2-6、图2-2-7）。

（3）参考值范围见表2-2-1。

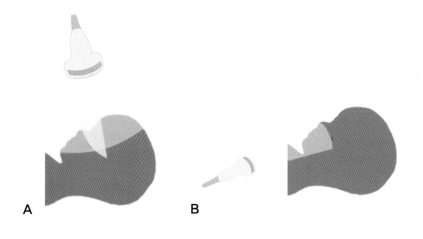

图 2-2-1 A，B
胎儿面部扫查标准切面模式图
探头置于孕妇腹壁扫查胎儿面部获得标准切面，A. 胎儿双眼球横切面及面部正中矢状切面；B. 胎儿鼻唇冠状切面

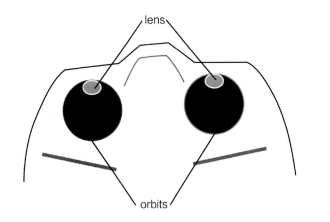

图 2-2-2
胎儿双眼球横切面模式图
胎儿双眼球横切面，显示双眼眶及晶状体。
lens：晶状体，orbits：眼眶

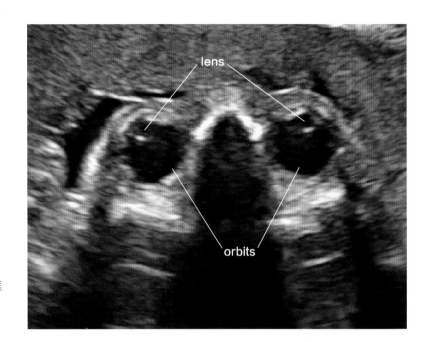

图 2-2-3
胎儿双眼球横切面超声图
胎儿双眼球横切面，显示双眼眶
及晶状体。
lens：晶状体，orbits：眼眶

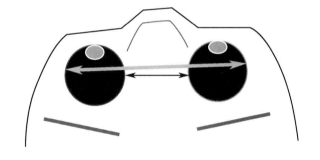

图 2-2-4
胎儿眶内距、眶外距测量模
式图
胎儿双眼球横切面测量胎儿眶内
距、眶外距。
黑色双箭：测量眶内距，灰色双
箭：测量眶外距

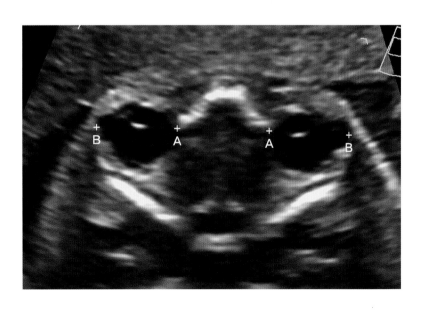

图 2-2-5
胎儿眶内距、眶外距测量超
声图
胎儿双眼球横切面测量胎儿眶
内距、眶外距。
游标 A-A：测量眶内距，游标
B-B：测量眶外距

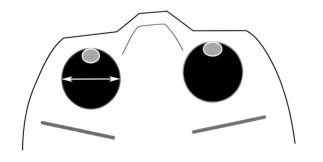

图 2-2-6
胎儿眼眶内横径测量模式图
胎儿双眼球横切面测量胎儿眼眶内横径。
双箭：测量眼眶内横径

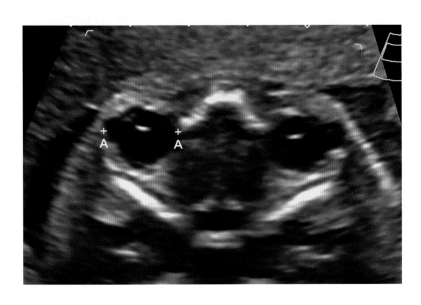

图 2-2-7
胎儿眼眶内横径测量超声图
胎儿双眼球横切面测量胎儿眼眶内横径。
游标 A-A：测量眼眶内横径

表 2-2-1
各孕周胎儿眼眶内横径、眶内距及眶外距参考值范围

孕周	眼眶内横径/mm			眶内距/mm			眶外距/mm		
	5%	50%	95%	5%	50%	95%	5%	50%	95%
12	1.3	3.1	5.0	3.5	5.8	8.2	5.8	10.7	15.5
12.5	2.1	3.9	5.8	4.2	6.6	8.9	8.7	13.5	18.3
13	2.7	4.5	6.4	4.8	7.1	9.5	10.6	15.4	20.3
13.5	3.2	5.1	6.9	5.3	7.6	10.0	12.3	17.1	21.9
14	3.7	5.6	7.4	5.7	8.1	10.4	13.8	18.6	23.5
14.5	4.2	6.0	7.9	6.1	8.5	10.8	15.2	20.1	24.9
15	4.7	6.5	8.3	6.5	8.9	11.2	16.6	21.4	26.2
15.5	5.1	6.9	8.7	6.9	9.3	11.6	17.8	22.7	27.5
16	5.5	7.3	9.2	7.3	9.6	12.0	19.0	23.9	28.7
16.5	5.9	7.7	9.6	7.6	10.0	12.3	20.2	25.0	29.9
17	6.3	8.1	9.9	8.0	10.3	12.7	21.3	26.2	31.0

孕周	眼眶内横径/mm			眶内距/mm			眶外距/mm		
	5%	50%	95%	5%	50%	95%	5%	50%	95%
17.5	6.7	8.5	10.3	8.3	10.7	13.0	22.4	27.2	32.1
18	7.0	8.9	10.7	8.6	11.0	13.3	23.5	28.3	33.2
18.5	7.4	9.2	11.0	9.0	11.3	13.7	24.5	29.3	34.1
19	7.7	9.5	11.4	9.3	11.6	14.0	25.5	30.3	35.1
19.5	8.1	9.9	11.7	9.6	11.9	14.3	26.5	31.3	36.1
20	8.4	10.2	12.0	9.9	12.2	14.6	27.4	32.2	37.1
20.5	8.7	10.5	12.3	10.2	12.5	14.9	28.3	33.2	38.0
21	9.0	10.8	12.6	10.5	12.8	15.2	29.2	34.1	38.9
21.5	9.3	11.1	12.9	10.8	13.1	15.5	30.1	34.9	39.8
22	9.6	11.4	13.2	11.1	13.4	15.8	31.0	35.8	40.6
22.5	9.9	11.7	13.5	11.3	13.7	16.0	31.8	36.7	41.5
23	10.2	12.0	13.8	11.6	14.0	16.3	32.7	37.5	42.3
23.5	10.4	12.2	14.1	11.9	14.2	16.6	33.5	38.3	43.1
24	10.7	12.5	14.3	12.2	14.5	16.9	34.2	39.1	43.9
24.5	10.9	12.8	14.6	12.4	14.8	17.1	35.0	39.8	44.7
25	11.2	13.0	14.8	12.7	15.0	17.4	35.8	40.6	45.4
25.5	11.4	13.3	15.1	13.0	15.3	17.6	36.5	41.3	46.2
26	11.7	13.5	15.3	13.2	15.6	17.9	37.2	42.1	46.9
26.5	11.9	13.7	15.5	13.5	15.8	18.2	37.9	42.8	47.6
27	12.1	13.9	15.8	13.7	16.1	18.4	38.6	43.5	48.3
27.5	12.3	14.2	16.0	14.0	16.3	18.7	39.3	44.1	49.0
28	12.6	14.4	16.2	14.2	16.6	18.9	40.0	44.8	49.6
28.5	12.8	14.6	16.4	14.5	16.8	19.1	40.6	45.5	50.3
29	13.0	14.8	16.6	14.7	17.0	19.4	41.3	46.1	50.9
29.5	13.2	15.0	16.8	14.9	17.3	19.6	41.9	46.7	51.5
30	13.3	15.2	17.0	15.2	17.5	19.9	42.5	47.3	52.1
30.5	13.5	15.3	17.2	15.4	17.7	20.1	43.1	47.9	52.7
31	13.7	15.5	17.3	15.6	18.0	20.3	43.7	48.5	53.3
31.5	13.9	15.7	17.5	15.9	18.2	20.5	44.3	49.1	53.9
32	14.0	15.9	17.7	16.1	18.4	20.8	44.8	49.6	54.4
32.5	14.2	16.0	17.8	16.3	18.7	21.0	45.3	50.2	55.0
33	14.3	16.2	18.0	16.5	18.9	21.2	45.9	50.7	55.5
33.5	14.5	16.3	18.1	16.7	19.1	21.4	46.4	51.2	56.0
34	14.6	16.4	18.3	17.0	19.3	21.7	46.9	51.7	56.5

孕周	眼眶内横径/mm			眶内距/mm			眶外距/mm		
	5%	50%	95%	5%	50%	95%	5%	50%	95%
34.5	14.8	16.6	18.4	17.2	19.5	21.9	47.4	52.2	57.0
35	14.9	16.7	18.5	17.4	19.7	22.1	47.8	52.6	57.5
35.5	15.0	16.8	18.6	17.6	19.9	22.3	48.3	53.1	57.9
36	15.1	16.9	18.8	17.8	20.1	22.5	48.7	53.5	58.4
36.5	15.2	17.0	18.9	18.0	20.3	22.7	49.1	54.0	58.8
37	15.3	17.1	19.0	18.2	20.5	22.9	49.5	54.4	59.2
37.5	15.4	17.2	19.1	18.4	20.7	23.1	49.9	54.8	59.6
38	15.5	17.3	19.2	18.6	20.9	23.3	50.3	55.1	59.9
38.5	15.6	17.4	19.2	18.8	21.1	23.5	50.7	55.5	60.3
39	15.7	17.5	19.3	19.0	21.3	23.7	51.0	55.8	60.6
39.5	15.7	17.5	19.4	19.2	21.5	23.8	51.3	56.1	60.9
40	15.8	17.6	19.4	19.3	21.7	24.0	51.6	56.4	61.2
40.5	15.8	17.6	19.5	19.5	21.9	24.2	51.8	56.7	61.5
41	15.9	17.7	19.5	19.7	22.0	24.4	52.1	56.9	61.7

注：采用半分位数法。

图 2-2-8
胎儿鼻唇冠状切面模式图
胎儿鼻唇冠状切面显示胎儿鼻
尖、鼻孔、上唇及下唇。
No：鼻孔，UL：上唇，LL：
下唇

图 2-2-9
胎儿鼻唇冠状切面超声图
胎儿鼻唇冠状切面显示胎儿鼻
尖、鼻孔、上唇及下唇。
No：鼻孔，UL：上唇，LL：
下唇

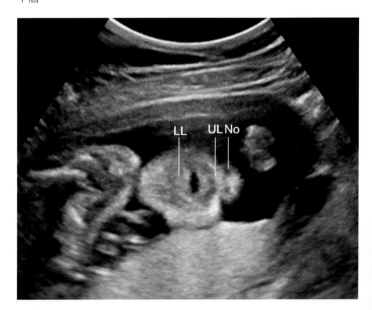

（二）胎儿鼻唇冠状切面

胎儿鼻唇冠状切面（图 2-2-8、图 2-2-9）显示胎儿鼻尖、鼻孔（nostrils，No）、上唇（upper lip，UL）及下唇（lower lip，LL），图像适当放大。

（三）胎儿面部正中矢状切面

胎儿面部正中矢状切面（图 2-2-10、图 2-2-11）显示额部、鼻骨（nasal bone，NB）、鼻尖（nose tip，N）、上唇（UL）、下唇（LL）及部分硬腭。

1. 胎儿鼻骨长度（nasal bone length，NBL）的测量方法

（1）胎儿面部正中矢状切面。

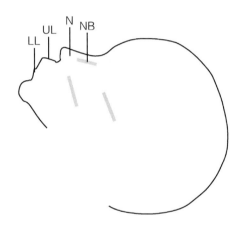

图 2-2-10

胎儿面部正中矢状切面模式图

胎儿面部正中矢状切面显示面部矢状轮廓。

NB：鼻骨，N：鼻尖，UL：上唇，LL：下唇

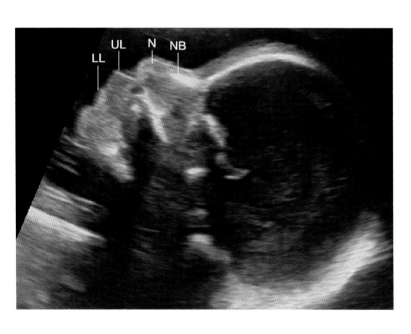

图 2-2-11

胎儿面部正中矢状切面超声图

胎儿面部正中矢状切面显示面部矢状轮廓。

NB：鼻骨，N：鼻尖，UL：上唇，LL：下唇

（2）在鼻骨水平，上方的线代表皮肤，皮肤下方较粗且回声较高的线代表鼻骨，测量鼻骨长度（图2-2-12、图2-2-13）。

（3）参考值范围见表2-2-2。当鼻骨比其表面的皮肤回声强时，认为鼻骨可以显影；若鼻骨不可见或其回声等于或低于皮肤，则认为鼻骨不显影。鼻骨双侧不显影，染色体异常风险增高。

2. 胎儿下颌面部角（inferior facial angle，IFA）的测量方法

（1）胎儿面部正中矢状切面（图像适当放大）。

（2）下颌面部角通过两条交叉线获得

1）参考线：画一正交直线至前额鼻骨骨性连接处与前额水平面垂直。

2）下颌缘：下颌缘至唇部最突出前缘连线（图2-2-14、图2-2-15）；下颌面部角为两条交叉线形成的角度。

（3）参考值范围：≥50°（≥平均值−2SD）。诊断下颌后缩的敏感度为1.0，特异度为0.989。

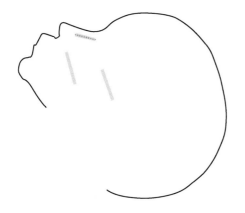

图 2-2-12

测量胎儿鼻骨长度模式图

胎儿面部正中矢状切面测量胎儿鼻骨长度。

红色虚线：测量鼻骨长度

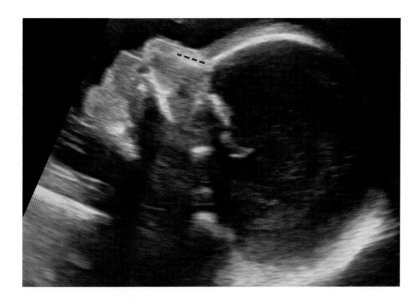

图 2-2-13

测量胎儿鼻骨长度超声图

胎儿面部正中矢状切面测量胎儿鼻骨长度。

红色虚线：测量鼻骨长度

表 2-2-2

各孕周胎儿鼻骨长径参考值范围

孕周	受检者（数量）	鼻骨长径/mm				
		2.5%	5%	50%	95%	97.5%
11	16	1.3	1.4	2.3	3.3	3.4
12	54	1.7	1.8	2.8	4.2	4.3
13	59	2.2	2.3	3.1	4.6	4.8
14	82	2.2	2.5	3.8	5.3	5.7
15	103	2.8	3.0	4.3	5.7	6.0
16	134	3.2	3.4	4.7	6.2	6.2
17	203	3.7	4.0	5.3	6.6	6.9
18	252	4.0	4.3	5.7	7.0	7.3
19	388	4.6	5.0	6.3	7.9	8.2
20	440	5.0	5.2	6.7	8.3	8.6
21	322	5.1	5.6	7.1	9.0	9.3
22	208	5.6	5.8	7.5	9.3	10.2
23	157	6.0	6.4	7.9	9.6	9.9
24	121	6.6	6.8	9.3	10.0	10.3
25	123	6.3	6.5	8.5	10.7	10.8
26	96	6.8	7.4	8.9	10.9	11.3
27	80	7.0	7.5	9.2	11.3	11.6
28	103	7.2	7.6	9.8	12.1	13.4
29	95	7.2	7.7	9.8	11.8	12.3
30	104	7.3	7.9	10.0	12.6	13.2
31	92	7.9	8.2	10.4	12.6	13.2
32	66	8.1	8.6	10.5	13.6	13.7
33	54	8.6	8.7	10.8	12.8	13.0
34	41	9.0	9.1	10.9	12.8	13.5
35	37	7.5	8.5	11.0	14.1	15.0
36	40	7.3	7.8	10.8	12.8	13.6
37	36	8.4	8.7	11.4	14.5	15.0
38	13	9.2	9.3	11.7	15.7	16.6
39	12	9.1	9.2	10.9	14.0	14.8
40	6	10.3	10.4	12.1	14.5	14.7

注：采用百分位数法。

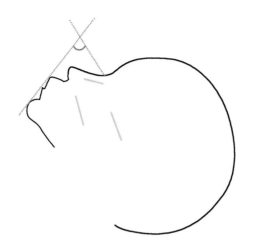

图 2-2-14
测量胎儿下颌面部角模式图
胎儿面部正中矢状切面，测量参考线（正交直线至前额鼻骨骨性连接处与前额水平面垂直）与下颌缘（下颌缘至唇部最突出前缘连线）交叉形成的角度

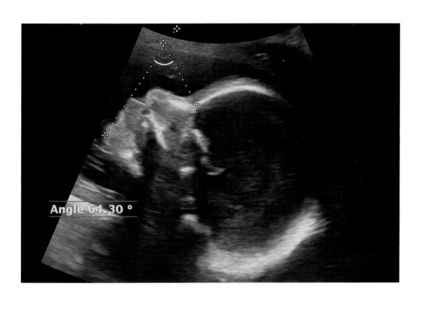

Angle 64.30°

图 2-2-15
测量胎儿下颌面部角超声图
胎儿面部正中矢状切面，测量参考线（正交直线至前额鼻骨骨性连接处与前额水平面垂直）与下颌缘（下颌缘至唇部最突出前缘连线）交叉形成的角度

三、异常征象

通过扫查胎儿双眼球横切面、鼻唇冠状切面及面部正中矢状切面，可以发现严重先天性白内障、小眼或无眼畸形、喙鼻、胎儿唇（腭）裂等异常。

（一）先天性白内障

先天性白内障（congenital cataract）可在胎儿双眼球横切面发现。胎儿期存在的遗传性或发育障碍所致的晶状体代谢紊乱，是造成儿童失明和弱视的重要原因。

1. **双眼球横切面**　单侧或双侧晶状体内部显示高回声，形态通常为类圆形，也可为环状、点簇状等，可完全或部分充满晶状体（图2-2-16）。

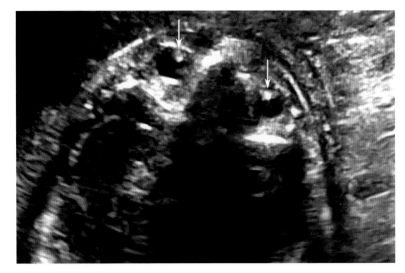

图 2-2-16
胎儿先天性白内障超声图
筛查孕周，胎儿双眼球横切面，箭示双侧晶状体内部类圆形高回声

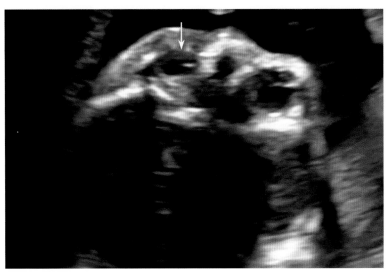

图 2-2-17
胎儿先天性小眼畸形超声图
筛查孕周，胎儿双眼球横切面，箭示一侧眼眶及眼球小于对侧

2. 可伴发其他异常　包括遗传基因异常（常染色体显性或隐性遗传、X 连锁性遗传）、胎儿综合征（Lowes 综合征等）、早产儿或宫内缺氧、妊娠早期宫内感染（风疹病毒、巨细胞病毒等）、母体代谢病（甲状旁腺功能低下、糖尿病等）。

（二）小眼或无眼畸形

小眼（microphthalmia）或无眼畸形（anophthalmia）可在胎儿双眼球横切面发现。患侧眼球明显小于正常或无法探及。

1. 小眼畸形在双眼球横切面上表现为骨性眼眶和眼球不同程度的发育不全，可为一侧或双侧。其多无功能，后下方可并发囊肿。无眼畸形无法显示正常的骨性眼眶及内含的眼球（图 2-2-17）。

2. 可伴发前脑无裂畸形，单一眼眶内有不同程度融合的 1 或 2 个眼球，伴喉头畸形、喙鼻，可合并低位耳；小眼畸形和眼球发育不良时，常合并晶状体缺失。可伴发染色体疾病、遗传综合征（如：

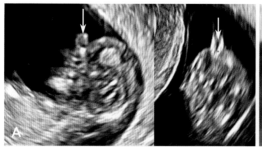
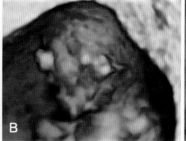
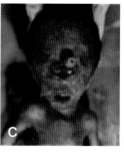

Williams 综合征、Meckel-Gruber 综合征、Fraser 综合征等）、小头畸形、前脑无裂畸形、母体疾病（如：苯丙酮尿症，强直性肌营养不良，眼齿发育不良等）。

（三）喙鼻

喙鼻（beak nose）也称喙凸鼻、喙状鼻、高位鼻。可在鼻唇冠状切面或双眼球横切面发现。

1. 鼻唇冠状切面或双眼球横切面　于两眼眶间可见柱状软组织回声，中央为单鼻孔或无鼻孔（图 2-2-18）。

2. 伴发畸形　常见于前脑无裂畸形（无叶型）。

（四）胎儿唇（腭）裂

胎儿唇（腭）裂（cleft lip and cleft palate）可在鼻唇冠状切面发现。

1. 鼻唇冠状切面　显示胎儿上唇回声中断，缺损较大时会伴有同侧鼻翼的扭曲变形或塌陷（图 2-2-19）。在双侧唇腭裂的病例中，人中部位可见外突的软组织回声。合并硬腭裂时可见上牙槽嵴和硬腭的强回声中断。高度怀疑胎儿腭裂时应尝试显示胎儿"="样悬雍垂以除外软腭发育异常。

2. 常伴发心脏异常　胎儿唇腭裂常见于 13- 三体综合征或 18- 三体综合征，偶见于多种胎儿综合征及药物影响（如：苯妥英钠，类固醇等）。

四、鉴别诊断

当扫查胎儿颜面时发现面部囊性病变、鼻异常、下颌异常及口腔内肿物时，需要对相关疾病进行鉴别。

（一）面部囊性病变的鉴别诊断

面部囊性病变包括鼻泪管囊肿、面部肿瘤、脑膜膨出或脑膜脑膨出。

1. 鼻泪管囊肿

（1）超声表现：双眼球横切面见内眦部位类圆形无回声，边界

图 2-2-18 A，B，C 胎儿喙鼻超声图及流产胎儿大体照片

A. 妊娠 12 周胎儿面部正中矢状切面及颅脑横切面显示喙鼻（箭）；B. 妊娠 12 周胎儿面部三维超声图显示喙鼻；C. 与 A、B 为不同胎儿，流产胎儿大体照片见眶内距窄，双眼眶正中上方喙鼻

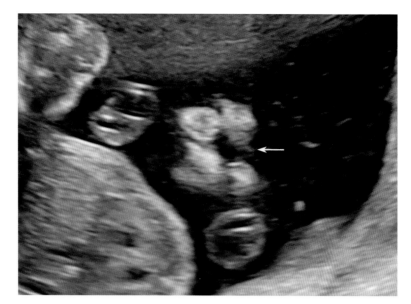

图 2-2-19

胎儿唇腭裂超声图

筛查孕周，胎儿鼻唇冠状切面，
箭示胎儿上唇回声中断，同侧鼻
翼塌陷

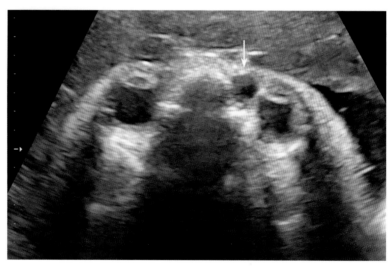

图 2-2-20

胎儿鼻泪管囊肿超声图

妊娠 34 周，胎儿双眼球横切面
见内眦部位类圆形无回声，边界
清晰（箭）

清晰（图 2-2-20）。

（2）大部分病例宫内或生后可自行消失，部分可于孕期或产后
数月自行消失。

2. **面部肿瘤**　超声表现：双眼球横切面于鼻根部、眼眶周边见
囊性、囊实性回声，边界清，颅内结构正常（图 2-2-21）。

3. **脑膜膨出或脑膜脑膨出**

（1）超声表现：双眼球横切面于鼻根部、眼眶周边见囊实性回
声，其内容物可为无回声或包含部分脑组织样回声，与颅内相通。

（2）可发现颅内结构异常，可伴有双眼间距增宽。

（二）鼻异常的鉴别诊断

1. 高位鼻 / 喙鼻（位于双眼间或更高）

（1）超声表现：双眼球横切面或面部正中矢状切面于双眼眶中

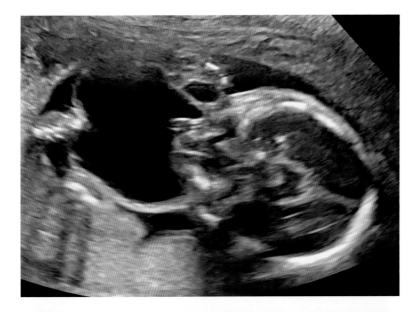

图 2-2-21

胎儿面部肿瘤超声图

筛查孕周，胎儿双眼球横切面于鼻根部、眼眶周边见界清囊性回声，颅内结构正常

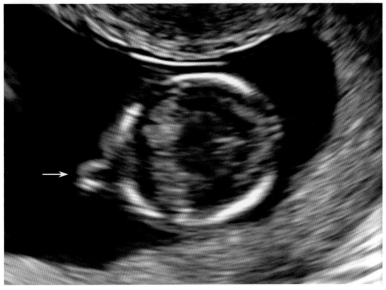

图 2-2-22

胎儿喙鼻超声图

妊娠 12 周，胎儿颅脑横切面，面部前方显示喙鼻（箭）

央可见柱状软组织回声，单鼻孔或无鼻孔（图 2-2-22）。

（2）常为前脑无裂畸形（无叶型），可合并独眼。

2. 额鼻发育不良

（1）超声表现：鼻根部及鼻孔间距较正常增大。

（2）可伴眼距增宽及唇腭裂，或可见小下颌及低位耳。

3. 鼻骨未显影

（1）超声表现：双眼球横切面或面部正中矢状切面显示双侧或单侧鼻骨强回声消失或弱于皮肤回声（图 2-2-23）。

（2）鼻骨未显影可作为非整倍体染色体异常的软指标。见于21- 三体综合征、18- 三体综合征、13- 三体综合征及其他染色体异常的胎儿。也可能为正常变异。

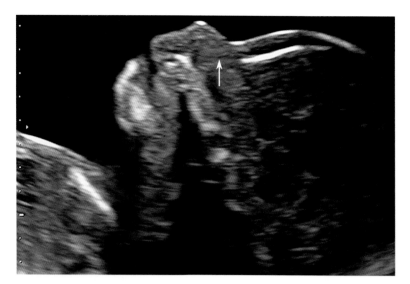

图 2-2-23

胎儿鼻骨未显影超声图

筛查孕周，胎儿面部正中矢状切面，箭示鼻骨强回声未显示

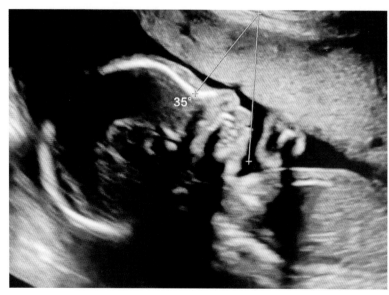

图 2-2-24

胎儿下颌后缩超声图

妊娠 18 周，胎儿面部正中矢状切面显示下颌后缩，下颌面部角为 35°

（三）下颌异常的鉴别诊断

1. **下颌后缩畸形（retrognathia）** 胎儿下颌位置后缩，大小正常。

超声表现：胎儿面部正中矢状切面显示下颌后缩，在严重病例中伴随下唇后缩。通过测量下颌面部角判断（图 2-2-24）。

2. **小颌畸形（micrognathia）** 胎儿下颌小。

（1）超声表现：通过测量下颌 / 上颌宽度以判断下颌大小及是否存在小颌。

（2）可伴发 13- 三体综合征、18- 三体综合征，胎儿遗传综合征（如胎儿运动功能丧失变形序列 -FADS、Collins 综合征、Pierre Robin 综合征等），软骨发育不全等异常。

3. **无下颌（agnathus）** 胎儿左右下颌突未发育导致的异常。

（1）超声表现：胎儿面部正中矢状切面、鼻唇冠状切面均未见典型下颌回声，无法辨认下颌并伴随低位耳。面部解剖完全变形。可有或无眼、鼻发育异常。三维超声可以协助判断。

（2）罕见，无下颌常伴发并耳畸形。

（四）胎儿口腔内肿物的鉴别诊断

1. 寄生胎（畸胎瘤）

（1）超声表现：囊实性回声伴钙化，内部偶见血流信号，瘤体较大，可起自多个部位，并羊水过多。

（2）出生后可经手术治疗，有并发高位气道梗阻的可能。

2. 血管瘤（图2-2-25）

（1）超声表现：胎儿面部舌下、口腔、颈前部实性或囊实性回声，可能伴有强回声钙化灶，多见丰富动、静脉血流信号。口-颌面部的血管瘤约占全身血管瘤的60%，多位于面、颈部皮下，少数见于口、咽及颈内。

（2）生物学行为有自限性，部分可以自发性消退。

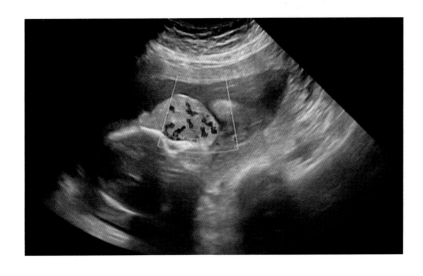

图2-2-25
胎儿血管瘤超声图
筛查孕周，胎儿面部皮下见实性回声，内见丰富血流信号

（岳　嵩　李晓菲　吴青青）

参考文献

1. WILHELM L, BORGERS H. The 'equals sign': a novel marker in the diagnosis of fetal isolated cleft palate [J]. Ultrasound Obstet Gynecol, 2010, 36（4）: 439-444.

2. WONG H S, PARKER S, Tait J, et al. Antenatal diagnosis of anophthalmia by three-dimensional ultrasound: a novel application of the reverse face view[J]. Ultrasound Obstet Gynecol, 2008, 32（1）: 103-105.

3. TERESA M O, ALEXANDER R E, LANDO T, et al. Segmental Hemangiomas of the Upper Airway[J]. Laryngoscope, 2009, 119（11）: 2242-2247.

4. MERZ E, WELLEK S, PUTTMANN S, et al. Orbital diameter, inner and out interorbital distances. A growth model for fetal orbital dimensions［J］. Ultraschall in Med, 1995, 16（1）: 12-17.

5. SONEK JD, MCKENNA D, WEBB D, et al. Nasal bone length throughout gestation: normal ranges based on 3 537 fetal ultrasound measurements［J］. Ultrasound Obstet Gynecol, 2003, 21（2）: 152-155.

胎儿胸部

第一节

肺及膈肌

◆ 评估胎儿肺及膈肌时，通过标准扫查显示四腔心切面、双肺及膈肌冠状切面，观察胸廓大小、形态、双肺回声、膈肌的完整性及胸腔内有无腹腔脏器回声，可发现先天性肺气道畸形、先天性膈疝和胸腔积液，当存在胸腔占位或左侧膈疝时测量瘤头比和肺头比。如果发现胸廓异常及胸腔内结构异常，需要对相关疾病进行鉴别诊断。

一、 动态扫查

（一）肺脏动态扫查（ER3-1-1）

探头垂直于胎儿脊柱向下平行滑动扫查至胎儿胸部，获得四腔心切面。此切面显示肺脏在心脏两侧，呈中等回声的实性结构，回声均匀，随妊娠进展，肺脏回声增高，右肺略大于左肺，边缘光滑。通过扫查此切面可以发现先天性肺气道畸形，明显的心包积液（>4mm），肺脏占位性病变等相关疾病。

ER3-1-1
胎儿肺脏动态扫查

（二）膈肌动态扫查（ER3-1-2）

首先显示胎儿脊柱胸腹部矢状切面，旋转侧动探头显示胸腹部胎体冠状切面，然后向左侧及右侧扫查，显示肺脏、膈肌、心脏和胃泡相对于膈肌的位置以及胸腔内有无异常回声。左侧胸腔内可清楚显示左肺，尾侧可观察到膈肌和胃泡，明确胃泡位于膈肌下的腹腔内；右侧胸腔内可清楚显示右肺，尾侧可观察到膈肌和肝脏，在膈肌上方和下方分别应显示出右肺和肝脏。通过扫查此切面可以发现可疑的异常，如膈疝等。

ER3-1-2
胎儿膈肌动态扫查

二、 标准切面

胎儿肺及膈肌扫查切面包括四腔心切面、双肺及膈肌冠状切面和双肺及膈肌矢状切面（图3-1-1）。

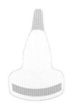

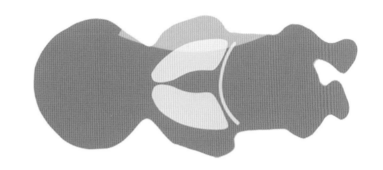

图 3-1-1

胎儿肺及膈肌扫查标准切面示意图

探头置于孕妇腹壁扫查胎儿肺及膈肌获得双肺及膈肌冠状（矢状）切面

（一）四腔心切面

胎儿四腔心切面（图 3-1-2、图 3-1-3）显示肺脏位于心脏两侧，呈中等回声实性结构，回声均匀，随妊娠进展，肺脏回声增高，右肺略大于左肺，边缘光滑。除观察心脏外，还应观察胸廓大小、形态，双肺回声，有无胸腔占位或膈疝。

1. 肺头比（lung-to-head ratio，LHR）测量 常应用于评估左侧膈疝。

（1）四腔心切面：显示心脏四腔心、双肺及脊柱的横切面。

（2）用心脏后方右肺的两垂直径的乘积或面积除以头围（推荐用面积计算）（图 3-1-4、图 3-1-5），即左侧膈疝 LHR= 右肺两垂直径的乘积 / 头围，单位 mm。

（3）LHR 的数值越小，风险越大。用于左侧膈疝时，LHR<1.0 预示胎儿不良结局，LHR>1.4 预示预后较好，LHR 介于 1.1~1.39 之间时有 38% 的胎儿存活。

（4）目前有文献报道可应用 LHR 评估右侧膈疝预后，需注意肝脏疝入胸腔仍作为评估右侧膈疝预后不良的独立因素。

2. 瘤头比测量 又称为胎儿胸腔占位体积与胎儿头围比值（CCAM volume ratio，CVR），主要应用于先天性肺气道畸形、肺隔离症（隔离肺）和先天性肺叶气肿的排查。

（1）四腔心切面显示心脏四腔心、双肺及脊柱横切面，双肺及膈肌冠状切面或患侧肺矢状切面（图 3-1-6、图 3-1-7）。

（2）通过计算占位的体积与胎儿头围比值评估占位对胎儿的风险，CVR= 占位长度 × 宽度 × 高度 ×0.523（常数）/ 头围，单位均为 cm。

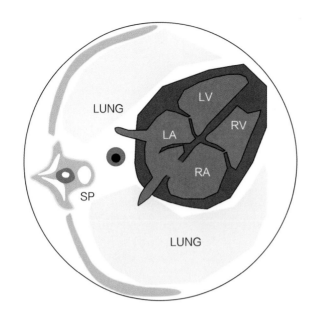

图 3-1-2

胎儿四腔心切面模式图

四腔心切面显示心脏及两侧肺脏。

SP：脊柱，LUNG：肺，LA：左心房，RA：右心房，LV：左心室，RV：右心室

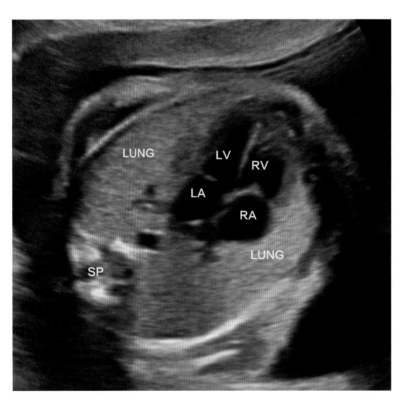

图 3-1-3

胎儿四腔心切面超声图

四腔心切面显示心脏及两侧肺脏。

SP：脊柱，LUNG：肺，LA：左心房，RA：右心房，LV：左心室，RV：右心室

（3）CVR 是产前评估胎儿隔离肺、先天性肺气道畸形预后的有效指标，数值越大，瘤体越大。研究发现，CVR>1.6 时胎儿水肿的可能性增加，而 CVR≤1.6 时胎儿水肿的可能性小于 3%。CVR>2.0 时存在胎儿水肿高风险。

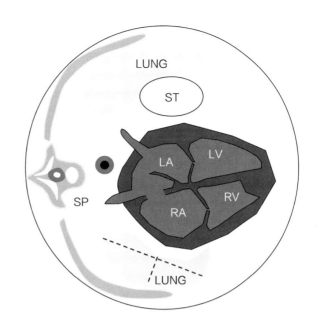

图 3-1-4

胎儿左侧膈疝肺头比测量模式图

四腔心切面用心脏后方右肺的两垂直径的乘积或面积除以头围，即左侧膈疝肺头比 = 右肺两垂直径的乘积 / 头围，单位 mm。SP：脊柱，ST：胃泡，LUNG：肺，LA：左心房，RA：右心房，LV：左心室，RV：右心室

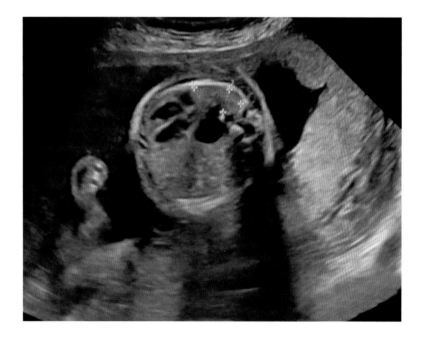

图 3-1-5

胎儿左侧膈疝肺头比测量超声图

四腔心切面，游标示测量右肺的两垂直径

（二）双肺及膈肌冠状切面

双肺及膈肌冠状切面（图 3-1-8、图 3-1-9）显示左、右肺大小、形态及内部回声，通过心脏的冠状切面可显示心脏位于双肺之间，同时还应显示膈肌的位置、膈肌的完整性及胸腔内有无腹腔脏器回声。明确胃泡位于膈肌下的腹腔内。

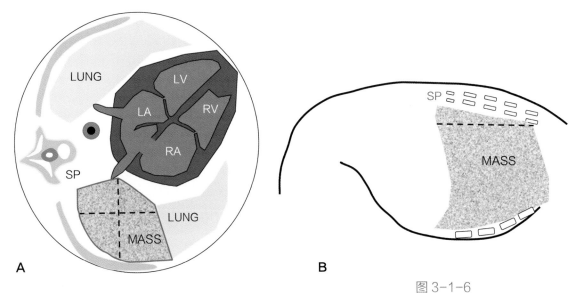

A

B

图 3-1-6

胎儿胸腔占位瘤头比测量模式图

四腔心切面、双肺及膈肌冠状切面或患侧肺矢状切面测量占位长度、宽度及高度，瘤头比＝占位长度 × 宽度 × 高度 ×0.523（常数）/ 头围，单位均为 cm；A. 四腔心切面，虚线示测量占位长度及宽度，也可测量面积（实线示）；B. 矢状切面，虚线示测量占位高度。

SP：脊柱，LUNG：肺，LA：左心房，RA：右心房，LV：左心室，RV：右心室，MASS：胸腔占位

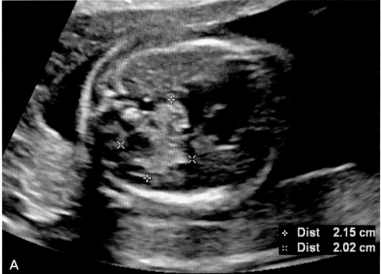

图 3-1-7 A，B

胎儿胸腔占位瘤头比测量超声图

A. 四腔心切面，游标示测量胸腔占位长度、宽度；B. 患侧肺矢状切面，测量胸腔占位高度

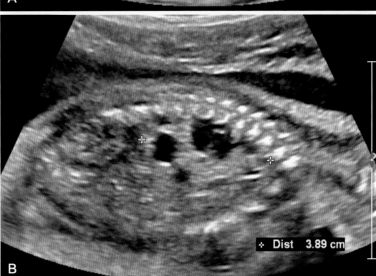

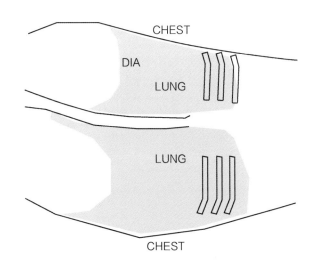

图 3-1-8

胎儿双肺及膈肌冠状切面模式图

LUNG：肺，CHEST：胸壁，DIA：膈肌

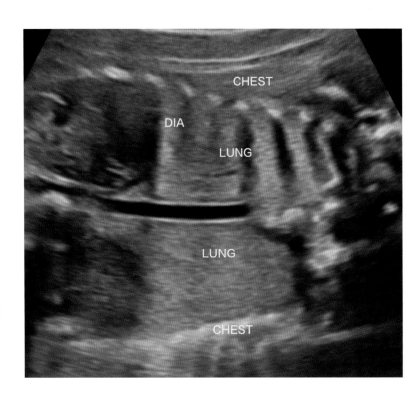

图 3-1-9

胎儿双肺及膈肌冠状切面超声图

LUNG：肺，CHEST：胸壁，DIA：膈肌

（三）双肺及膈肌矢状切面

双肺及膈肌矢状切面（图3-1-10、图3-1-11）显示肺、膈肌、心脏和胃泡相对于膈肌的位置以及胸腔内有无异常回声。正常情况下，肺呈均质中等回声，回声强度略高于肝脏。膈肌呈弧形低回声带结构突向胸腔，分隔胸腔和腹腔，胃泡位于膈肌下方腹腔左侧，心脏位于膈肌上方胸腔内，肝脏位于膈肌下腹腔右侧。

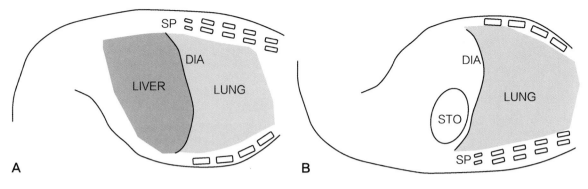

图 3-1-10 A，B

胎儿双肺及膈肌矢状切面模式图

A.矢状切面脊柱位于近场；
B.矢状切面脊柱位于远场。
LUNG：肺，DIA：膈肌，LIVER：肝脏，SP：脊柱，STO：胃泡

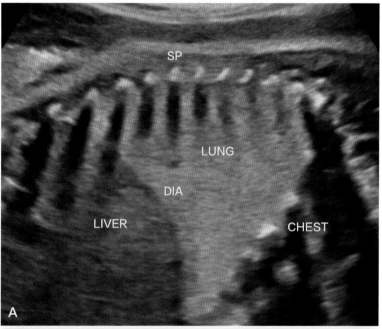

图 3-1-11 A，B

胎儿双肺及膈肌矢状切面超声图

A.矢状切面脊柱位于近场；B.矢状切面脊柱位于远场。
LUNG：肺，DIA：膈肌，LIVER：肝脏，SP：脊柱，CHEST：胸壁，STO：胃泡

三、异常征象

通过标准切面扫查，可对先天性肺气道畸形、先天性膈疝和胸腔积液等疾病做出诊断，当存在胸腔占位或膈疝时可通过测量瘤头比、肺头比判断预后。

（一）先天性肺气道畸形

先天性肺气道畸形（congenital pulmonary airway malformation，CPAM）又称先天性囊性腺瘤样畸形（congenital cystic adenomatoid malformation，CCAM），是罕见的胎儿肺部发育异常，可在四腔心切面、双肺及膈肌冠状切面、双肺及膈肌矢状切面发现。基于胚胎起源水平和组织学特征，Stocker 提出分型标准，共分为 0~IV 型，I~III 型常见。0~IV 型的起源分别为气管、支气管/细支气管、终末细支气管、细支气管/肺泡、远端肺泡。

1. **I 型** 多见，占 50%~70%。囊腔直径 2~10cm，内衬假复层纤毛柱状上皮，有乳头状突起，囊壁周围有平滑肌和弹力组织。部分上皮内含黏液细胞，囊壁较厚，包含薄层平滑肌和弹力组织。

四腔心切面、双肺及膈肌冠状切面、双肺及膈肌矢状切面超声见病变多累及单个肺叶，肺组织可见单个或多个相通的囊腔，周围见一些小囊，直径 2~10cm，壁厚（图 3-1-12）。

2. **II 型** 占 15%~30%。囊腔直径 0.5~2.0cm，内衬单层纤毛矮柱状上皮或立方上皮，囊壁含薄层平滑肌和少量弹性纤维，囊壁

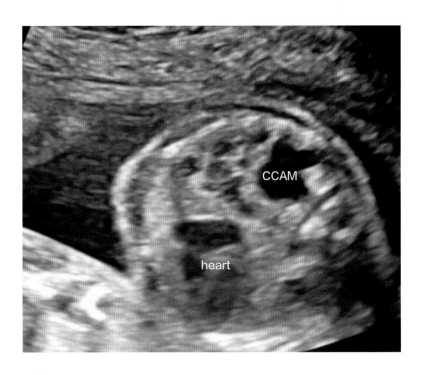

图 3-1-12
胎儿先天性肺气道畸形 I 型超声图
筛查孕周，四腔心切面见右侧肺野囊腔，壁厚，周围见小囊。
CCAM：先天性囊性腺瘤样畸形，heart：心脏

内无软骨及黏液腺体。整个病变由扩张的支气管样结构组成，囊的分布较 I 型更加平均。

（1）四腔心切面、双肺及膈肌冠状切面、双肺及膈肌矢状切面：超声见肺组织内蜂窝状或囊实混合性回声病灶，病灶内囊直径 0.5~2.0cm（图 3-1-13）。

（2）60% 的病例伴发心脏畸形、肾发育不全、胃肠道闭锁、骨骼异常。

3. **Ⅲ型**　占 5%~15%。囊由衬覆立方上皮的肺泡样结构和不规则的细支气管样结构组成，部分含有纤毛。囊壁无黏液腺体及软骨、平滑肌。

（1）四腔心切面、双肺及膈肌冠状切面、双肺及膈肌矢状切面：超声见病变可累及单个肺叶或多个肺叶，肉眼不易发现。肺组织病灶呈海绵状或囊实混合性，囊直径 <5mm（图 3-1-14）。

（2）Ⅲ型伴发畸形较多时较易出现胎儿水肿，往往胎死宫内、预后差。

4. **Ⅳ型**　位于肺周边远侧肺泡，极少见，囊直径约 7cm，内衬扁平或低柱状肺泡上皮。病变多个囊腔相通，但与支气管不通。CPAM 是孤立、散发的，15%~20% 的病例伴有心脏 / 肾畸形。

5. **0 型**　最少见，病变邻近中心支气管树，囊直径 <5mm。囊腔内衬假复层纤毛柱状上皮，囊壁含平滑肌、腺体及软骨成分。

（二）先天性膈疝

先天性膈疝（congenital diaphragmatic hernia，CDH）是因膈发育缺陷导致腹腔内容物突入胸腔而形成的疝。就分型来说，CDH 可根据缺损的解剖位置分为后外侧缺损、前缺损和中央缺损。所有病例中，后外侧缺损（Bochdalek 疝）占 70%~75%，前部缺损（Morgagni 疝）占 23%~28%，中央缺损仅占 2%~7%。其中，后外侧缺损最常见于左侧（85%），但也可发生在右侧（13%）甚至双侧（2%）。

1. 四腔心切面

左侧膈疝：胃疝入胸腔，表现为心脏左侧出现胃泡回声与左心房相邻，而腹腔内胃泡回声消失。

右侧膈疝：疝入胸腔器官主要为肝右叶，CDFI 有时可显示肝内门静脉超过膈肌水平（图 3-1-15）。

2. 双肺及膈肌冠状切面、双肺及膈肌矢状切面　超声表现为膈肌弧形低回声带中断或者消失（图 3-1-16）。

3. 伴发其他畸形　常伴发先天畸形，包括肺脏、心血管系统、中枢神经系统、泌尿生殖系统、肌骨及胃肠道畸形，可伴发 13- 三体综合征、18- 三体综合征、21- 三体综合征及特纳综合征（Turner syndrome）等染色体异常，可伴发的基因综合征包括贝 - 维综合征（Beckwith-Wiedemann syndrome）、CHARGE 综 合 征、阿 姆 斯 特 丹 型 侏 儒 征（Cornelia de Lange syndrome）等。

（三）胎儿胸腔积液

胎儿胸腔积液（fetal hydrothorax，FHT）是位于胸膜间隙内非特异性的液体积聚。

（1）四腔心切面：可见胎儿单侧或双侧肺周围的无回声区，大量的胸腔积液常伴有明显的肺受压，但超声对于胸腔积液的定量并不准确（图 3-1-17）。

（2）双肺冠状面：大量胸腔积液可见纵隔移位和膈肌下移。

（3）胎儿胸腔积液分类：根据发生的原因，可将胸腔积液分为原发性胎儿胸腔积液（primary fetal hydrothorax，PFHT）和继发性胎儿胸腔积液（secondary fetal hydrothorax，SFHT）。原发性胎儿胸腔积液是由先天性淋巴管发育异常导致淋巴液引流迟缓或回流受阻而引起，常见病因包括胸导管发育异常、先天性淋巴管扩张、淋巴管发育不良、淋巴管瘘及叶外型肺隔离症等。继发性胎儿

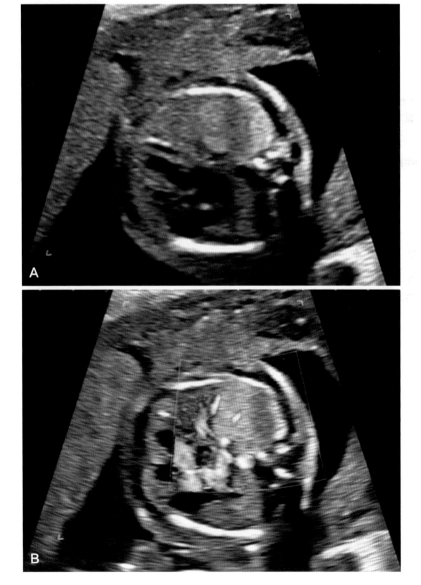

图 3-1-13

6 胎儿先天性肺气道畸形Ⅱ型超声图

筛查孕周，四腔心切面右侧肺野见囊实混合性回声病灶，病灶内见较小囊腔（箭）

图 3-1-14 A，B

胎儿先天性肺气道畸形Ⅲ型超声图

筛查孕周，A. 二维超声图四腔心切面见右侧肺野高回声病灶；B. 彩色多普勒超声图可见来自肺动脉供血

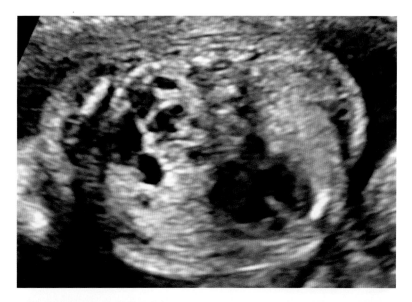

图 3-1-15

胎儿右侧膈疝四腔心切面超声图

筛查孕周，四腔心切面见肠管疝入胸腔

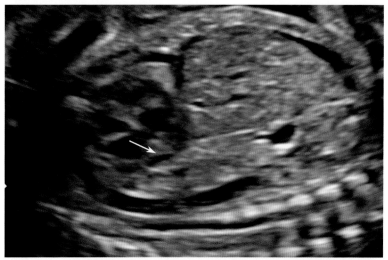

图 3-1-16

胎儿左侧膈疝矢状切面超声图

筛查孕周，矢状切面显示膈肌弧形低回声带中断，箭示胃泡疝入胸腔

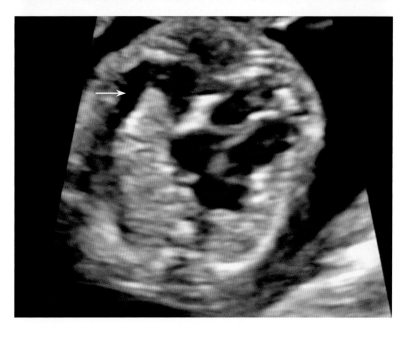

图 3-1-17

胎儿胸腔积液四腔心切面超声图

筛查孕周，四腔心切面见胎儿肺周围无回声区，箭示胸腔积液

胸腔积液的病因与免疫性或非免疫性水肿相关，可由遗传学异常、胎儿结构异常及心律失常、血液系统疾病、胃肠道疾病、代谢性疾病、感染、肿瘤及胎盘和脐带异常等多种原因引起。

（4）胎儿胸腔积液程度：胎儿胸腔积液程度不一，可由小体积、单侧积液到大量积液引起肺和纵隔移位及膈肌展平，由此分为轻度、中度和重度。轻度胸腔积液超声显示液体并未完全环绕肺；中度胸腔积液时液体环绕全肺，但液体量少于胸腔体积的 50%；重度胸腔积液的液体量超过胸腔体积的 50%。

（5）胎儿胸腔积液预后：其预后取决于原发病因。原发性胎儿胸腔积液不伴有胎儿水肿时，多数预后良好，宫内治疗可能改善原发性胎儿胸腔积液伴有水肿胎儿的围产结局。但宫内治疗的指征、各种干预技术的安全性及有效性尚需要大样本的临床研究来评估。

四、 鉴别诊断

如发现胸腔内结构异常，需要对相关疾病进行鉴别诊断，包括囊性、实性、囊实性等。

（一）胸腔内囊性异常回声

主要包括先天性肺气道畸形（CPAM）I型、先天性肺气道畸形II型、支气管源性囊肿、纵隔淋巴管畸形。

1. **先天性肺气道畸形I型** 经四腔心切面、双肺及膈肌冠状切面发现肺内大小不等囊性无回声（图 3-1-12）。

2. **先天性肺气道畸形II型** 病灶为混合性回声，内见多个较小囊性无回声（图 3-1-13）。

3. **支气管源性囊肿** 是源于胚胎早期发育过程中原始前肠异常发育所致的一种少见的先天性囊性疾病。根据病变部位分为纵隔型、肺内型及异位型。

超声表现为：胸腔内单房/多房性囊性包块，呈圆形或类圆形（图 3-1-18）。

4. **纵隔淋巴管畸形** 淋巴管畸形是脉管畸形的一种类型，起源于淋巴管组织，具有畸形和肿瘤的双重特点。

四腔心切面可见纵隔内无回声。根据病变内淋巴管囊腔的大小，可将淋巴管畸形分为大囊型、微囊型和混合型。大囊型淋巴管畸形由 1 个或多个体积 ≥2cm³ 的囊腔构成，而微囊型淋巴管畸形则由 1 个或多个体积 <2cm³ 的囊腔构成，二者兼而有之的则称为混合型淋巴管畸形。

（二）胸腔内实性异常回声

胸腔内实性异常回声主要有先天性肺气道畸形（CPAM）III型、肺隔离症（隔离肺）、先天性肺叶气肿（CLE）、神经源性肿瘤。

1. **先天性肺气道畸形III型** 四腔心切面、双肺及膈肌冠状切面可见胸腔内高回声（图 3-1-14）。

2. **肺隔离症（隔离肺）** 为体循环供血无肺功能的先天性支气管发育异常，肺叶段缺乏正常的肺叶组织以及气道，分为叶内型和叶外型。

超声表现为胎儿胸腔内或腹腔内高回声或稍高回声团块，呈三角形或叶状，内部回声均匀，边界清（图 3-1-19）。二维超声与 CPAM Ⅲ型鉴别困难，彩色多普勒血流成像示腹主动脉供血为重要鉴别点。

3. **神经源性肿瘤** 胎儿神经源性肿瘤超声多表现为低回声，边界清，形态规则。

（三）胸腔内囊实性异常回声

胸腔内囊实性异常回声主要为纵隔畸胎瘤。

纵隔畸胎瘤较罕见，占胎儿畸胎瘤的 10%，声像图表现为混合

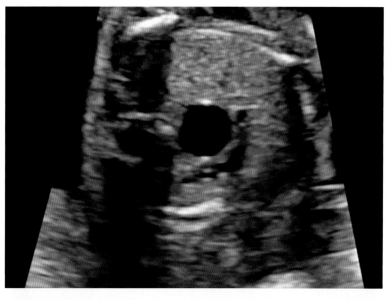

图 3-1-18

胎儿支气管源性囊肿超声图

筛查孕周，胸部横切面见胸腔内囊性包块，呈圆形

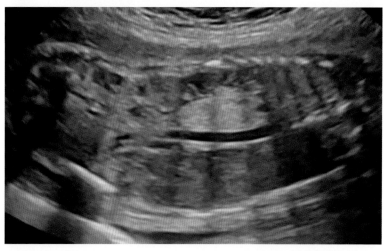

图 3-1-19

胎儿隔离肺超声图

筛查孕周，双肺及膈肌冠状切面可见胎儿腹腔内高回声团块，内部回声均匀，边界清

性回声，部分无回声区、部分高回声区，其内可见钙化，此特征与胎儿其他肺部肿瘤不难鉴别。

（四）胸腔内其他异常回声

胸腔内其他异常回声主要为膈疝、膈膨升、支气管闭锁、先天性高位气道梗阻（CHAOS）、胸腔积液、胎儿胸壁淋巴管囊肿。

1. 膈疝

（1）左侧膈疝（Bochdalek type）（图3-1-16）：四腔心切面显示胃疝入胸腔，表现为心脏左侧出现胃泡回声与左心房相邻，而腹腔内胃泡回声消失，冠状及矢状切面可见膈肌弧形低回声带中断或消失。

（2）右侧膈疝（图3-1-15）：四腔心切面显示疝入胸腔器官主要为肝右叶，CDFI有时可显示肝门静脉超过膈肌水平，冠状及矢状切面可见膈肌弧形低回声带中断或消失。

2. 膈膨升
膈肌冠状面显示正常膈肌弧形低回声带，但膈肌水平明显高于肋弓水平。

3. 支气管闭锁
根据闭锁的部位，支气管闭锁分为中央型与外周型。中央型闭锁位于主或叶支气管，好发于右肺；外周型闭锁位于段或亚段支气管，好发于右上叶及左上叶。

胎儿期支气管闭锁的主要超声表现为：横切面可见一侧肺回声均匀性增强，体积增大，心脏移至对侧，纵隔移向对侧（图3-1-20）；双肺冠状平面可见一侧膈肌下移。常合并肺发育不良、腹腔积液、羊水过多。

4. 先天性高位气道梗阻（CHAOS）
又称喉-气管闭锁。

超声表现：横切面可见双肺对称性增大，肺实质回声弥散性增

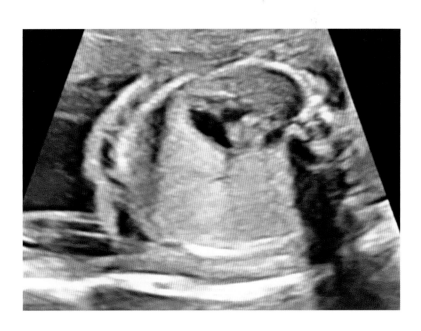

图 3-1-20

胎儿支气管闭锁超声图

筛查孕周，胸部横切面见右肺回声均匀性增强，体积增大，心脏移至对侧，纵隔移向对侧

强，均匀一致；心脏受压体积变小（图3-1-21）；冠状切面可见膈肌受压，膈肌扁平并略反向，远端气管及主支气管扩张。

5. **胸腔积液** 横切面可见双肺叶周围液性暗区（图3-1-17）；冠状切面可见双肺叶外侧及下方液性暗区，纵隔移位、膈肌下移。

6. **胎儿胸壁淋巴管囊肿（图3-1-22）** 可见胸部皮下多房囊性回声。

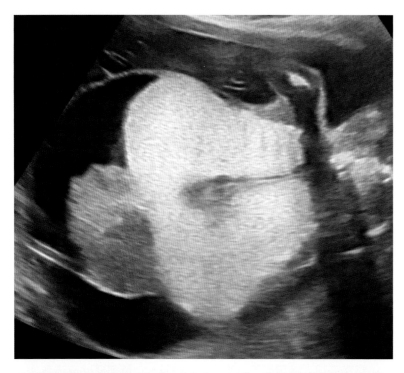

图 3-1-21
胎儿先天性高位气道梗阻超声图
筛查孕周，冠状切面可见双肺对称性增大，肺实质回声增强，膈肌受压

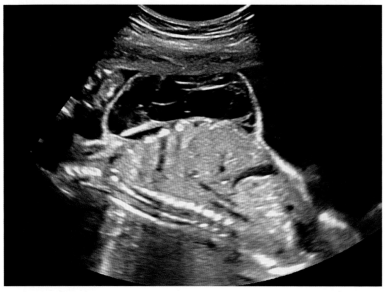

图 3-1-22
胎儿胸壁淋巴管囊肿超声图
筛查孕周，矢状切面见胸部皮下多房囊性回声

（李　贞　吴青青）

1. 俞钢，夏波. 胎儿膈疝产前评估指南建议［J］. 临床小儿外科杂志，2017，16（01）：4-7.

2. CROMBLEHOLME T M, COLEMAN B, HEDRICK H, et al. Cystic adenomatoid malformation volume ratio predicts outcome in prenatally diagnosed cystic adenomatoid malformation of the lung［J］. J Pediatr Surg, 2002, 37（3）：331-338.

3. CASS D L, OLUTOYE O O, CASSADY C I, et al. Prenatal diagnosis and outcome of fetal lung masses［J］. J Pediatr Surg, 2011, 46（2）：292-298.

4. STOCKER J T, MADEWELL J E, DRAKE R M. Congenital cystic adenomatoid malformation of the lung. Classification and morphologic spectrum［J］. Hum Pathol, 1977, 8（2）：155-171.

5. DAIL D H, HAMMER S P. Pulmonary pathology. 2nd ed. New York：Springer-Verlag, 1994.

6. STOCKER J T. Congenital pulmonary airway malformation：a new name and an expanded classification of congenital cystic adenomatoid malformation of the lung［J］. Histopathol, 2002, 41（Suppl）：424-431.

7. VEENMA D C, DE KLEIN A, TIBBOEL D. Developmental and genetic aspects of congenital diaphragmatic hernia［J］. Pediatr Pulmonol, 2012, 47（6）：534-545.

8. POBER B R. Genetic aspects of human congenital diaphragmatic hernia［J］. Clin Genet, 2008, 74（1）：1-15.

9. ENNS G M, COX V A, GOLDSTEIN R B, et al. Congenital diaphragmatic defects and associated syndromes, malformations, and chromosome anomalies：a retrospective study of 60 patients and literature review［J］. Am J Med Genet, 1998, 79（3）：215-225.

10. HOLDER A M, KLAASSENS M, TIBBOEL D, et al. Genetic factors in congenital diaphragmatic hernia［J］. Am J Hum Genet, 80（5）：825-845.

11. HEDRICK H L. Management of prenatally diagnosed congenital diaphragmatic hernia. Semin Pediatr Surg, 2013, 22（1）：37-43.

12. ALFARAJ M A, SHAH P S, BOHN D, et al. Congenital diaphragmatic hernia：lung-to-head ratio and lung volume for prediction of outcome. Am J Obstet Gynecol, 2011, 205（1）：43.e1-8.

13. JANI J, NICOLAIDES K H, KELLER R L, et al. Observed to expected lung area to head circumference ratio in the prediction of survival in fetuses with isolated diaphragmatic hernia. Ultrasound Obstet Gynecol, 2007, 30（1）：67-71.

14. ATTAR M A, DONN S M. Congenital chylothorax［J］. Semin Fetal Neonatal Med, 2017, 22（4）：234-239.

15. 中华医学会围产医学分会胎儿医学学组，中华医学会妇产科学分会产科学. 非免疫性胎儿水肿临床指南［J］. 中华围产医学杂志，2017，20（11）：769-775.

16. 孙路明. 胎儿胸腔积液的宫内诊断及治疗［J］. 中华围产医学杂志，2018，21（3）：153-156.

第二节

心 脏

◆ 胎儿心脏连续横向扫查是最简单、实用的胎儿心脏检查方法，通过对腹围横切面、四腔心切面、左心室流出道切面、右心室流出道切面以及三血管切面（或三血管气管切面）五个切面的扫查，对各切面解剖结构进行详细观察，可发现单心室、房室间隔缺损、明显的心包积液、异位心、内脏反位、明显的室间隔缺损、主动脉骑跨、大动脉转位、严重主动脉狭窄、严重肺动脉狭窄、永存动脉干、左心发育不良综合征、右位主动脉弓、主动脉弓离断、法洛四联症、永存左上腔静脉，并对相关疾病进行鉴别诊断。

一、 动态扫查

国际妇产超声学会胎儿超声心动图小组专家成员达成共识：胎儿心脏超声检查至少应包含四腔心切面、左心室流出道切面、右心室流出道切面以及三血管气管切面；并指出连续横向扫查能够完成以上检查内容。具体步骤如下：①探头沿胎儿腹腔横切，获取腹围横切面后，向胎儿头侧滑行，获取四腔心切面。②在四腔心切面，探头继续平行滑行或略倾斜探头，依次观察左心室流出道切面、右心室流出道切面。③在右心室流出道切面，探头继续滑行，依次获取动脉导管弓和主动脉弓的横弓。④在主动脉横弓水平，调整探头角度，同时显示主动脉弓横弓和动脉导管弓横弓，即三血管气管切面。（ER3-2-1）

二、 标准切面

胎儿心脏连续横向扫查切面包括正常腹围横切面、四腔心切面（图3-2-1 切面Ⅰ）、左心室流出道切面（图3-2-1 切面Ⅱ）、右心室流出道切面（图3-2-1 切面Ⅲ）和三血管（或三血管气管）切面（图3-2-1 切面Ⅳ）

ER3-2-1
胎儿心脏连续横向动态扫查

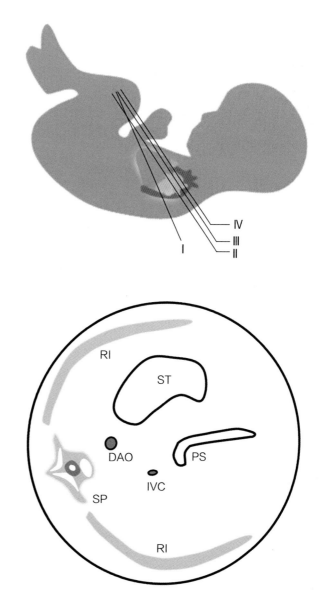

图 3-2-1
胎儿心脏连续横向扫查模式图
探头置于孕妇腹壁扫查胎儿心脏获得标准横切面，切面Ⅰ：四腔心切面，切面Ⅱ：左心室流出道切面，切面Ⅲ：右心室流出道切面，切面Ⅳ：三血管（或三血管气管）切面

图 3-2-2
胎儿正常腹围横切面模式图
ST：胃泡，DAO：降主动脉，IVC：下腔静脉，PS：门静脉窦，SP：脊柱，RI：肋骨

（一）正常腹围横切面

正常情况下，在腹围横切面（图 3-2-2、图 3-2-3），胃泡位于胎体的左侧，降主动脉位于脊柱左前方，下腔静脉位于脊柱右前方，降主动脉位于下腔静脉左后方，奇静脉位于降主动脉右后方，未扩张时此切面不易显示。上述血管数目、内径及位置改变常提示胎儿患有不同类型的先天性心血管畸形。

（二）四腔心切面

首先结合腹围横切面判断胎儿的左右，胃泡及心脏位于左侧。四腔心切面（图 3-2-4、图 3-2-5）显示心脏占胸腔的 1/3，大部分心脏位于胸腔左侧，心尖指向左前方，心轴角度 45°±20°，四腔心切面显示四个房室腔，左右房室腔大小基本对称，心房正位，心室右

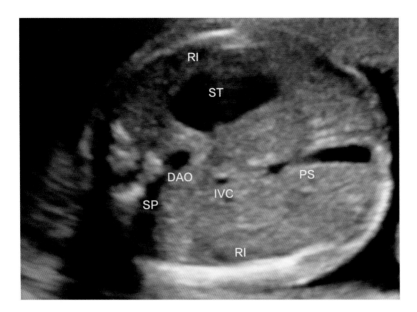

图 3-2-3
胎儿正常腹围横切面超声图
ST：胃泡，DAO：降主动脉，
IVC：下腔静脉，PS：门静脉
窦，SP：脊柱，RI：肋骨

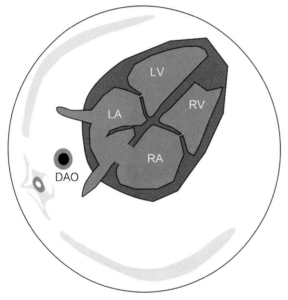

图 3-2-4
胎儿四腔心切面模式图
RA：右心房，LA：左心房，
RV：右心室，LV：左心室，
DAO：降主动脉

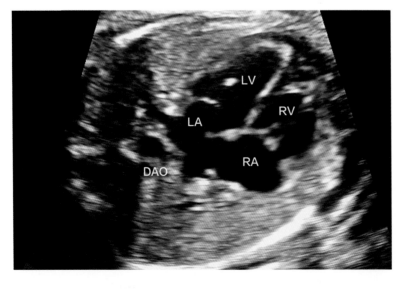

图 3-2-5
胎儿四腔心切面超声图
RA：右心房，LA：左心房，
RV：右心室，LV：左心室，
DAO：降主动脉

祥，右心室心尖部可见粗大的调节束，心内膜面粗糙，左心室光滑，二、三尖瓣回声纤细，启闭正常，三尖瓣隔叶附着点较二尖瓣前叶附着点更靠近心尖部，房室瓣与房室隔在心脏中央形成"十"字交叉结构，室间隔连续完整，房间隔中部可见卵圆孔，卵圆孔瓣在左心房内漂动，肺静脉呈"八"字形汇入左心房，降主动脉位于左心房后方、脊柱左前方。

1. 胎儿心脏/胸腔面积比（fetal heart area/thoracic area ratio）**的测量方法**（图3-2-6、图3-2-7）

（1）心尖四腔心切面清晰显示四个房室腔，二、三尖瓣，房室隔。

（2）房室瓣关闭时包络心包外缘测量心脏面积，包络胸部骨性结构外缘测量胸腔面积，计算心脏/胸腔面积比。

（3）参考值范围：见表3-2-1。

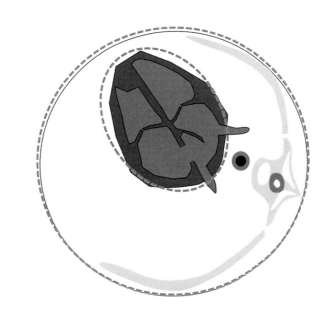

图 3-2-6

胎儿心脏/胸腔面积比测量模式图

心尖四腔心切面房室瓣关闭时测量心脏面积及胸腔面积，计算胎儿心脏/胸腔面积比

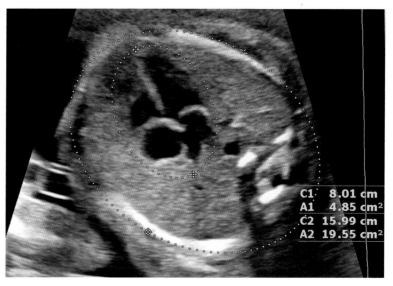

图 3-2-7

胎儿心脏/胸腔面积比测量超声图

测量心脏面积及胸腔面积，计算心脏/胸腔面积比为 0.25

C1	8.01 cm
A1	4.85 cm²
C2	15.99 cm
A2	19.55 cm²

表 3-2-1

各孕周胎儿心脏 / 胸腔面积比参考值范围

孕周	心脏 / 胸腔面积比			孕周	心脏 / 胸腔面积比		
	5%	50%	95%		5%	50%	95%
20	0.19	0.25	0.31	32	0.22	0.28	0.34
22	0.19	0.25	0.31	34	0.23	0.29	0.35
24	0.20	0.26	0.32	36	0.23	0.29	0.35
26	0.20	0.26	0.32	38	0.24	0.30	0.36
28	0.21	0.27	0.33	40	0.25	0.31	0.37
30	0.22	0.28	0.34				

注：采用百分位数法。

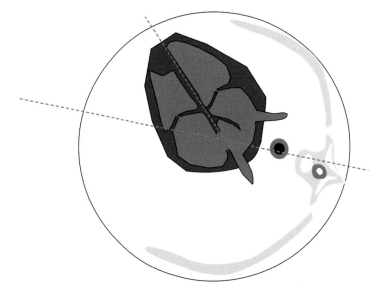

图 3-2-8

胎儿心轴测量模式图

心尖四腔心切面房室瓣关闭时测量脊柱和前胸骨连线与室间隔相交的角度为心轴角度

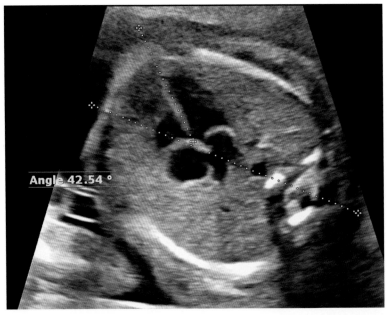

图 3-2-9

胎儿心轴测量超声图

心尖四腔心切面测量心轴角度为42.54°

2. 心轴（cardiac axis）的测量方法（图 3-2-8、图 3-2-9）

（1）心尖四腔心切面清晰显示四个房室腔，二、三尖瓣，房室隔。

（2）房室瓣关闭时，由脊柱和前胸骨连线与室间隔相交的角度为心轴角度。

（3）参考值范围：45°±20°（也有报道为 20°~55°）。

（三）左心室流出道切面

左心室流出道切面（图 3-2-10、图 3-2-11）显示主动脉起自左心室，主动脉前壁与室间隔相延续，后壁与二尖瓣前叶相延续，主动脉瓣回声纤细，启闭活动正常。

（四）右心室流出道切面

右心室流出道切面（图 3-2-12、图 3-2-13）显示肺动脉起

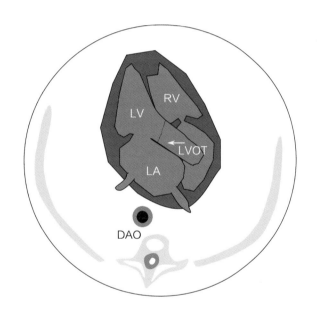

图 3-2-10

胎儿左心室流出道切面模式图

LV：左心室，RV：右心室，LA：左心房，LVOT：左室流出道，DAO：降主动脉

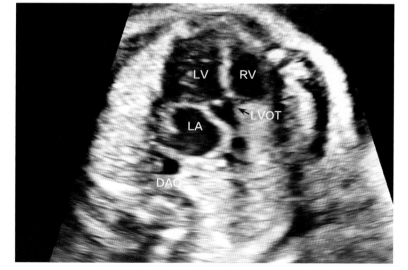

图 3-2-11

胎儿左心室流出道切面超声图

LV：左心室，RV：右心室，LA：左心房，LVOT：左室流出道，DAO：降主动脉

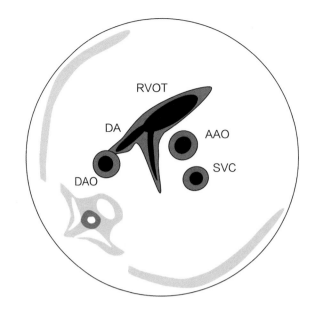

图 3-2-12
胎儿右心室流出道切面模式图

SVC：上腔静脉，AAO：升主动脉，RVOT：右室流出道，DA：动脉导管，DAO：降主动脉

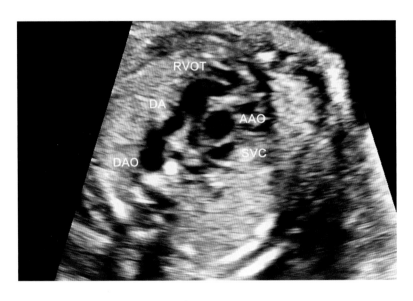

图 3-2-13
胎儿右心室流出道切面超声图

SVC：上腔静脉，AAO：升主动脉，RVOT：右室流出道，DA：动脉导管，DAO：降主动脉

自右心室，肺动脉内径大于主动脉内径，二者呈交叉走行。肺动脉瓣回声纤细，启闭正常。

（五）三血管切面

三血管切面（图3-2-14、图3-2-15）显示三个大血管，从左至右、从前向后依次为主肺动脉、升主动脉、上腔静脉，三者呈"一"字形排列，内径递减。

（六）三血管气管切面

三血管气管切面（图3-2-16、图3-2-17）显示三条大血管，从左向右依次为动脉导管弓横弓、主动脉弓横弓和上腔静脉横切面，前

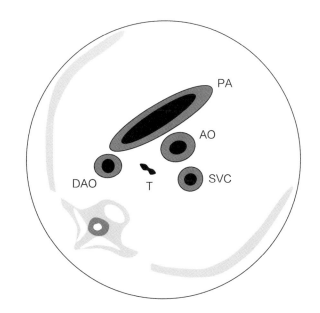

图 3-2-14
胎儿三血管切面模式图
PA：肺动脉，AO：主动脉，
SVC：上腔静脉，T：气管，
DAO：降主动脉

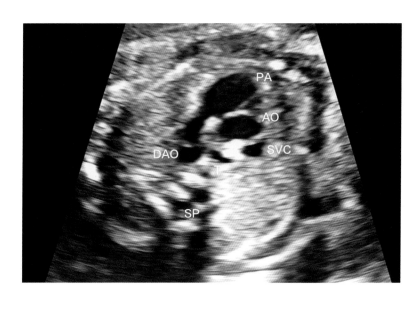

图 3-2-15
胎儿三血管切面超声图
PA：肺动脉，AO：主动脉，
SVC：上腔静脉，T：气管，
DAO：降主动脉，SP：脊柱

两者在脊柱左前方汇入降主动脉，形成"V"形结构，沿主动脉弓横弓右侧从前向后依次为上腔静脉、气管和食管，食管通常为高回声，有液体吸入时则为无回声。

（七）补充切面

1. **主动脉弓长轴切面**（图 3-2-18、图 3-2-19） 显示升主动脉、主动脉弓及降主动脉，三者形成一个"拐杖状"图像，主动脉弓自右向左发出头臂干、左颈总动脉、左锁骨下动脉。

2. **动脉导管弓长轴切面**（图 3-2-20、图 3-2-21） 显示主肺动脉、动脉导管及降主动脉，三者形成一个弧度较主动脉弓大的"曲棍球杆状"图像。

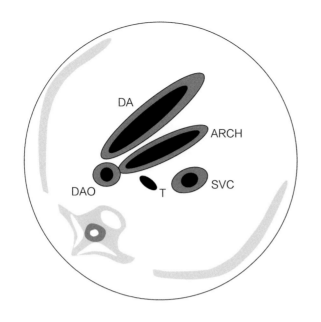

图 3-2-16

胎儿三血管气管切面模式图

DA：动脉导管横弓，ARCH：主动脉弓横弓，SVC：上腔静脉，T：气管，DAO：降主动脉

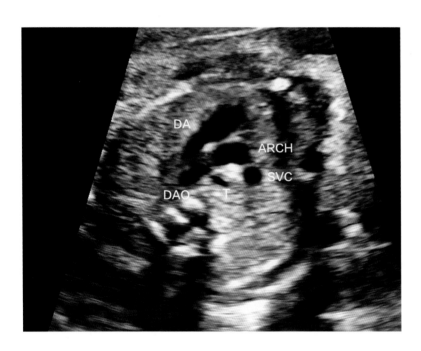

图 3-2-17

胎儿三血管气管切面超声图

DA：动脉导管横弓，ARCH：主动脉弓横弓，SVC：上腔静脉，T：气管，DAO：降主动脉

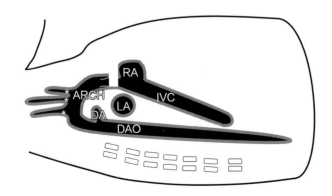

图 3-2-18

胎儿主动脉弓长轴切面模式图

上*：头臂干，中*：左颈总动脉，下*：左锁骨下动脉，ARCH：主动脉弓，LA：左心房，RA：右心房，IVC：下腔静脉，DA：动脉导管，DAO：降主动脉

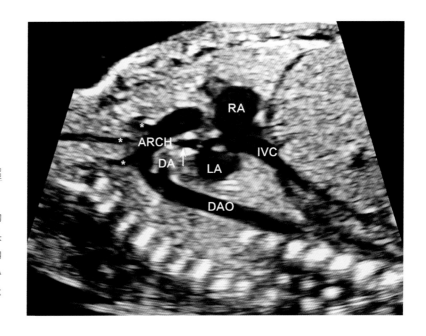

图 3-2-19

胎儿主动脉弓长轴切面超声图

上 *：头臂干，中 *：左颈总动脉，下 *：左锁骨下动脉，箭头所示为上腔静脉，ARCH：主动脉弓，LA：左心房，RA：右心房，IVC：下腔静脉，DA：动脉导管，DAO：降主动脉

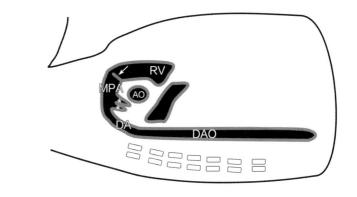

图 3-2-20

胎儿动脉导管弓长轴切面模式图

箭示肺动脉瓣，上 *：右肺动脉，下 *：左肺动脉，DA：动脉导管，MPA：主肺动脉，RV：右心室，AO：主动脉，DAO：降主动脉

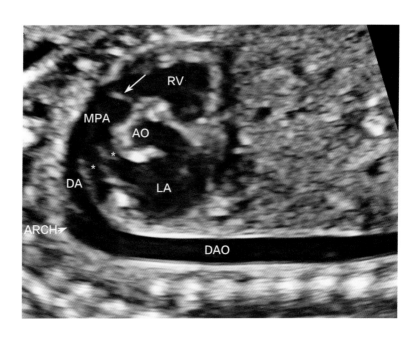

图 3-2-21

胎儿动脉导管弓长轴切面超声图

箭示肺动脉瓣，上 *：右肺动脉，下 *：左肺动脉，ARCH：主动脉弓（箭），DA：动脉导管，MPA：主肺动脉，RV：右心室，AO：主动脉，LA：左心房，DAO：降主动脉

3. 上下腔静脉长轴切面（图 3-2-22、图 3-2-23） 显示上、下腔静脉汇入右心房。

三、 异常征象

通过标准切面扫查，可发现单心室、房室间隔缺损、明显的心包积液、异位心、内脏反位、室间隔缺损、主动脉骑跨、大动脉转位、严重主动脉狭窄、严重肺动脉狭窄、永存动脉干、左心发育不良综合征、右位主动脉弓、主动脉弓离断、法洛四联症、永存左上腔静脉等心脏异常。

（一）四腔心切面异常征象

1. 单心室（single ventricle） 可在四腔心切面发现。

（1）定义：单心室是指一个心室同时接受左右心房的血液，伴或不伴有残余心腔，具有左右房室瓣或共同房室瓣。两个大动脉起

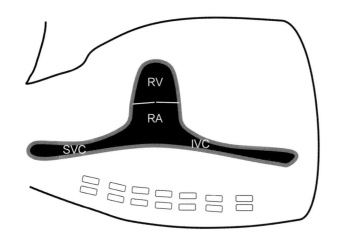

图 3-2-22

胎儿上下腔静脉长轴切面模式图

RA：右心房，RV：右心室，SVC：上腔静脉，IVC：下腔静脉

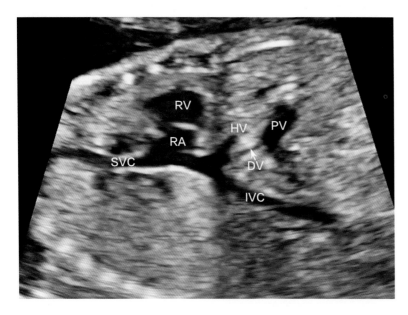

图 3-2-23

胎儿上下腔静脉长轴切面超声图

RA：右心房，RV：右心室，SVC：上腔静脉，IVC：下腔静脉，DV：静脉导管，HV：肝静脉，PV：门静脉

自单心室，可为正常相互关系或转位。占先天性心脏病（congenital heart disease，CHD）的 1%~2%。

（2）分型

A 型：右室窦部未发育，仅有一个右室漏斗部残腔连于单独的左心室，约占 78%。

B 型：左室窦部未发育，仅为单独右心室，约占 5%。

C 型：肌部室间隔未发育，左右心室均发育，各占一半，约占 7%。

D 型：左右心室窦部及室间隔均未发育，心室形态分辨不清，约占 10%。

（3）四腔心切面超声表现（图 3-2-24~ 图 3-2-26）。

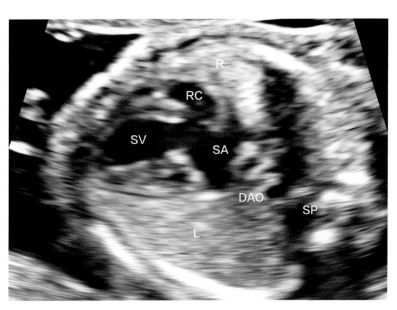

图 3-2-24
胎儿左心室型单心室、单心房四腔心切面表现
主心腔（SV）为解剖左心室，右心室为残腔（RC），SA：单心房，SP：脊柱，DAO：降主动脉，R：右，L：左

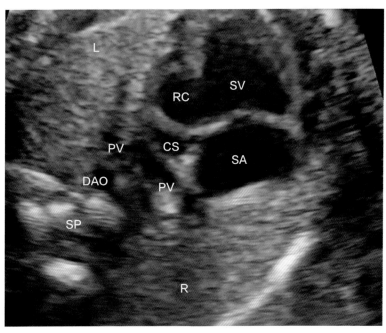

图 3-2-25
胎儿右心室型单心室、单心房合并肺静脉畸形引流四腔心切面表现
主心腔（SV）为解剖右心室，左心室为残腔（RC），SA：单心房，CS：冠状静脉窦，PV：肺静脉，DAO：降主动脉，SP：脊柱，R：右，L：左

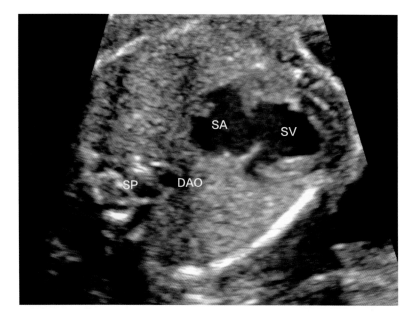

图 3-2-26

胎儿未定心室型单心室单心房四腔心切面表现

仅见一个心室，一组房室瓣。

SA：单心房，SV：单心室，DAO：降主动脉，SP：脊柱

（4）可伴发大动脉转位、肺动脉狭窄、主动脉狭窄、室间隔缺损、完全型肺静脉畸形引流、主动脉弓离断等异常。

2. 房室间隔缺损 可在四腔心切面发现。

（1）定义：房室间隔缺损（atrioventricular septal defect，AVSD）又称心内膜垫缺损或房室通道缺损，是主要累及原发房间隔、室间隔膜部和房室瓣的一组病变。

（2）分型：完全型、部分型和过渡型。

（3）四腔心切面超声表现见图 3-2-27~ 图 3-2-29。

（4）AVSD 与染色体异常高度相关，尤其是 21- 三体综合征，以完全型常见。AVSD 合并心脏畸形包括法洛四联症、右室双出口、右位主动脉弓及其他圆锥动脉干畸形。

3. 心包积液（pericardial effusion） 可在四腔心切面发现。

（1）定义：正常情况下，胎儿心包腔内可见少量液性无回声，一般厚度不超过 4mm，当胎儿心包腔液体异常增多，其厚度 >4mm 时，考虑为心包积液。

（2）严重程度分类：目前没有明确的程度分类指标。

（3）可能病因：常见于胎儿贫血、感染、心功能衰竭等。

（4）四腔心切面超声表现见图 3-2-30。

（5）可伴发异常包括心律失常、严重复杂先天性心脏畸形、胎儿获得性心脏病变、胎儿地中海贫血、Rh 溶血性贫血、感染等。

4. 体外心（ectopia cordis） 可在四腔心切面发现。

（1）定义：体外心一般是指心脏的位置部分或完全不在胸腔内，是一种罕见而严重的先天性心血管畸形。

（2）分型：分为颈型、胸型、胸腹型。

（3）四腔心切面超声表现见图 3-2-31。

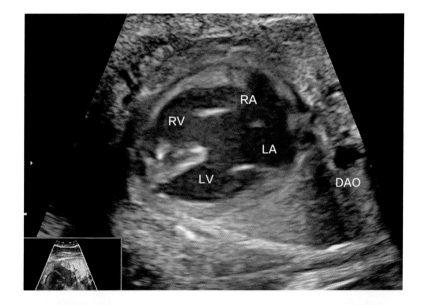

图 3-2-27

胎儿完全性房室间隔缺损
四腔心切面表现

心脏中央"十"字交叉结构消
失，即室间隔上段和房间隔下段
连续中断，仅见一组房室瓣。

LA：左心房，RA：右心房，
LV：左心室，RV：右心室，
DAO：降主动脉

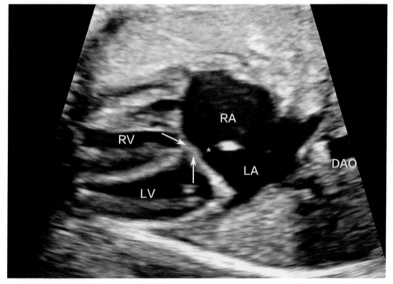

图 3-2-28

胎儿部分性房室间隔缺损
四腔心切面表现

部分原发房间隔缺损（＊），室间
隔连续完整，二尖瓣前叶（向上
箭）与三尖瓣隔叶（斜向下箭）
附着点位于同一水平。

LA：左心房，RA：右心房，
LV：左心室，RV：右心室，
DAO：降主动脉

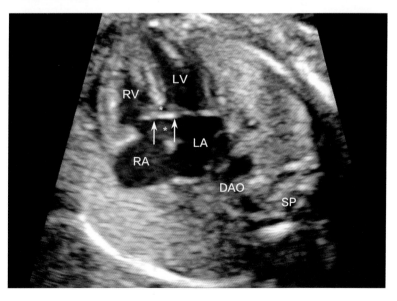

图 3-2-29

胎儿过渡性房室间隔缺损
四腔心切面表现

可见两组房室瓣，两组房室瓣
形成共瓣（箭），室间隔上段
（上＊）及房间隔下段部分原发
房间隔连续中断（下＊）。

LA：左心房，RA：右心房，
LV：左心室，RV：右心室，
DAO：降主动脉，SP：脊柱

（4）可伴发胸壁缺损、膈肌缺损、腹壁缺损等异常，可伴或不伴有其他心脏畸形。

5. **内脏反位**（situs abnormality） 可在四腔心切面和／或腹围横切面发现。

（1）定义：包括完全型内脏反位和部分型内脏反位，前者是指心、肺、横膈、肝、脾、胃、肠等全部内脏的位置呈180°反位，似

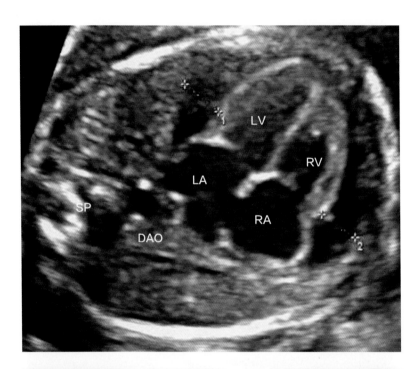

图 3-2-30

胎儿心包积液四腔心切面表现

LA：左心房，RA：右心房，LV：左心室，RV：右心室，DAO：降主动脉，SP：脊柱，测量所示为胸腔积液的厚径

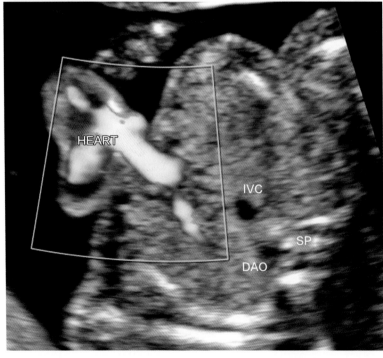

图 3-2-31

胎儿体外心横切面表现

可见心脏位于胸腔外侧。

HEART：心脏，IVC：下腔静脉，DAO：降主动脉，SP：脊柱

图 3-2-32 A，B，C，D
胎儿内脏反位四腔心切面和
腹围横切面表现

正常人的镜面像，而循环、呼吸、消化功能均正常。后者是部分内脏反位，多伴有其他复杂畸形。

（2）四腔心切面及腹围横切面超声表现（图 3-2-32）。

6. 室间隔缺损（ventricular septal defect，VSD）

（1）定义：室间隔缺损是指在室间隔上存在开口，可位于室间隔的任何位置，大小不一，单发或多发。小的室间隔缺损较难发现。

（2）分型：膜周部室间隔缺损、肌部室间隔缺损、漏斗部室间隔缺损。

（3）四腔心切面（图 3-2-33、图 3-2-34）、五腔心切面、大动脉短轴切面、右室流出道长轴切面、左室长轴切面可显示。

（4）大部分严重复杂的先心病常常合并 VSD，如：AVSD、法洛四联症、永存动脉干、右心室双出口、主动脉弓离断等。部分大动脉转位、主动脉缩窄等可伴发 VSD。单发 VSD 占 CHD 的 20%~25%。

A、B. 部分型内脏反位四腔心切面和腹围横切面，镜像右位心，胃泡位于左侧；C、D. 完全型内脏反位四腔心切面和腹围横切面，镜像右位心，胃泡位于右侧。

LA：左心房，RA：右心房，LV：左心室，RV：右心室，DAO：降主动脉，ST：胃，IVC：下腔静脉，R：胎体右侧，L：胎体左侧

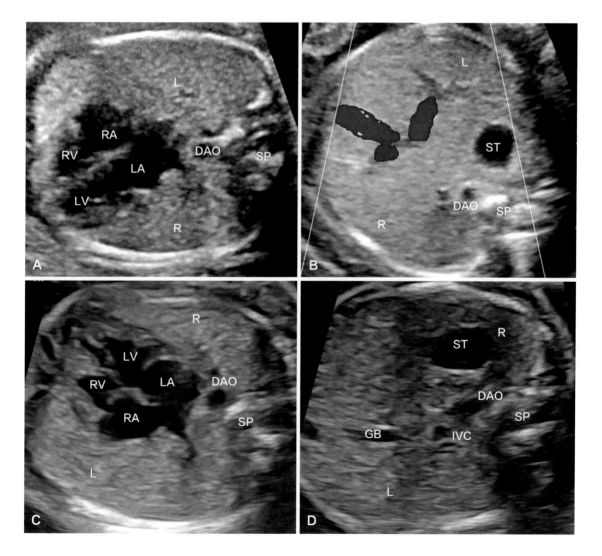

（二）大血管异常征象

1. 主动脉骑跨（overriding aorta） 主动脉骑跨是指主动脉骑跨时向右前移位跨于两心室之上，很少单发，一般见于法洛四联症、右室双出口、永存动脉干（图 3-2-35）。临床上常根据骑跨程度进行鉴别诊断，比如，目前骑跨率大于 75% 的多诊断为右室双出口，小于 75% 的则根据和肺动脉的关系诊断为法洛四联症或大动脉转位，但主观性较大。

2. 大动脉转位 可在流出道切面和三血管切面发现。

（1）定义：大动脉转位（transposition of great arteries,

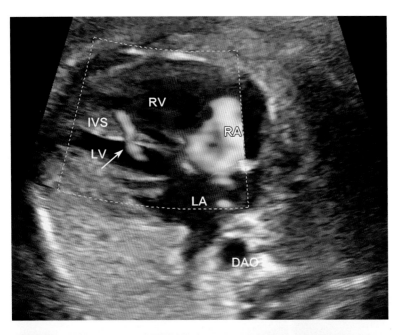

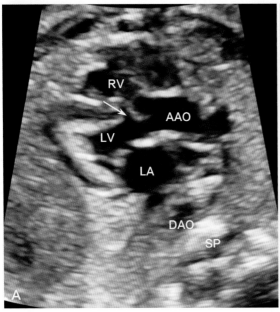

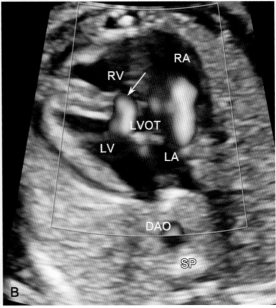

图 3-2-33

胎儿肌部室间隔缺损四腔心切面彩色多普勒血流图

显示室水平右向左过隔血流信号（箭）。

IVS：室间隔，LA：左心房，RA：右心房，LV：左心室，RV：右心室，DAO：降主动脉

图 3-2-34 A，B

胎儿膜周部室间隔缺损超声图

A. 五腔心切面，箭示缺损部位；B. 彩色多普勒血流图，箭示右心室向左心室分流信号。

LA：左心房，LV：左心室，RA：右心房，RV：右心室，AAO：升主动脉，LVOT：左心室流出道，DAO：降主动脉，SP：脊柱

图 3-2-35 A，B，C，D
胎儿法洛四联症及永存动脉
干超声图

A、B. 法洛四联症左心室流出
道切面和右心室流出道切面；
C、D. 永存动脉干左心室流出
道切面和右心室流出道切面。

A 和 C 分别显示了主动脉骑
跨，LA：左心房，RA：右心
房，LV：左心室，RV：右心室，
AAO：升主动脉，MPA：主肺
动脉，RPA：右肺动脉，LPA：
左肺动脉，DAO：降主动脉，
CA：共同动脉干，* 为共同动
脉干发出主肺动脉，SP：脊柱，
SVC：上腔静脉，测量所示为
增宽骑跨的主动脉根部

TGA）指心室与大动脉连接不一致，主动脉位于肺动脉前，起源于右心室，肺动脉位于主动脉后，起源于左心室。可伴或不伴室间隔缺损及肺动脉狭窄。

（2）分型：分为完全型大动脉转位（complete transposition of great artery，c-TGA）、矫正型大动脉转位（congenitally corrected transposition of great artery，cc-TGA）。完全型大动脉转位（c-TGA）是心房与心室连接一致；矫正型大动脉转位（cc-TGA）是指心房与心室连接不一致，心室与大动脉连接不一致，心房可正位或反位的一种 CHD。

（3）流出道切面超声表现见图 3-2-36、图 3-2-37。

（4）三血管（气管）切面超声表现见图 3-2-38、图 3-2-39。

（5）伴发畸形：c-TGA 可伴发内脏异位及冠状动脉异常起源。cc-TGA 最常合并的畸形是 VSD、肺动脉瓣和肺动脉瓣下狭窄并导致右室流出道狭窄。

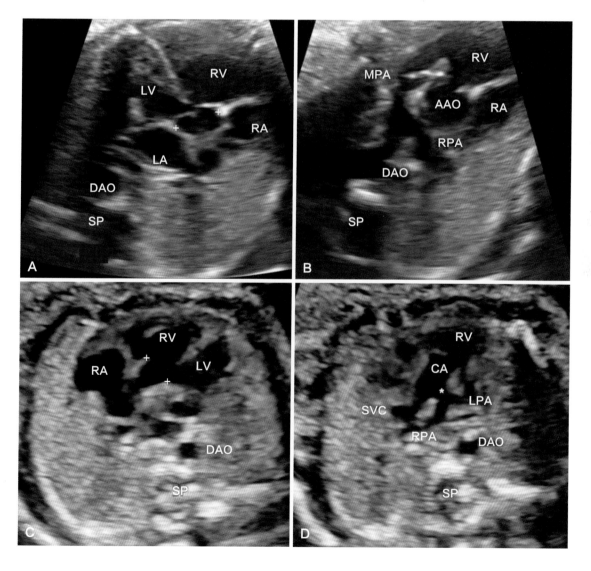

3. **严重主动脉狭窄**（severe aorta stenosis） 左心室流出道切面可发现。

（1）定义：主动脉狭窄是由左心室出口至主动脉起始部间发生狭窄，严重者表现为主动脉血流明显受限，左心室壁增厚或左心发育不良。

（2）分型：主动脉瓣膜狭窄，主动脉瓣上狭窄，主动脉瓣下狭窄。

（3）左心室流出道切面超声表现见图3-2-40。

（4）合并畸形：主动脉弓离断，左心发育不良，室间隔缺损。

4. **严重肺动脉狭窄**（severe pulmonary artery stenosis）在右心室流出道切面和三血管切面可发现。

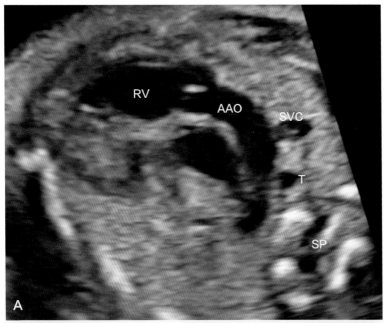

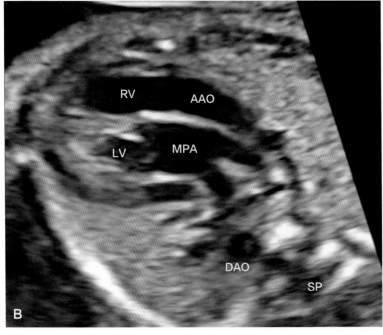

图 3-2-36 A，B
胎儿完全型大动脉转位超声表现

A. 右心室流出道切面，显示主动脉起自右心室；B. 左心室流出道切面，显示肺动脉起自左心室，主动脉与肺动脉平行走行。RV：右心室，LV：左心室，MPA：主肺动脉，AAO：升主动脉，DAO：降主动脉，T：气管，SVC：上腔静脉，SP：脊柱

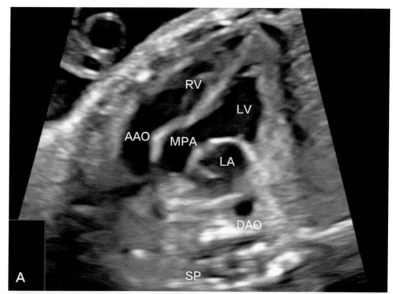

图 3-2-37 A，B
胎儿完全型大动脉转位（A）
与矫正型大动脉转位（B）
流出道切面表现

A. 显示左心房与左心室连接，
主动脉起自右心室，肺动脉起自
左心室；B. 显示左心室与右心
房连接，主动脉起自右心室，肺
动脉起自左心室。

LA：左心房，LV：左心室，
RA：右心房，RV：右心室，
MPA：主肺动脉，AAO：升主
动脉，DAO：降主动脉，SP：
脊柱

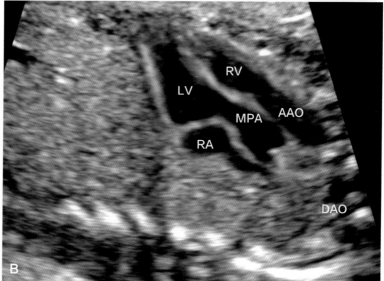

图 3-2-38
胎儿完全型大动脉转位三
血管切面表现

三血管排列紊乱，主动脉位于肺
动脉的左前方。

AAO：升主动脉，MPA：主肺
动脉，SVC：上腔静脉，RPA：
右肺动脉，LPA：左肺动脉，
DAO：降主动脉，SP：脊柱

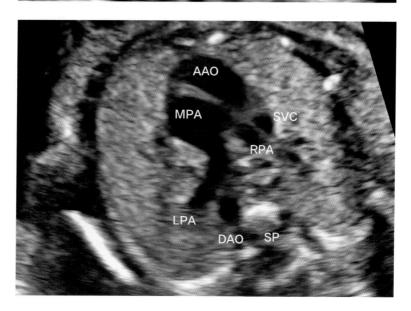

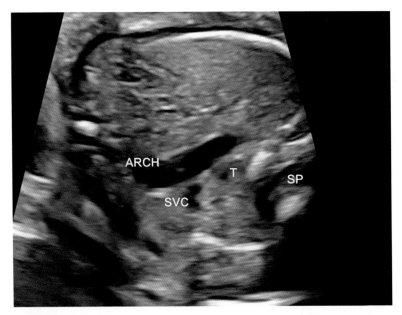

图 3-2-39

胎儿完全型大动脉转位三血管气管切面表现

显示前移并延长的主动脉弓横弓与上腔静脉。

ARCH：主动脉弓，SVC：上腔静脉，T：气管，SP：脊柱

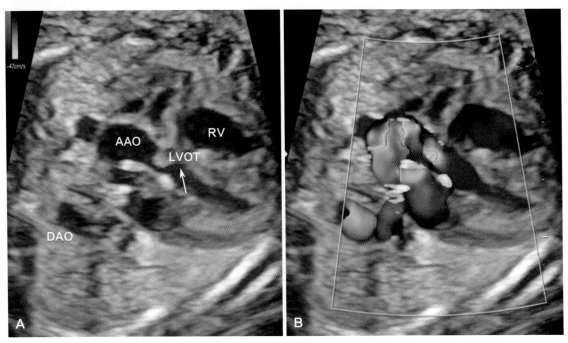

（1）定义：肺动脉狭窄是指右室流出道、肺动脉瓣、主肺动脉及其分支的先天性狭窄病变。重者可表现为肺动脉瓣严重狭窄或闭锁，可伴或不伴有右心室腔小，右心室壁肥厚及三尖瓣发育不良，又被归为右心发育不良综合征；肺动脉狭窄若合并室间隔缺损，又被归为法洛四联症。

（2）分型：根据肺动脉狭窄病变部位可分为 3 种类型：漏斗部狭窄、肺动脉瓣狭窄（占 70%~80%）和肺动脉干狭窄，肺动脉瓣狭窄的病例多伴狭窄后肺动脉干扩张。

（3）右心室流出道切面超声表现见图 3-2-41~ 图 3-2-43。

图 3-2-40 A，B

主动脉瓣狭窄的超声表现

A. 左心室流出道切面二维超声显示主动脉瓣增厚回声增强，开放受限（箭）；B. 彩色多普勒血流图显示过主动脉瓣的花色血流信号。

LVOT：左室流出道，RV：右心室，AAO：升主动脉，DAO：降主动脉

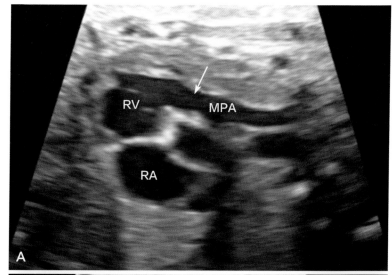

图 3-2-41 A，B

胎儿肺动脉主干狭窄右心室
流出道切面表现

A. 肺动脉瓣开放状态；B. 肺动
脉瓣关闭状态，肺动脉主干内径
窄于主动脉，肺动脉瓣回声及启
闭未见明显异常（箭）。

RA：右心房，RV：右心室，
MPA：主肺动脉

图 3-2-42

胎儿肺动脉主干闭锁流出道
切面表现

未见肺动脉主干，动脉导管血
流逆灌供应左右肺动脉（左向、
右向箭）发育。*：动脉导管，
IVS：室间隔，LV：左心室，
LA：左心房，RV：右心室，
AAO：升主动脉，DAO：降主
动脉，SVC：上腔静脉，SP：
脊柱

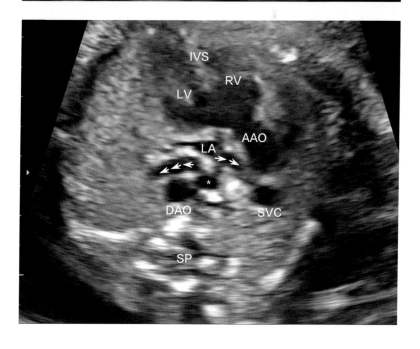

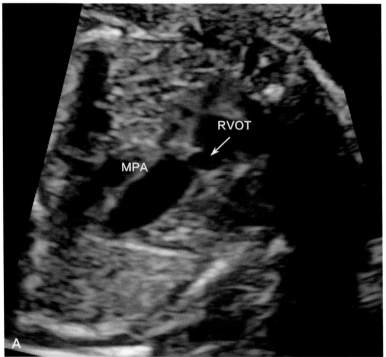

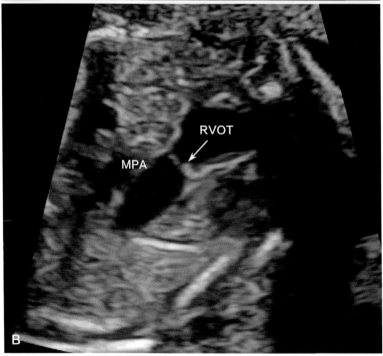

图 3-2-43 A，B
胎儿肺动脉瓣狭窄右心室流
出道切面表现

A. 肺动脉瓣开放状态，肺动脉
瓣（箭）增厚，开放受限；B. 肺
动脉瓣关闭状态。
MPA：主肺动脉，RVOT：右
室流出道

（4）三血管切面超声表现见图 3-2-44。

（5）可伴发右室双出口、大动脉转位、内脏异位合并心脏畸形（右房异构），合并的心外畸形有 Noonan 综合征、Williams-Beuren 综合征和双胎输血综合征。

5. 永存动脉干　在流出道切面和三血管切面可以发现。

（1）定 义：永 存 动 脉 干（persistent truncus arteriosus，

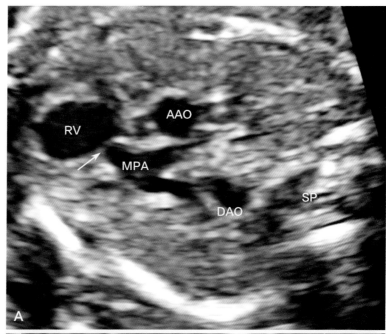

图 3-2-44 A，B

胎儿肺动脉瓣膜性闭锁超声表现

A. 三血管切面二维声像图显示肺动脉瓣呈膜状回声（箭），无开放运动；B. 彩色多普勒血流图显示收缩期无过瓣血流信号，主肺动脉内探及源于动脉导管的逆向血流。

RV：右心室，MPA：主肺动脉，AAO：升主动脉，DAO：降主动脉，SP：脊柱

PTA）又称共同动脉干、大动脉共干，其特点表现为仅一条大动脉起源于心脏，骑跨在室间隔上，供应体、肺、冠状动脉循环。

（2）分型：根据肺动脉起源，超声可表现为以下几种类型：

Ⅰ型：主肺动脉起自大动脉干近心端，然后分叉为左、右肺动脉。

Ⅱ型：左、右肺动脉分别起自大动脉干后方。

Ⅲ型：左、右肺动脉分别起自大动脉干两侧。

Ⅳ型：左、右肺动脉起源于降主动脉，部分学者把此型归为肺动脉闭锁。

（3）流出道切面表现见图 3-2-45、图 3-2-46。

（4）三血管切面表现见图 3-2-47。

（5）PTA 伴有许多其他心内畸形，常见的畸形是房室间隔缺损、单心室、冠状动脉畸形等。约 20% 的永存动脉干同时存在其他心外畸形，如脐膨出、无脾综合征、十二指肠闭锁等。

6. 左心发育不良综合征　在四腔心切面、三血管切面和三血管气管切面可显示。

（1）定义：左心发育不良综合征（hypoplastic left heart syndrome，HLHS）是指一组左心流入道与流出道发育不良的 CHD，包括不同程度的左房室腔窄小、二尖瓣狭窄或者闭锁、主动脉瓣及主

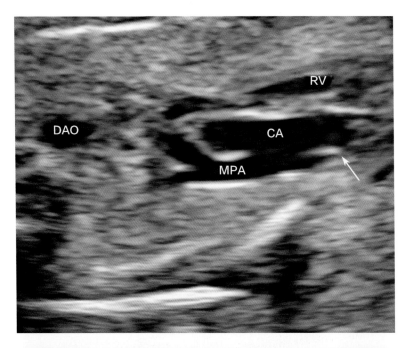

图 3-2-45

胎儿永存动脉干 I 型流出道切面表现

主肺动脉从共同动脉干（CA）窦部上方发出，然后发出左、右肺动脉，箭示共同动脉瓣。

RV：右心室，CA：共同动脉干，MPA：主肺动脉，DAO：降主动脉

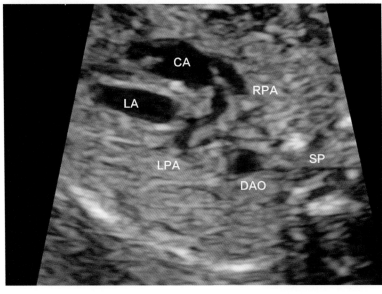

图 3-2-46

胎儿永存动脉干 II 型流出道切面表现

显示左、右肺动脉分别起源于动脉干背侧。

LA：左心房，CA：永存动脉干，RPA：右肺动脉，LPA：左肺动脉，DAO：降主动脉，SP：脊柱

动脉狭窄或闭锁、升主动脉发育不良等。

（2）四腔心切面表现见图 3-2-48。

（3）三血管切面表现见图 3-2-49。

（4）三血管气管切面表现见图 3-2-50。

（5）4%~5% 的 HLHS 合并染色体异常，例如 Turner 综合征、13- 三体综合征和 18- 三体综合征等。10%~25% 的婴幼儿 HLHS 合并心外畸形。

7. 右位主动脉弓　在三血管气管切面可显示。

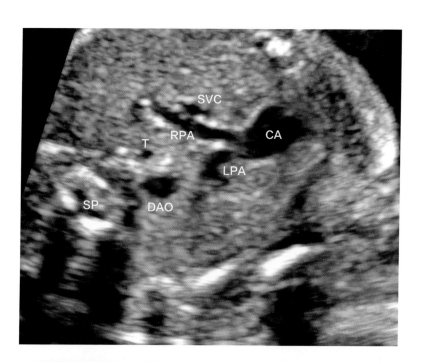

图 3-2-47

胎儿永存动脉干 II 型三血管切面表现

仅能显示共同动脉干、上腔静脉两条大血管，左肺动脉、右肺动脉从动脉干背侧分别发出。

CA：共同动脉干，LPA：左肺动脉，RPA：右肺动脉，T：气管，SVC：上腔静脉，DAO：降主动脉，SP：脊柱

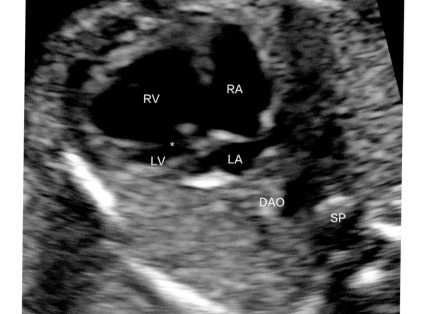

图 3-2-48

胎儿左心发育不良四腔心切面表现

左房和左室腔明显减小，二尖瓣瓣环细窄，瓣叶增厚，开放受限，心尖部由右心室构成。

* 所示为室间隔缺损，RA：右心房，RV：右心室，LA：左心房，LV：左心室，DAO：降主动脉，SP：脊柱

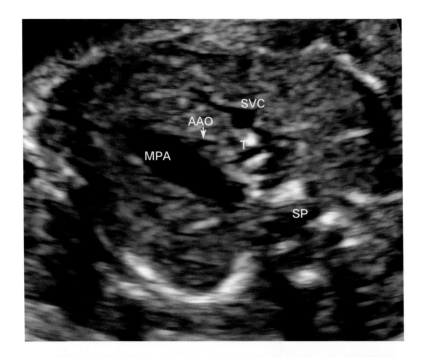

图 3-2-49

胎儿左心发育不良综合征三血管切面表现

升主动脉（箭）明显窄于上腔静脉内径。

AAO：升主动脉，SVC：上腔静脉，MPA：主肺动脉，SP：脊柱，T：气管

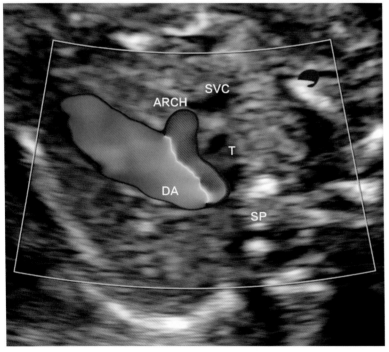

图 3-2-50

胎儿左心发育不良综合征三血管气管切面表现

主动脉弓横弓细窄，内显示逆灌红色血流信号。

DA：动脉导管横弓，ARCH：主动脉弓横弓，SVC：上腔静脉，T：气管，SP：脊柱

（1）定义：右位主动脉弓（right aortic arch，RAA）是指主动脉弓走行于气管食管右侧，伴左位动脉导管或右位动脉导管。

（2）分型：常见的分型为右位主动脉弓合并左锁骨下动脉迷走、右位主动脉弓合并镜像分支。少见的特殊类型包括动脉导管异位、孤立性左头臂干和孤立性左锁骨下动脉，后两种情况常见于右位主动脉弓合并右位动脉导管。

（3）三血管气管切面（图 3-2-51~图 3-2-53）。

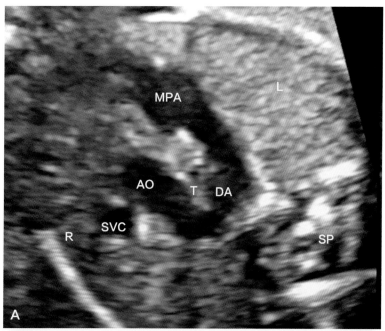

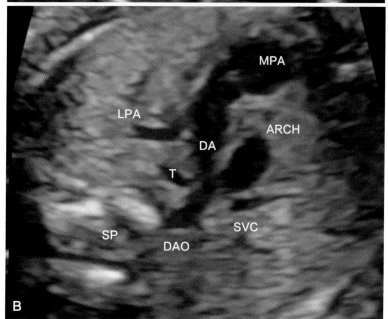

图 3-2-51 A，B

胎儿右位主动脉弓三血管气管切面表现

A. 主动脉弓位于气管右侧，动脉导管位于气管左侧，二者形成 U 形结构，气管食管位于其内；B. 主动脉弓位于气管右侧，动脉导管弓位于气管右侧，二者形成 V 形结构。

MPA：主肺动脉，DA：动脉导管，T：气管，AO：主动脉，SVC：上腔静脉，SP：脊柱，LPA：左肺动脉，ARCH：主动脉弓，DAO：降主动脉，L：胎体左侧，R：胎体右侧

8. **双主动脉弓**（double aortic arch，DAA） 可经三血管气管切面发现（图 3-2-54）。

9. **主动脉弓离断** 三血管气管切面可显示。

（1）定义：主动脉弓离断（interrupted aortic arch，IAA）是指主动脉弓连续性中断，包括弓的一段缺如，或两个不相连部分之间通过韧带组织相连或隔膜样组织相隔，后两者又称主动脉弓闭锁。

（2）分型：根据离断部位不同，Celoria 与 Patton（1959 年）将主动脉弓离断分为以下三个类型：

A 型：离断位于峡部，即左锁骨下动脉分支的远端。

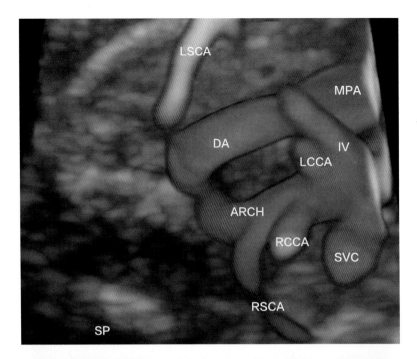

图 3-2-52

胎儿右位主动脉弓、左位动脉导管合并左锁骨下动脉迷走三血管气管切面 STIC 血流图

左锁骨下动脉于动脉导管汇入降主动脉前发出，主动脉弓从前向后依次发出左颈总动脉、右颈总动脉、右锁骨下动脉。

ARCH：主动脉弓，DA：动脉导管弓，SVC：上腔静脉，LSCA：左锁骨下动脉，MPA：主肺动脉，LCCA：左颈总动脉，RCCA：右颈总动脉，IV：无名静脉，RSCA：右锁骨下动脉，SP：脊柱

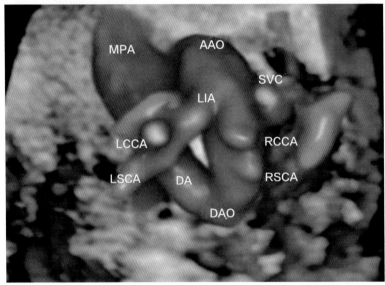

图 3-2-53

胎儿右位主动脉弓、左位动脉导管合并镜像分支三血管气管切面 STIC 血流图

主动脉弓从前向后依次发出左头臂干、右颈总动脉、右锁骨下动脉，左头臂干再依次发出左颈总动脉与左锁骨下动脉。

AAO：升主动脉，DAO：降主动脉，DA：动脉导管，MPA：主肺动脉，SVC：上腔静脉，LIA：左头臂干，RSCA：右锁骨下动脉，LSCA：左锁骨下动脉，RCCA：右颈总动脉，LCCA：左颈总动脉

B 型：离断位于左颈总动脉与左锁骨下动脉之间，左锁骨下动脉起自降主动脉。

C 型：离断位于无名动脉与左颈总动脉之间，左颈总动脉与左锁骨下动脉均起自降主动脉。

（3）三血管气管切面表现见图 3-2-55~ 图 3-2-57。

（4）主动脉弓离断最常合并的畸形为室间隔缺损，其次为主动脉瓣下狭窄、完全型大动脉转位、右心室双出口、主肺动脉窗、单心室、二尖瓣闭锁等。部分主动脉弓离断伴有 Di George 综合征和染色体 22q11 微缺失。

10. 法洛四联症 流出道切面和三血管切面可显示。

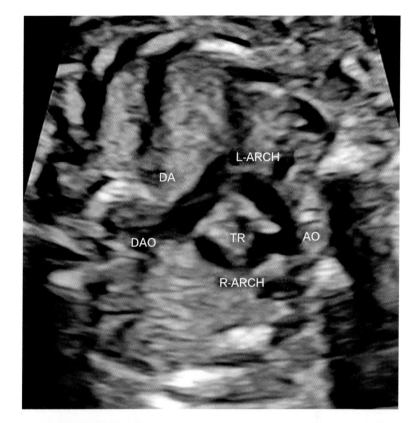

图 3-2-54

胎儿双主动脉弓三血管气管切面表现

双主动脉弓形成环状结构,气管食管位于其内。

L-ARCH:左主动脉弓,R-ARCH:右主动脉弓,AO:主动脉,TR:气管,DAO:降主动脉,DA:动脉导管

图 3-2-55 A,B

胎儿主动脉弓离断 B 型超声表现

A. 三血管气管切面;B. 主动脉弓长轴切面彩色多普勒血流图,显示主动脉弓连续中断。

SVC:上腔静脉,AAO:升主动脉,DA:动脉导管,DAO:降主动脉,SP:脊柱,INA:无名动脉,LCCA:左颈总动脉,LSA:左锁骨下动脉

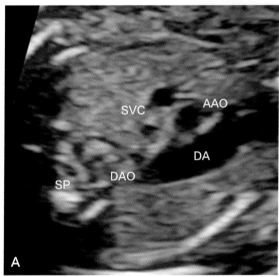

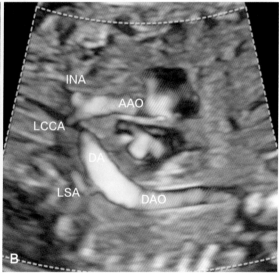

(1)定义:法洛四联症(tetralogy of Fallot,TOF)包括室间隔缺损、右心室流出道梗阻、主动脉骑跨和右心室肥厚。但由于特殊的卵圆孔和动脉导管循环,胎儿期右心室壁增厚常不明显。右室流出道梗阻主要表现为漏斗部、肺动脉瓣及肺动脉主干复合狭窄。常伴有肺动脉瓣二瓣畸形、肺动脉瓣缺如、肺动脉闭锁。

(2)左心室流出道切面和右心室流出道切面表现见图 3-2-58。

(3)三血管切面表现见图 3-2-59。

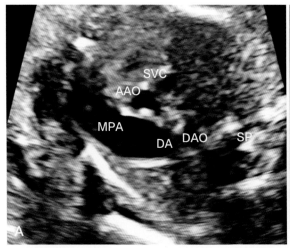

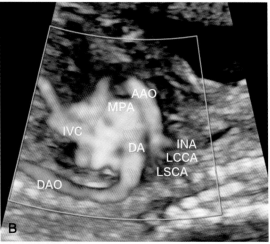

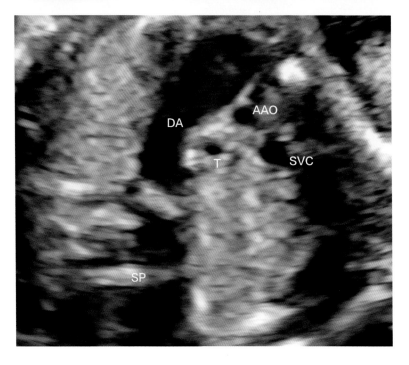

图 3-2-56 A，B

胎儿主动脉弓离断 A 型超声表现

A. 三血管气管切面；B. 主动脉弓长轴切面彩色多普勒血流图，可探及部分主动脉弓结构。

AAO：升主动脉，SVC：上腔静脉，MPA：主肺动脉，DA：动脉导管，DAO：降主动脉，SP：脊柱，IVC：下腔静脉，INA：无名动脉，LCCA：左颈总动脉，LSCA：左锁骨下动脉

图 3-2-57

胎儿主动脉弓离断 B 型三血管气管切面表现

仅探及升主动脉短轴，且明显窄于上腔静脉，未探及主动脉弓结构。

DA：动脉导管，AAO：升主动脉，SVC：上腔静脉，T：气管，SP：脊柱

（4）常见的合并畸形为房间隔缺损、完全性房室间隔缺损和多发室间隔缺损。

11. 永存左上腔静脉 四腔心切面、三血管切面、三血管气管切面可显示。

（1）定义：正常情况下，左颈总静脉与左锁骨下静脉经左无名静脉引流入右上腔静脉，回流入右心房。在胎儿的生长发育中，如果左前主静脉以及左静脉导管不闭合，就会导致永存左上腔静脉（left superior vena cava，LSVC）形成。永存左上腔静脉常引流至冠状静脉窦，伴发冠状静脉窦扩张，见图 3-2-60。

（2）四腔心切面表现见图 3-2-60。

（3）三血管切面表现见图 3-2-61。

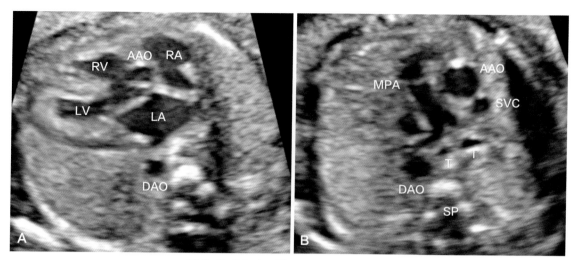

图 3-2-58 A，B

胎儿法洛四联症超声表现

A. 左心室流出道切面显示室间隔缺损，主动脉增宽骑跨于室间隔之上；B. 右心室流出道切面显示肺动脉狭窄，主动脉增宽前移。

RA：右心房，RV：右心室，LV：左心室，LA：左心房，AAO：升主动脉，DAO：降主动脉，MPA：主肺动脉，SVC：上腔静脉，SP：脊柱，T：左/右主支气管

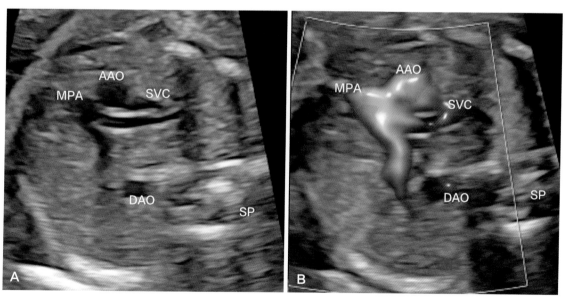

图 3-2-59 A，B

胎儿法洛四联症超声表现

A. 三血管切面二维超声；B. 彩色多普勒血流图，均显示主动脉增宽前移，肺动脉狭窄。

AAO：升主动脉，MPA：主肺动脉，SVC：上腔静脉，DAO：降主动脉，SP：脊柱

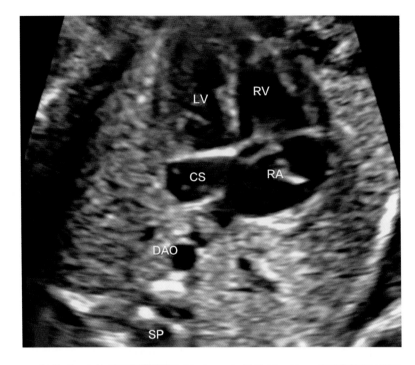

图 3-2-60
胎儿永存左上腔静脉四腔心切面表现

四腔心切面见冠状静脉窦扩张。
LV：左心室，RV：右心室，RA：右心房，DAO：降主动脉，CS：冠状静脉窦，SP：脊柱

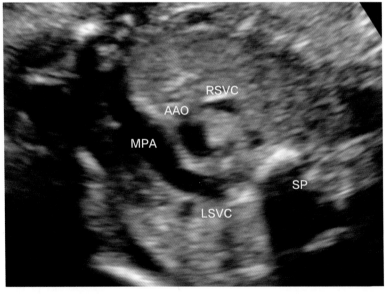

图 3-2-61
胎儿永存左上腔静脉三血管切面表现

从左向右依次显示永存左上腔静脉（LSVC）、主肺动脉（MPA）、升主动脉（AAO）、右上腔静脉（RSVC）。
SP：脊柱

（4）可伴发房间隔缺损、室间隔缺损、法洛四联症、房室间隔缺损、大动脉转位等心内畸形，更多情况下永存左上腔孤立存在。永存左上腔静脉也常见于染色体异常，主要为 18- 三体综合征、45XO、21- 三体综合征。

四、鉴别诊断

当心脏标准扫查切面发现房室比例异常、房室瓣异常、房室隔异常、房室连接异常、肺静脉连接异常及腔肺静脉异位连接、心脏肿瘤、心肌病变及其他异常，大血管流出道内径异常、流出道起源异常，三血管气管切面血管数目、内径和位置异常，腹围横切面血管数目、位置异常时，需要对相关疾病进行鉴别诊断。

（一）四腔心

1. 房室比例异常鉴别诊断

（1）左心发育不良：左房室腔明显减小，二尖瓣瓣环细窄，瓣叶增厚，开放受限，心尖部由右心室构成，* 所示为室间隔缺损（图 3-2-48）。

（2）卵圆孔瓣冗长：左房和左室腔明显小于右房和右室腔，卵圆孔瓣过度膨向左心房，膨入左心房的直径 / 左心房横径 >1/2（图 3-2-62）。

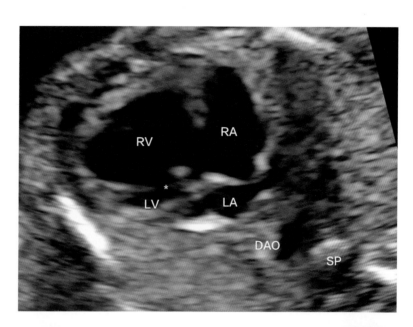

图 3-2-48

胎儿左心发育不良四腔心切面表现

* 示室间隔缺损，RA：右心房，RV：右心室，LA：左心房，LV：左心室，DAO：降主动脉，SP：脊柱

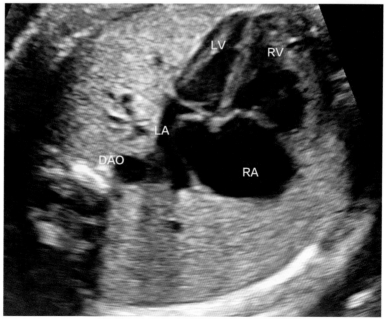

图 3-2-62

胎儿卵圆孔瓣冗长四腔心切面表现

卵圆孔瓣过度膨向左心房。LV：左心室，RV：右心室，LA：左心房，RA：右心房，DAO：降主动脉

（3）卵圆孔瓣发育不良：左房和左室腔明显小于右房和右室腔，卵圆孔瓣增厚，开放受限（图3-2-63）。

（4）胎儿动脉导管收缩四腔心切面表现：右房和右室腔增大，右室壁肥厚（图3-2-64）。

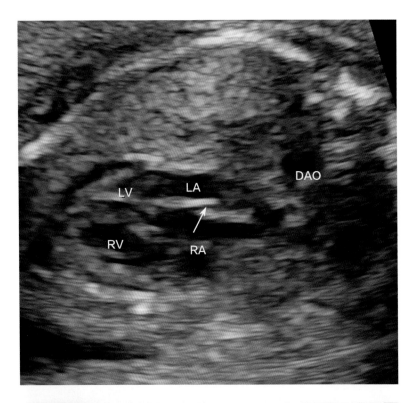

图 3-2-63
胎儿卵圆孔瓣发育不良四腔心切面表现

箭示增厚的卵圆孔瓣。
LV：左心室，RV：右心室，
LA：左心房，RA：右心房，
DAO：降主动脉

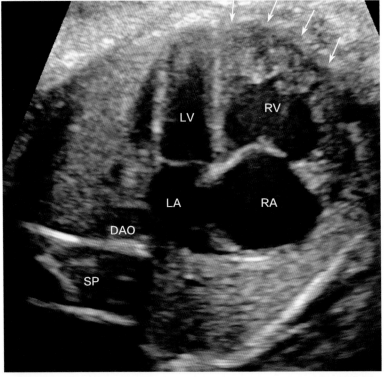

图 3-2-64
胎儿动脉导管收缩四腔心切面表现

右房和右室腔增大，箭示右室壁肥厚。
LV：左心室，RV：右心室，
LA：左心房，RA：右心房，
DAO：降主动脉，SP：脊柱

（5）右心发育不良：右心室明显减小，右室壁增厚，三尖瓣增厚，开放受限，右心房增大（图3-2-65）。

2. 房室瓣异常鉴别诊断

（1）三尖瓣闭锁：三尖瓣呈条索样改变，右心室明显减小，室壁增厚，室间隔连续性中断（图3-2-66）。

（2）二尖瓣闭锁：左房和左室腔明显减小，二尖瓣增厚，呈带状强回声，无开放（图3-2-67）。

（3）三尖瓣下移畸形：隔叶附着点明显低于二尖瓣前叶附着点（图3-2-68）。

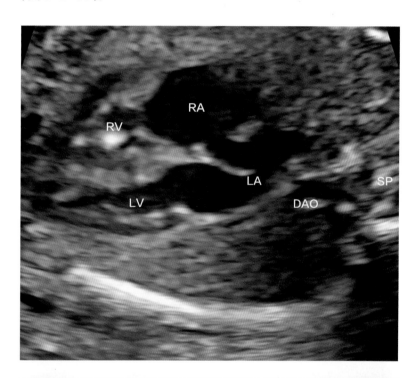

图 3-2-65

胎儿右心发育不良二维四腔心切面表现

右心室明显减小，右室壁增厚，右心房增大。

LV：左心室，RV：右心室，LA：左心房，RA：右心房，DAO：降主动脉，SP：脊柱

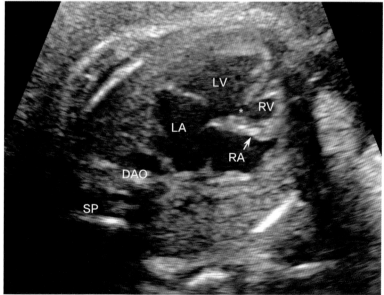

图 3-2-66

胎儿三尖瓣闭锁伴右心发育不良四腔心切面表现

*：室间隔连续性中断，箭：三尖瓣呈条索样改变，LV：左心室，RV：右心室，LA：左心房，RA：右心房，DAO：降主动脉，SP：脊柱

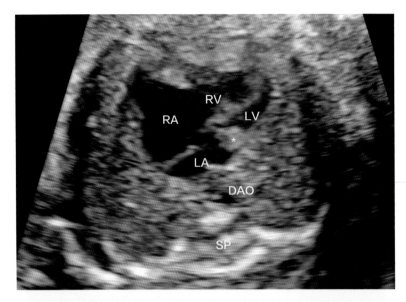

图 3-2-67

胎儿二尖瓣闭锁伴左心发育不良四腔心切面表现

*示增厚的二尖瓣，呈带状强回声。

LV：左心室，RV：右心室，LA：左心房，RA：右心房，DAO：降主动脉，SP：脊柱

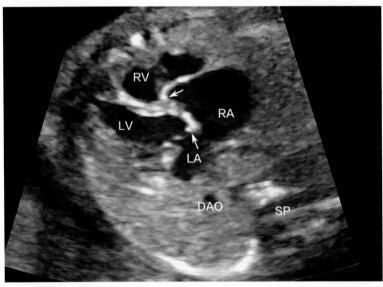

图 3-2-68

胎儿三尖瓣下移畸形四腔心切面表现

隔叶附着点（上方箭）明显低于二尖瓣前叶附着点（下方箭）。

LV：左心室，RV：右心室，LA：左心房，RA：右心房，DAO：降主动脉，SP：脊柱

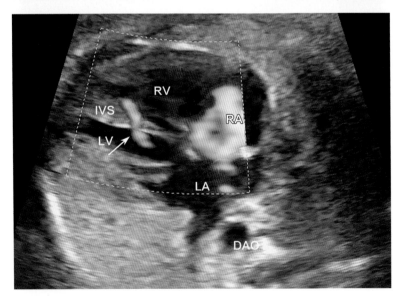

图 3-2-33

胎儿肌部室间隔缺损四腔心切面彩色多普勒血流图

显示室水平右向左过隔血流信号（箭）。

IVS：室间隔，LV：左心室，RV：右心室，LA：左心房，RA：右心房，DAO：降主动脉

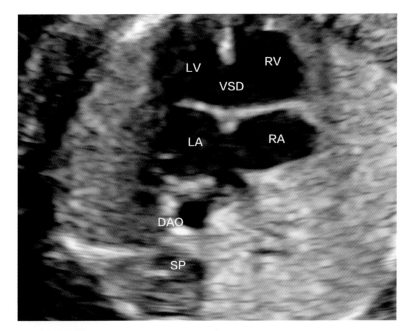

图 3-2-69
胎儿膜周部室间隔缺损四腔心切面表现

VSD：巨大膜周部室间隔缺损，LV：左心室，RV：右心室，LA：左心房，RA：右心房，DAO：降主动脉，SP：脊柱

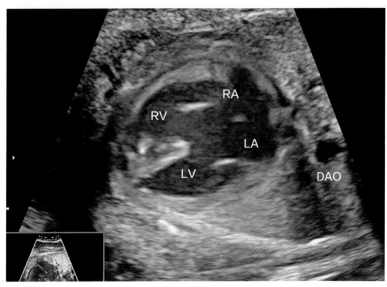

图 3-2-27
胎儿完全性房室间隔缺损四腔心切面表现

心脏中央"十"字交叉结构消失。LV：左心室，RV：右心室，LA：左心房，RA：右心房，DAO：降主动脉

3. 房室隔异常鉴别诊断

（1）肌部室间隔缺损：显示室水平右向左过隔血流信号（图 3-2-33）。

（2）巨大膜周部室间隔缺损：VSD 为巨大膜周部室间隔缺损部位（图 3-2-69）。

（3）完全性房室间隔缺损：心脏中央"十"字交叉结构消失，仅见一组房室瓣（图 3-2-27）。

（4）部分性房室间隔缺损：原发房间隔缺损，室间隔连续完整，二尖瓣前叶与三尖瓣隔叶附着点位于同一水平（图 3-2-28）。

（5）过渡性房室间隔缺损：可见两组房室瓣，两组房室瓣形成共瓣，室间隔上段及原发房间隔连续中断（图 3-2-29）。

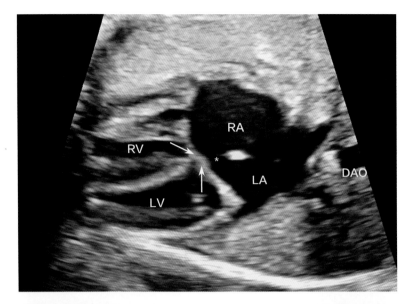

图 3-2-28

胎儿部分性房室间隔缺损四腔心切面表现

原发房间隔缺损（＊），二尖瓣前叶（向上箭）与三尖瓣隔叶（向下箭）附着点位于同一水平。
LV：左心室，RV：右心室，LA：左心房，RA：右心房，DAO：降主动脉

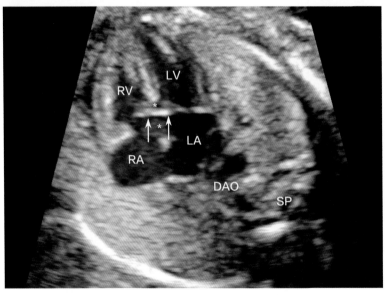

图 3-2-29

胎儿过渡性房室间隔缺损四腔心切面表现

两组房室瓣形成共瓣（箭头所示），室间隔上段（上＊）及房间隔下段原发房间隔连续中断（下＊）。LV：左心室，RV：右心室，LA：左心房，RA：右心房，DAO：降主动脉，SP：脊柱

4. 房室连接异常、肺静脉畸形引流及体静脉异常鉴别诊断

（1）矫正型大动脉转位：心房正位、心室左袢，左房右室间可见三尖瓣，右房左室间可见二尖瓣（图 3-2-70）。

（2）完全型肺静脉畸形引流：左心房后壁光滑，与降主动脉间距增大，二者间见肺静脉及共同静脉腔（＊）（图 3-2-71）。

（3）部分型肺静脉畸形引流：见左下肺静脉（LIPV）及左上肺静脉（LSPV）进入左心房，左心房右后壁光滑，未见右肺静脉进入左心房（图 3-2-72）。

（4）永存左上腔：左房和左室腔略小于右房和右室腔，冠状静脉窦（CS）扩张（图 3-2-73）。

（5）下腔静脉离断：奇静脉扩张，与降主动脉形成"双管征"（图 3-2-74）。

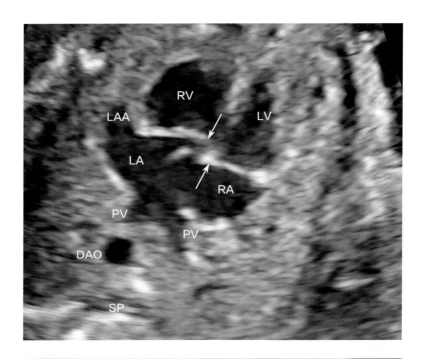

图 3-2-70

胎儿矫正型大动脉转位四腔心切面表现

箭示三尖瓣隔叶（向下箭）和二尖瓣前叶（向上箭）的附着点。

LV：左心室，RV：右心室，LA：左心房，RA：右心房，LAA：左心耳，PV：肺静脉，DAO：降主动脉，SP：脊柱

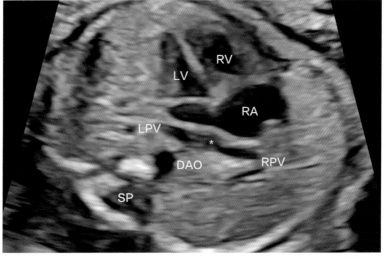

图 3-2-71

胎儿完全型肺静脉畸形引流四腔心切面表现

*：左心房与降主动脉之间的共同静脉腔，LV：左心室，RV：右心室，RA：右心房，LPV：左肺静脉，RPV：右肺静脉，DAO：降主动脉，SP：脊柱

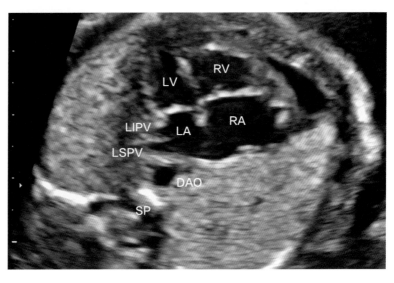

图 3-2-72

胎儿部分型肺静脉畸形引流四腔心切面表现

左心房右后壁光滑，未见右肺静脉进入左心房。

LV：左心室，RV：右心室，LA：左心房，RA：右心房，LIPV：左下肺静脉，LSPV：左上肺静脉，DAO：降主动脉，SP：脊柱

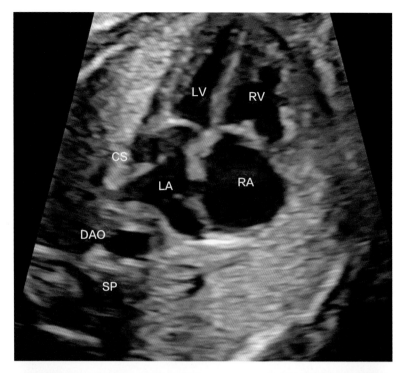

图 3-2-73
胎儿永存左上腔静脉四腔心切面表现

冠状静脉窦扩张。
CS：冠状静脉窦，LV：左心室，RV：右心室，LA：左心房，RA：右心房，DAO：降主动脉，SP：脊柱

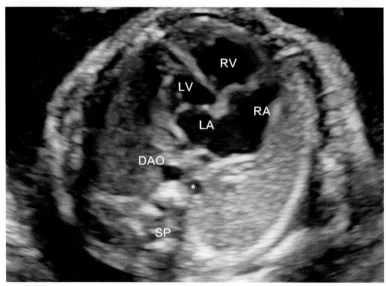

图 3-2-74
胎儿下腔静脉离断四腔心切面表现

*：奇静脉扩张，与降主动脉形成"双管征"。LV：左心室，RV：右心室，LA：左心房，RA：右心房，DAO：降主动脉，SP：脊柱

5. 心脏肿瘤鉴别诊断

（1）心脏横纹肌瘤（单发）：左心室内单个高回声（图 3-2-75）。

（2）心脏横纹肌瘤（多发）：左右心室内及室间隔上可见多个中高回声（图 3-2-76）。

（3）巨大心脏横纹肌瘤：心室内及室间隔上多个中高回声，大者凸向心包腔，合并心包积液（图 3-2-77）。

（4）心房肿瘤：心房内异常回声（图 3-2-78）。

（5）心房黏液瘤：心房、心室内探及中高回声（图 3-2-79）。

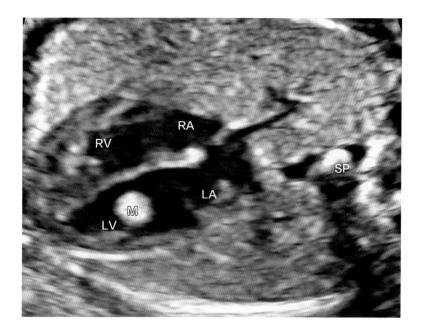

图 3-2-75

胎儿心脏横纹肌瘤（单发）
四腔心切面表现

M：左心室内见单个高回声，
LV：左心室，RV：右心室，
LA：左心房，RA：右心房，
SP：脊柱

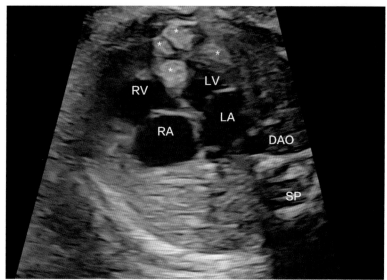

图 3-2-76

胎儿多发心脏横纹肌瘤四
腔心切面表现

*：左心室及室间隔上见多个高
回声，LV：左心室，RV：右心
室，LA：左心房，RA：右心房，
DAO：降主动脉，SP：脊柱

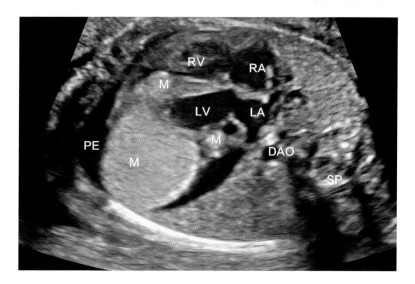

图 3-2-77

胎儿巨大心脏横纹肌瘤四
腔心切面表现

M：心室内及室间隔上多个中高
回声，可见心包积液；LV：左心
室，RV：右心室，LA：左心房，
RA：右心房，PE：心包积液，
DAO：降主动脉，SP：脊柱

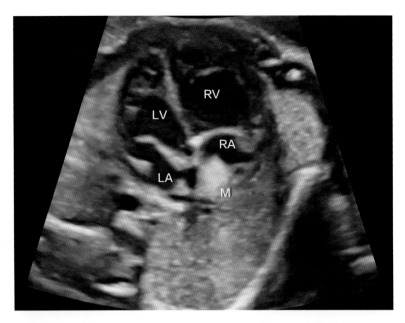

图 3-2-78
胎儿心房心脏横纹肌瘤四腔心切面表现

M：右心房内见高回声，LV：左心室，RV：右心室，LA：左心房，RA：右心房

图 3-2-79 A，B
胎儿心脏黏液瘤四腔心切面超声图

A. 心室收缩期，示右房内探及中高回声（*）；B. 心室舒张期，中高回声位于右室内（*）。
LV：左心室，RV：右心室，LA：左心房，RA：右心房，DAO：降主动脉，SP：脊柱

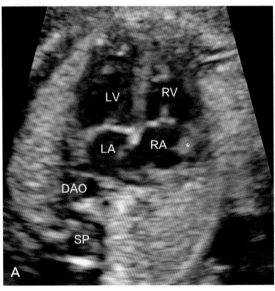

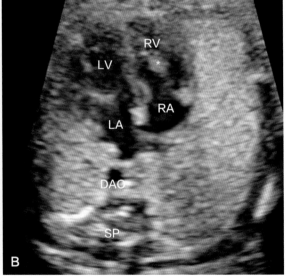

6. 心肌病变

（1）心肌致密化不全：心尖部探及粗大肌小梁及隐窝（图 3-2-80*），隐窝与心腔相通。

（2）胎儿免疫相关性心脏病：心室壁增厚回声不均，心内膜回声增强，伴心包腔积液（图 3-2-81）。

（3）心内膜弹力纤维增生：左心室心内膜呈蛋壳样强回声，心肌增厚回声不均，左心室腔窄小（图 3-2-82 A），或左心室呈球形扩张，腱索增厚回声增强（图 3-2-82 B 箭）。

（4）肥厚型心肌病：室间隔明显增厚，回声不均（图 3-2-83）。

图 3-2-80

胎儿心肌致密化不全四腔心切面表现

*：心尖部隐窝，与心腔相通；
LV：左心室；RV：右心室；
LA：左心房；RA：右心房；
DAO：降主动脉；SP：脊柱

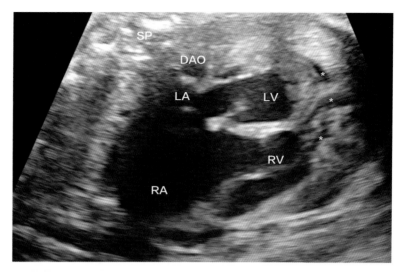

图 3-2-81

胎儿免疫相关性心脏病四腔心切面表现

心室壁增厚，心内膜回声增强，心包积液。LV：左心室，RV：右心室，LA：左心房，RA：右心房，PE：心包积液

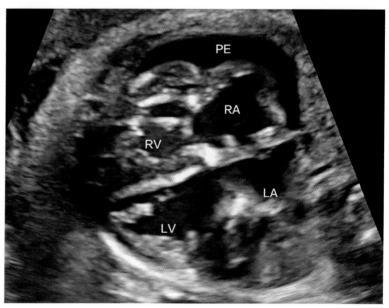

图 3-2-82 A，B

胎儿心内膜弹力纤维增生超声表现

A. 心尖四腔心切面；B. 胸骨旁四腔心切面，见心内膜回声增强（箭）。

LV：左心室，RV：右心室，LA：左心房，RA：右心房，DAO：降主动脉，SP：脊柱

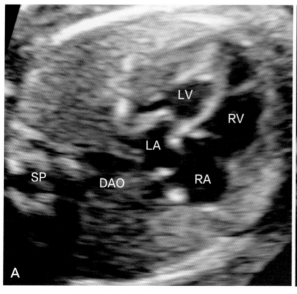

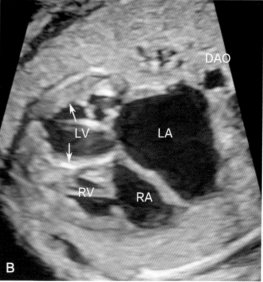

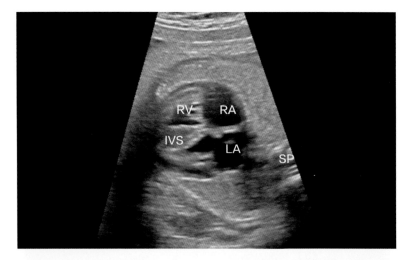

图 3-2-83
胎儿肥厚型心肌病四腔心切面表现

室间隔增厚。
IVS：室间隔，RV：右心室，
LA：左心房，RA：右心房，
SP：脊柱

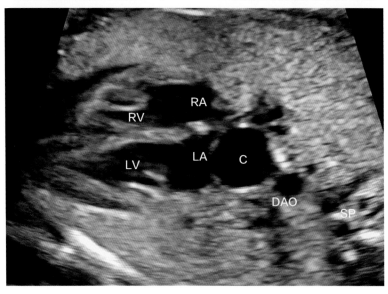

图 3-2-84
胎儿心包囊肿四腔心切面表现

胎儿左心房后方见囊性无回声（C）。
LV：左心室，RV：右心室，
LA：左心房，RA：右心房，
DAO：降主动脉，SP：脊柱

7. 其他

（1）心包囊肿：左心房后方见囊性无回声（图 3-2-84）。

（2）右心室憩室：右心室外侧见无回声，与右心室相通（图 3-2-85），基底部较窄。

（3）左心室室壁瘤：左心室外侧壁局限性膨出形成室壁瘤（图 3-2-86），基底部较宽。

（4）右心房膨出瘤：右心房外侧壁明显向外膨出（图 3-2-87）。

（5）右心依赖的冠状动脉循环：心尖部冠状窦隙扩张，并与右心室相通（图 3-2-88）。

（二）大血管切面

1. 流出道内径异常鉴别诊断

（1）肺动脉主干狭窄右心室流出道切面：肺动脉主干内径窄于主动脉，肺动脉瓣回声及启闭未见明显异常（图 3-2-41）。

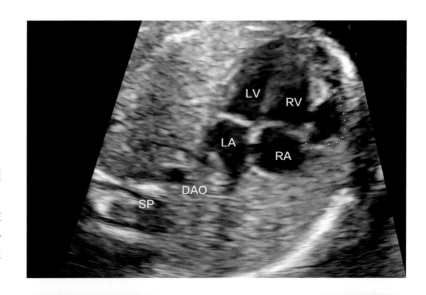

图 3-2-85

胎儿右心室憩室四腔心切面
表现

虚线描绘区域为憩室。LV：左
心室，RV：右心室，LA：左心
房，RA：右心房，DAO：降主
动脉，SP：脊柱

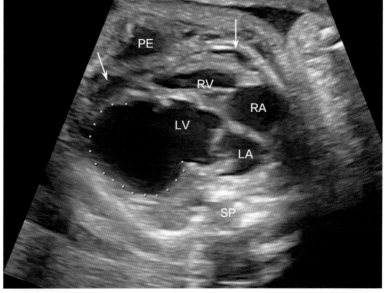

图 3-2-86

胎儿左心室室壁瘤四腔心切
面表现

虚线描绘区域为室壁瘤。
箭：心包积液，LV：左心室，
RV：右心室，LA：左心房，
RA：右心房，PE：胸腔积液，
SP：脊柱

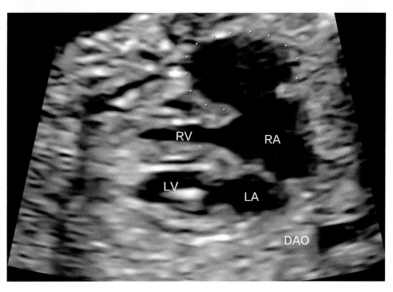

图 3-2-87

胎儿右心房膨出瘤四腔心切
面表现

虚线描绘区域为心房膨出瘤。
LV：左心室，RV：右心室，
LA：左心房，RA：右心房，
DAO：降主动脉

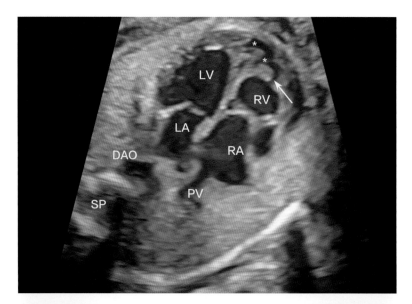

图 3-2-88
胎儿右心依赖的冠状动脉循环四腔心切面表现

心尖部冠状窦隙扩张（*），与右心室相通（箭）。

LV：左心室，RV：右心室，
LA：左心房，RA：右心房，
DAO：降主动脉，PV：肺静脉，
SP：脊柱

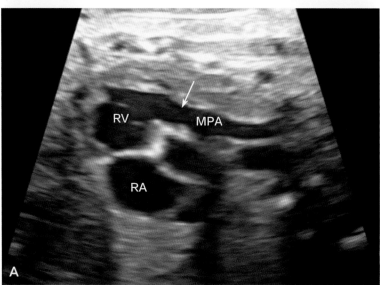

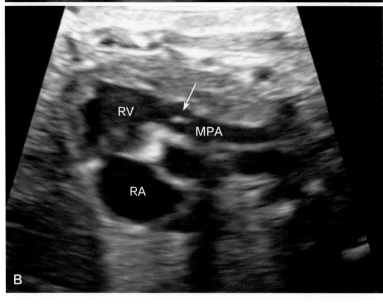

图 3-2-41 A，B
胎儿肺动脉主干狭窄右心室流出道切面表现

A. 肺动脉瓣开放状态；B. 肺动脉瓣关闭状态，肺动脉主干内径窄于主动脉，肺动脉瓣回声及启闭未见明显异常（箭）。

RA：右心房，RV：右心室，
MPA：主肺动脉

（2）肺动脉主干闭锁流出道切面：未见肺动脉主干，左右肺动脉血供来源于动脉导管（图3-2-42）。

（3）肺动脉瓣狭窄右心室流出道切面：肺动脉瓣增厚，开放受限（图3-2-43）。

（4）主动脉瓣狭窄：左心室流出道切面二维显示主动脉瓣增厚回声增强，开放受限（图3-2-89箭）。

（5）肺动脉瓣膜性闭锁右心室流出道切面：肺动脉瓣呈膜状回声，无开放运动，无过瓣血流信号，主肺动脉内探及源于动脉导管的逆向血流（图3-2-44）。

图 3-2-42

胎儿肺动脉主干闭锁流出道切面表现

未见肺动脉主干，动脉导管血流逆灌供应左右肺动脉（左向、右向箭）发育。*：动脉导管, IVS：室间隔, LV：左心室, LA：左心房, RV：右心室, AAO：升主动脉, DAO：降主动脉, SVC：上腔静脉, SP：脊柱

图 3-2-43 A，B

胎儿肺动脉瓣狭窄右心室流出道切面表现

A. 肺动脉瓣开放状态，肺动脉瓣（箭）增厚，开放受限；
B. 肺动脉瓣关闭状态。
MPA：主肺动脉, RVOT：右室流出道

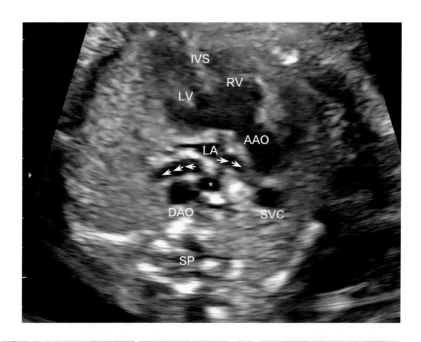

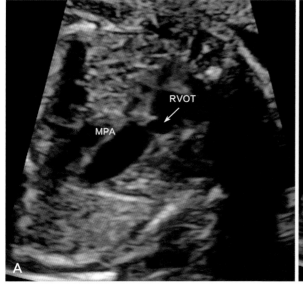

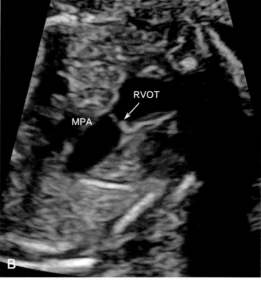

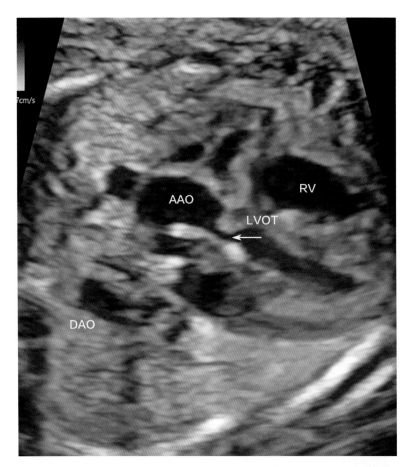

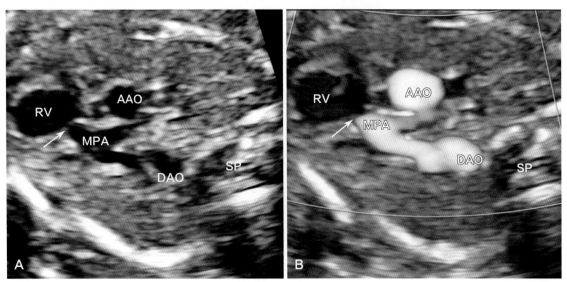

图 3-2-89
胎儿主动脉瓣狭窄左心室流出道切面表现

箭示主动脉瓣增厚，回声增强，开放受限。RV：右心室，LVOT：左室流出道，AAO：升主动脉，DAO：降主动脉。

图 3-2-44 A, B
胎儿肺动脉瓣膜性闭锁右心室流出道切面表现

A. 三血管切面二维声像图显示肺动脉瓣呈膜状回声（箭），无开放运动；B. 彩色多普勒血流图显示收缩期无过瓣血流信号，主肺动脉内探及源于动脉导管的逆向血流。

RV：右心室，MPA：主肺动脉，AAO：升主动脉，DAO：降主动脉，SP：脊柱

（6）肺动脉瓣缺如型法洛四联症右心室流出道切面：肺动脉瓣缺如，瓣环狭窄，瓣后主肺动脉及左右肺动脉明显扩张（图3-2-90）。

（7）法洛四联症流出道切面：室间隔缺损，主动脉增宽骑跨于室间隔之上，主动脉增宽前移，肺动脉狭窄（图3-2-58）。

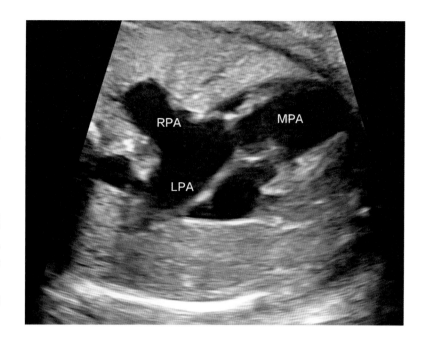

图 3-2-90

<u>胎儿肺动脉瓣缺如型法洛四</u>
<u>联症右心室流出道切面表现</u>

肺动脉瓣缺如，主肺及左右肺动
脉扩张。

MPA：主肺动脉，LPA：左肺
动脉，RPA：右肺动脉

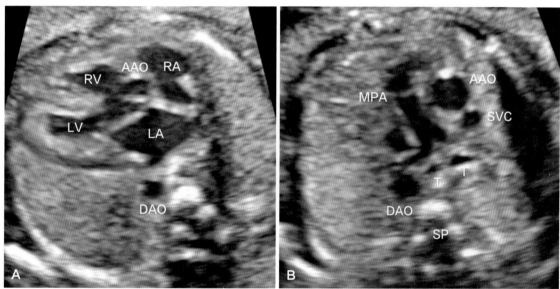

图 3-2-58 A，B

胎儿法洛四联症超声表现

A. 左心室流出道切面显示室间
隔缺损，主动脉增宽骑跨于室间
隔之上；B. 右心室流出道切面显
示肺动脉狭窄，主动脉增宽前移。
RA：右心房，RV：右心室，
LV：左心室，LA：左心房，
AAO：升主动脉，DAO：降
主动脉，MPA：主肺动脉，
SVC：上腔静脉，SP：脊柱，T：
左 / 右主支气管

2. 流出道起源异常鉴别诊断

（1）完全型大动脉转位流出道切面：肺动脉起自左心室，主动
脉起自右心室，主动脉与肺动脉平行走行（图 3-2-36）。

（2）法洛四联症型右室双出口流出道切面：胎儿室间隔缺损，
主动脉增宽骑跨于室间隔之上，骑跨率 >90%，肺动脉完全起自右
心室，肺动脉狭窄（图 3-2-91）。

（3）室间隔缺损型右室双出口流出道切面：室间隔缺损位于主
动脉瓣下，主动脉瓣下可见圆锥结构，肺动脉完全起自右心室（图
3-2-92）。

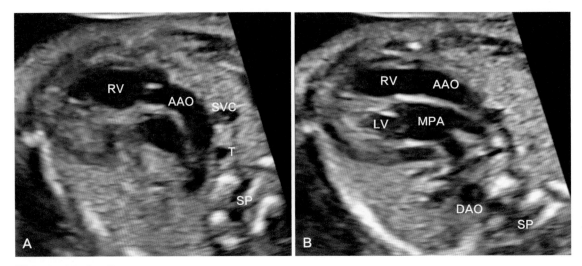

图 3-2-36 A，B

胎儿完全型大动脉转位超声表现

A. 右心室流出道切面，显示主动脉起自右心室；B. 左心室流出道切面，显示肺动脉起自左心室，主动脉与肺动脉平行走行。

RV：右心室，LV：左心室，MPA：主肺动脉，AAO：升主动脉，DAO：降主动脉，T：气管，SVC：上腔静脉，SP：脊柱

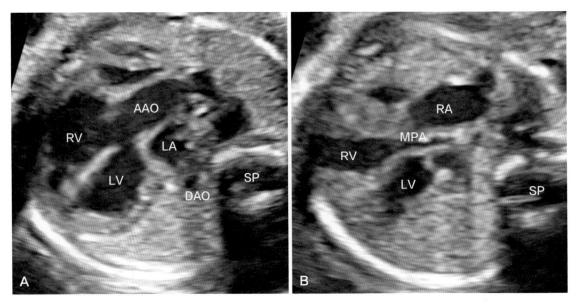

图 3-2-91 A，B

胎儿法洛四联症型右室双出口超声表现

A. 左心室流出道切面显示胎儿室间隔缺损，主动脉增宽骑跨于室间隔之上；

B. 右心室流出道切面显示肺动脉完全起自右心室，肺动脉狭窄。

RV：右心室，LV：左心室，LA：左心房，AAO：升主动脉，DAO：降主动脉，SP：脊柱，RA：右心房，MPA：主肺动脉

图 3-2-92 A，B

<u>胎儿室间隔缺损型右室双出口超声表现</u>

A. 左心室流出道切面显示室间隔缺损位于主动脉瓣下，主动脉瓣下可见圆锥结构（箭）；B. 右心室流出道切面显示肺动脉完全起自右心室。

RV：右心室，LV：左心室，LA：左心房，AAO：升主动脉，MPA：主肺动脉

（4）双动脉下型右室双出口流出道切面：室间隔缺损同时位于主动脉瓣环与肺动脉瓣环下（图 3-2-93）。

（5）大动脉转位型右室双出口（陶西平型）流出道切面：室间隔缺损位于肺动脉瓣下（图 3-2-94 箭）。

（6）远离大动脉型右室双出口流出道切面：肺动脉和主动脉均起自右心室，室间隔缺损远离两条大动脉（图 3-2-95）。

3. 三血管气管切面血管、内径和位置异常

（1）三血管气管切面血管位置异常鉴别诊断

1）右位主动脉弓三血管气管切面：右位主动脉弓、左位动脉导管

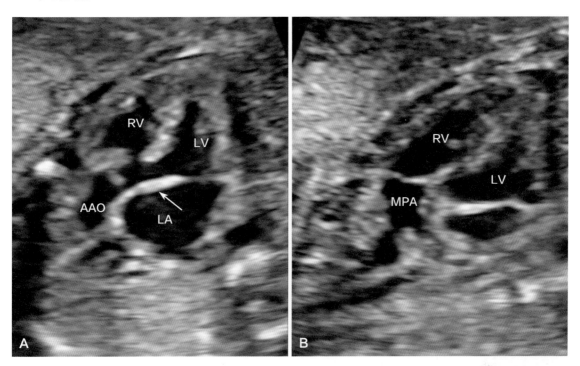

图 3-2-93

<u>胎儿室间隔缺损型右室双出口（双动脉下型）流出道切面超声表现</u>

室间隔缺损（＊）同时位于主动脉瓣环（右箭）与肺动脉瓣环（左箭）下。

LV：左心室，RV：右心室，AAO：升主动脉，MPA：主肺动脉，DAO：降主动脉，SP：脊柱

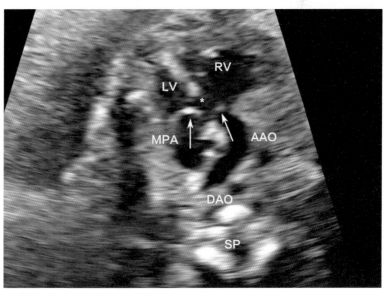

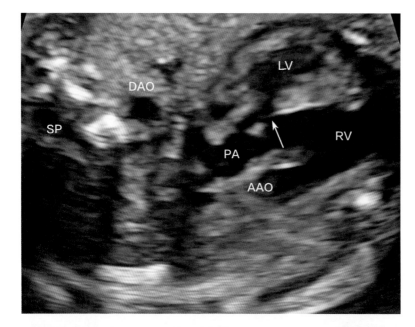

图 3-2-94

胎儿大动脉转位型右室双出口（陶西平型）流出道切面超声表现

箭示肺动脉瓣下室间隔缺损。
LV：左心室，RV：右心室，PA：肺动脉，AAO：升主动脉，DAO：降主动脉，SP：脊柱

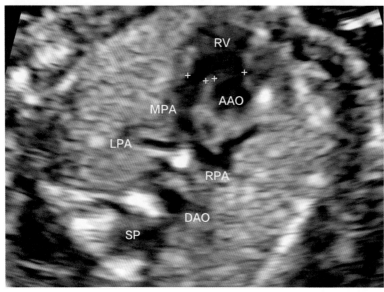

图 3-2-95

胎儿远离大动脉型右室双出口流出道切面表现

游标所示分别为测量肺动脉瓣环内径和主动脉瓣环内径。
RV：右心室，MPA：主肺动脉，AAO：升主动脉，LPA：左肺动脉，RPA：右肺动脉，DAO：降主动脉，SP：脊柱

形成 U 型结构（图 3-2-51 A），气管食管位于其内；右位主动脉弓、右位动脉导管形成 V 型结构，气管食管位于其左侧（图 3-2-51 B）。

2）右位主动脉弓、左位动脉导管合并左锁骨下动脉迷走三血管切面（图 3-2-52）。

3）右位主动脉弓、左位动脉导管合并镜像分支三血管切面（图 3-2-53）。

4）完全型大动脉转位三血管切面：三血管排列紊乱，主动脉位于肺动脉的左前方（图 3-2-38）。

5）法洛四联症三血管切面：显示主动脉增宽前移，肺动脉狭窄（图 3-2-59 A）。

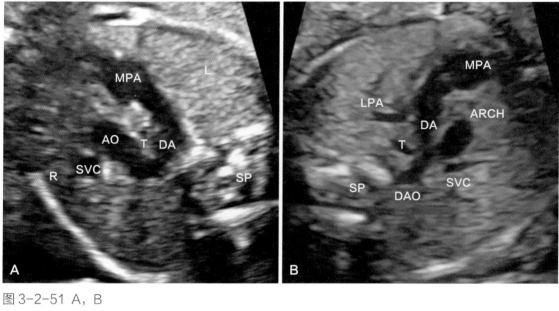

图 3-2-51 A，B

<u>胎儿右位主动脉弓三血管气管切面表现</u>

A. 主动脉弓位于气管右侧，动脉导管弓位于气管左侧，二者形成 U 形结构，气管食管位于其内；B. 主动脉弓位于气管右侧，动脉导管弓位于气管右侧，二者形成 V 形结构。

MPA：主肺动脉，DA：动脉导管，T：气管，AO：主动脉，SVC：上腔静脉，SP：脊柱，LPA：左肺动脉，ARCH：主动脉弓，DAO：降主动脉，L：胎体左侧，R：胎体右侧

图 3-2-52

<u>胎儿右位主动脉弓合并左锁骨下动脉迷走三血管气管切面 STIC 血流图</u>

左锁骨下动脉于动脉导管汇入降主动脉前发出，主动脉弓从前向后依次发出左颈总动脉、右颈总动脉、右锁骨下动脉。

ARCH：主动脉弓，DA：动脉导管弓，SVC：上腔静脉，LSCA：左锁骨下动脉，MPA：主肺动脉，LCCA：左颈总动脉，RCCA：右颈总动脉，IV：无名静脉，RSCA：右锁骨下动脉，SP：脊柱

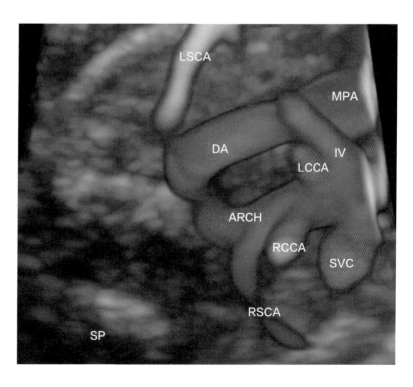

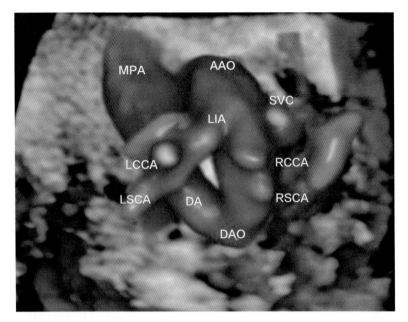

图 3-2-53

胎儿右位主动脉弓、左位动脉导管合并镜像分支三血管气管切面 STIC 血流图

主动脉弓从前向后依次发出左头臂干、右颈总动脉、右锁骨下动脉，左头臂干再依次发出左颈总动脉与左锁骨下动脉。

AAO：升主动脉，DAO：降主动脉，DA：动脉导管，MPA：主肺动脉，SVC：上腔静脉，LIA：左头臂干，RSCA：右锁骨下动脉，LSCA：左锁骨下动脉，RCCA：右颈总动脉，LCCA：左颈总动脉

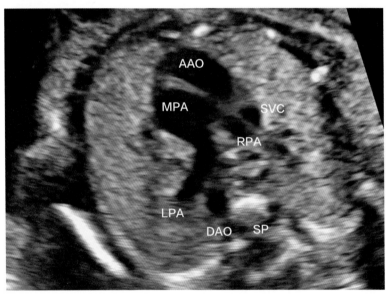

图 3-2-38

胎儿完全型大动脉转位三血管切面表现

主动脉位于肺动脉左前方。
AAO：升主动脉，MPA：主肺动脉，SVC：上腔静脉，RPA：右肺动脉，LPA：左肺动脉，DAO：降主动脉，SP：脊柱

（2）三血管气管切面血管切面内径异常

1）主动脉弓缩窄三血管切面：升主动脉变细，与上腔静脉内径相近（图 3-2-96）。

2）主动脉弓离断 A 型三血管气管切面：主动脉内径窄于动脉导管内径，可探及部分主动脉弓结构（图 3-2-56 A）。

3）主动脉弓离断 B 型三血管气管切面：仅探及升主动脉短轴，且明显窄于上腔静脉，未探及主动脉弓结构（图 3-2-57）。

4）不同程度主动脉弓缩窄三血管气管切面：显示主动脉弓不同程度细窄（图 3-2-97、图 3-2-98）。

5）法洛四联症三血管切面：显示主动脉增宽前移，肺动脉狭窄（图 3-2-59 B）。

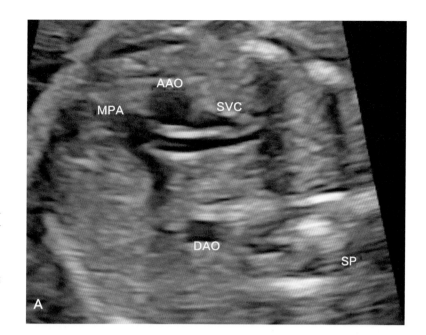

图 3-2-59 A

<u>胎儿法洛四联症三血管切面</u>
<u>二维表现</u>

主动脉增宽前移，肺动脉狭窄。
AAO：升主动脉，MPA：主肺
动脉，SVC：上腔静脉，DAO：
降主动脉，SP：脊柱

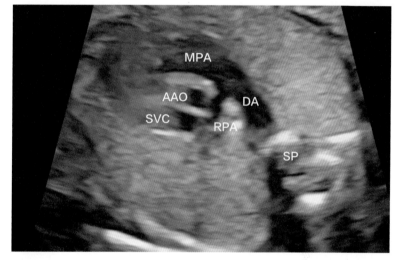

图 3-2-96

<u>胎儿主动脉弓缩窄三血管切</u>
<u>面表现</u>

升主动脉内径窄。
SVC：上腔静脉，AAO：升主
动脉，MPA：主肺动脉，RPA：
右肺动脉，DA：动脉导管，
SP：脊柱

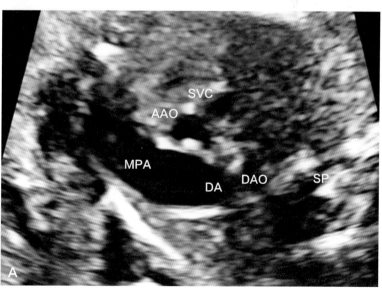

图 3-2-56 A

<u>胎儿 A 型主动脉弓离断三</u>
<u>血管气管切面表现</u>

升主动脉内径窄于动脉导管。
AAO：升主动脉，SVC：上腔
静脉，MPA：主肺动脉，DA：
动脉导管，DAO：降主动脉，
SP：脊柱

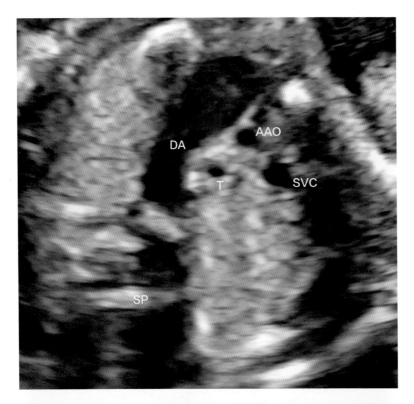

图 3-2-57
胎儿主动脉弓离断 B 型三
血管气管切面表现

升主动脉内径明显窄于上腔静脉。
DA：动脉导管，AAO：升主动
脉，SVC：上腔静脉，T：气管，
SP：脊柱

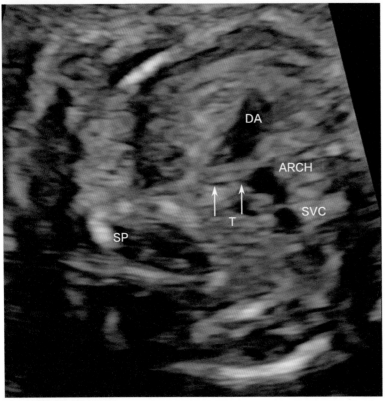

图 3-2-97
胎儿重度主动脉弓缩窄三血
管气管切面表现

主动脉弓细窄呈线样，箭示主动
脉弓。
SVC：上腔静脉，ARCH：主
动脉弓，DA：动脉导管，T：
气管，SP：脊柱

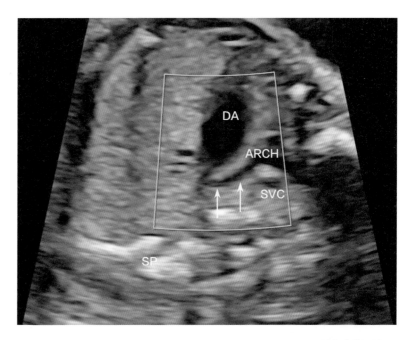

图 3-2-98

胎儿中度主动脉弓缩窄三血
管气管切面表现

主动脉弓细窄，箭示主动脉弓。
SVC：上腔静脉，ARCH：主
动脉弓，DA：动脉导管，SP：
脊柱

图 3-2-59 B

胎儿法洛四联症三血管切面
彩色多普勒血流图

主动脉增宽前移。
AAO：升主动脉，MPA：主
肺动脉，SVC：上腔静脉，
DAO：降主动脉，SP：脊柱

6）左心发育不良综合征三血管切面：升主动脉内径明显窄于上
腔静脉内径（图3-2-49）。

7）左心发育不良综合征三血管气管切面：主动脉弓横弓细窄，
内显示逆灌红色血信号（图3-2-50）。

（3）三血管气管切面血管切面数目异常

1）永存左上腔静脉三血管切面：主肺动脉左侧可见一血管样回
声，为永存左上腔静脉（图3-2-61）。

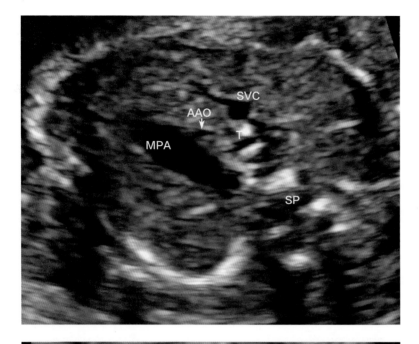

图 3-2-49

胎儿左心发育不良综合征三血管切面表现

升主动脉内径明显窄（箭）。

AAO：升主动脉，SVC：上腔静脉，MPA：主肺动脉，SP：脊柱，T：气管

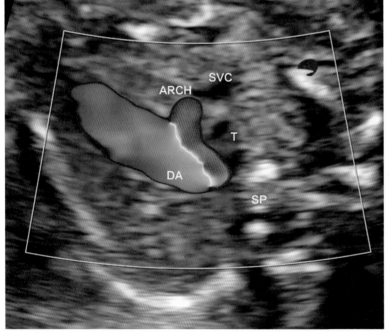

图 3-2-50

胎儿左心发育不良综合征三血管气管切面表现

主动脉弓细窄，显示逆灌血流信号。

DA：动脉导管横弓，ARCH：主动脉弓横弓，SVC：上腔静脉，T：气管，SP：脊柱

2）永存左上腔静脉三血管气管切面：动脉导管左侧可见一血管样回声，为永存左上腔静脉（图 3-2-99）。

3）完全型心上型肺静脉异位引流三血管气管切面：动脉导管左侧可见一血管样回声，为共同静脉腔（图 3-2-100）。

4）完全型大动脉转位三血管气管切面：仅能显示前移并延长的主动脉弓横弓与上腔静脉，动脉导管不能显示（图 3-2-39）。

5）永存动脉干 Ⅱ 型三血管切面：仅能显示共同动脉干、上腔静脉两条大血管，左肺动脉、右肺动脉从动脉干背侧分别发出

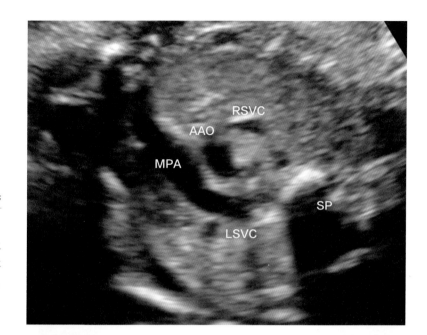

图 3-2-61
胎儿永存左上腔静脉三血管切面表现
从左向右依次显示永存左上腔静脉（LSVC）、主肺动脉（MPA）、升主动脉（AAO）、右上腔静脉（RSVC）
SP：脊柱

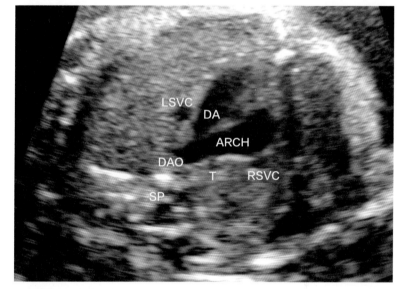

图 3-2-99
胎儿永存左上腔静脉三血管气管切面表现
从左向右依次显示永存左上腔静脉、动脉导管弓横弓、主动脉弓横弓和上腔静脉。
ARCH：主动脉弓，DA：动脉导管，RSVC：右上腔静脉，LSVC：左上腔静脉，T：气管，DAO：降主动脉，SP：脊柱

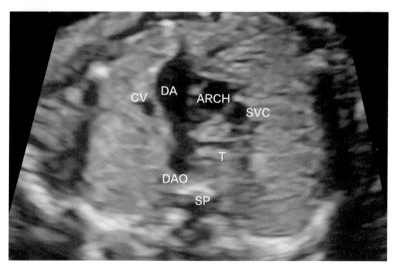

图 3-2-100
胎儿完全型心上型肺静脉异位引流三血管气管切面表现
从左向右依次显示共同静脉腔、动脉导管弓横弓、主动脉弓横弓和上腔静脉。
SVC：上腔静脉，ARCH：主动脉弓，DA：动脉导管，CV：共同静脉腔，T：气管，DAO：降主动脉，SP：脊柱

（图 3-2-47）。

6）永存动脉干三血管气管切面：仅能显示增宽的主动脉弓横弓和上腔静脉短轴，且主动脉弓位置前移（图 3-2-101）。

（三）其他

1. 腹围横切面显示的大血管数目异常鉴别诊断

（1）左侧异构畸形腹围横切面：腹腔未探及下腔静脉，腹主动脉右侧可见奇静脉扩张（图 3-2-102）。

（2）心下型肺静脉畸形引流腹围横切面：下腔静脉与降主动脉之间见共同静脉腔（图 3-2-103）。

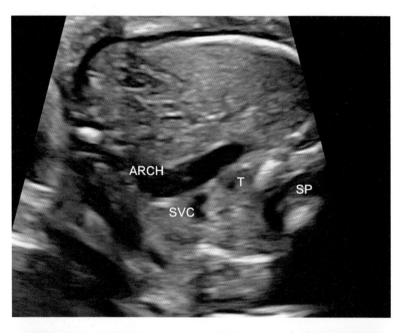

图 3-2-39

胎儿完全型大动脉转位三血管气管切面表现

仅显示主动脉弓和上腔静脉，动脉导管不显示。

ARCH：主动脉弓，SVC：上腔静脉，T：气管，SP：脊柱

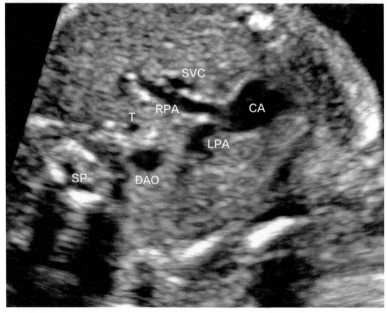

图 3-2-47

胎儿永存动脉干Ⅱ型三血管切面表现

仅显示共同动脉干及上腔静脉。

CA：共同动脉干，LPA：左肺动脉，RPA：右肺动脉，T：气管，DAO：降主动脉，SP：脊柱

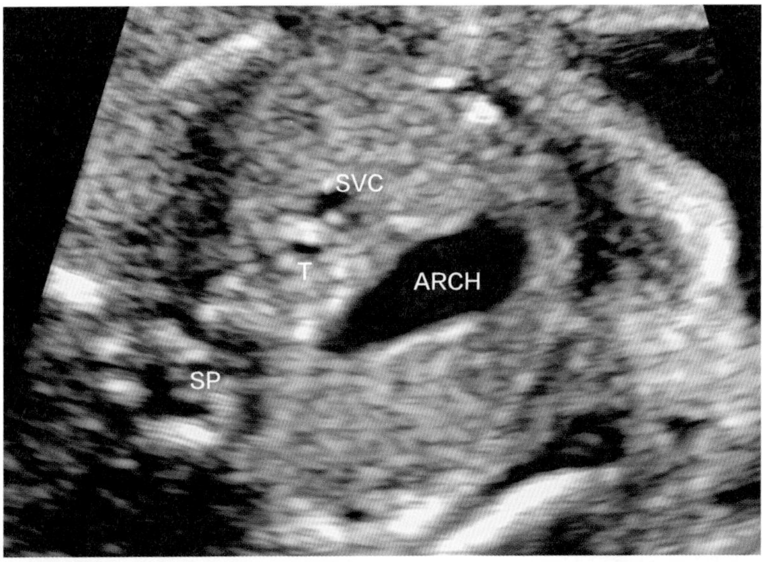

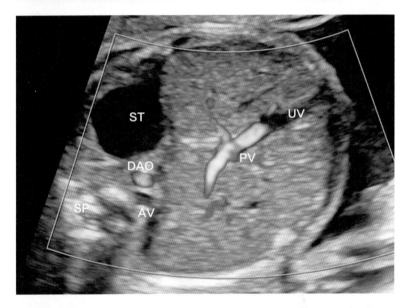

图 3-2-101

胎儿永存动脉干合并单心房
单心室三血管气管切面表现

仅显示主动脉弓和上腔静脉。
SVC：上腔静脉，ARCH：主
动脉弓，T：气管，SP：脊柱

图 3-2-102

胎儿孤立性下腔静脉离断腹
围横切面表现

下腔静脉未显示，奇静脉扩张。
UV：脐静脉，PV：门静脉，
ST：胃泡，DAO：降主动脉，
AV：奇静脉，SP：脊柱

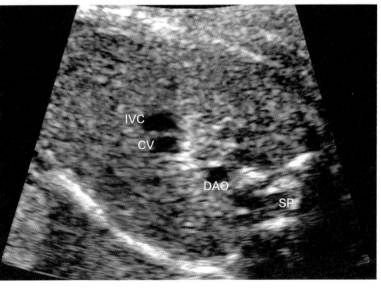

图 3-2-103

胎儿心下型肺静脉畸形引流
腹围横切面表现

下腔静脉与降主动脉间可见共同
静脉腔。

IVC：下腔静脉，CV：共同静
脉腔，DAO：降主动脉，SP：
脊柱

（3）右侧异构合并心下型肺静脉畸形引流腹围横切面：降主动脉与下腔静脉位于脊柱同一侧，二者间见共同静脉腔，胃泡位于胎体中央偏右侧（图3-2-104）。

2. 血管位置异常

（1）镜像右位心伴内脏反位腹围横切面：降主动脉位于脊柱右前方、下腔静脉位于脊柱左前方，主动脉位于下腔静脉右后方（图3-2-105）。

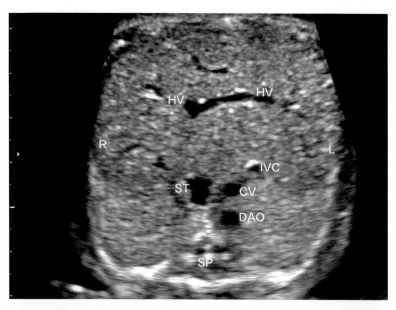

图 3-2-104

胎儿右侧异构合并心下型肺静脉畸形引流腹围横切面表现

下腔静脉与降主动脉位于脊柱同侧，其间可见共同静脉腔。

IVC：下腔静脉，CV：共同静脉腔，DAO：降主动脉，ST：胃泡，HV：肝静脉，SP：脊柱，L：胎体左侧，R：胎体右侧

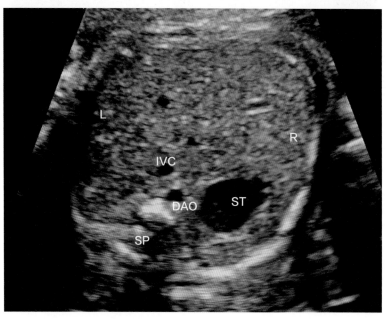

图 3-2-105

胎儿镜像右位心伴内脏反位腹围横切面表现

降主动脉位于脊柱右前方、下腔静脉右后方。

IVC：下腔静脉，DAO：降主动脉，ST：胃泡，SP：脊柱，L：胎体左侧，R：胎体右侧

（2）永存左下腔静脉腹围横切面：降主动脉位置正常，位于脊柱左前方，下腔静脉位于降主动脉左侧，胃泡位于胎体右侧（图3-2-106）。

（3）右侧异构畸形腹围横切面：降主动脉与下腔静脉位于脊柱同一侧，胃泡位于胎体中央偏右侧（图3-2-107）。

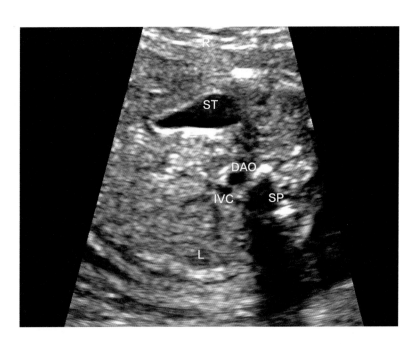

图 3-2-106

胎儿永存左下腔静脉腹围横切面（合并内脏反位）表现

下腔静脉位于降主动脉左侧。

IVC：下腔静脉，DAO：降主动脉，ST：胃泡，SP：脊柱，L：胎体左侧，R：胎体右侧

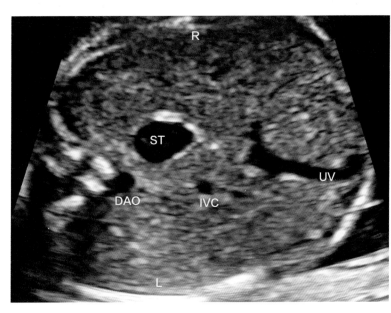

图 3-2-107

胎儿右侧异构畸形腹围横切面表现

下腔静脉与降主动脉位于脊柱同侧。

IVC：下腔静脉，DAO：降主动脉，ST：胃泡，L：胎体左侧，R：胎体右侧，UV：脐静脉

五、 心脏标准化测量及参考范围

1. 何时进行胎儿心脏测量 国际妇产超声学会（ISUOG）胎儿心脏筛查和胎儿超声心动图检查相关指南不建议常规测量房室腔及大血管内径，不建议常规测量过瓣血流速度，但在可疑胎儿心脏结构或功能异常时可选择性测量。

2. 常规胎儿心脏超声测量切面 胎儿心脏大小是以测量最大径线为原则：大血管和动脉瓣在收缩期测量，房室瓣和心室腔大小在舒张期测量，测量径线是内缘 – 内缘。

在胎儿左心室流出道切面及主动脉弓长轴切面测量主动脉瓣内径（图 3-2-108、图 3-2-109 中 1）、升主动脉内径（图 3-2-108、图 3-2-109 中 2）、峡部内径（图 3-2-109 中 3）及降主动脉内径（图 3-2-109 中 4）。在三血管切面向头侧倾斜显示的肺动脉分叉切面、心底大动脉短轴切面或者动脉导管弓切面测量肺动脉瓣内径（图 3-2-110 中 1）、主肺动脉内径（图 3-2-110 中 2）及左、右肺动脉内径（图 3-2-110 中 3、4）。动脉导管在动脉导管弓长轴切面测量（图 3-2-111 中 1）。在胎儿四腔心切面上测量心室左右径（图 3-2-112 中 1、2）、心房左右径（图 3-2-112 中 3、4）。

3. 评价胎儿心脏测量指标的方法 既往通常运用百分位数法评价胎儿心脏测量指标，即将胎儿心脏生物学测量指标与相应孕周测量值的百分位数相比较，低于第 5 百分位数或者高于第 95 百分位数为异常。然而，百分位数法只是粗略的定性评估，不能将心血管径线的参数进行连续动态的定量分析，不利于进行病变的动态监测。其次，百分位数是依据孕周建立的，当胎儿大小与实际孕周不符时（≥2 周），或者晚孕期相同孕周胎儿大小相差较大时，用百分位数可信区间来定量评估并不适合。再次，对于那些低于 5% 或高于 95% 可信区间的数据，百分位数法并不能进行进一步的评估。鉴于以上情况，目前多数专家推荐应用 Z 值对胎儿心脏测量参数进行评估。同时为了方便运用，部分超声仪器可根据测量数据，直接计算出相应的 Z 值，Z 值位于 –2~2 之间为正常范围（表 3-2-2、表 3-2-3）。

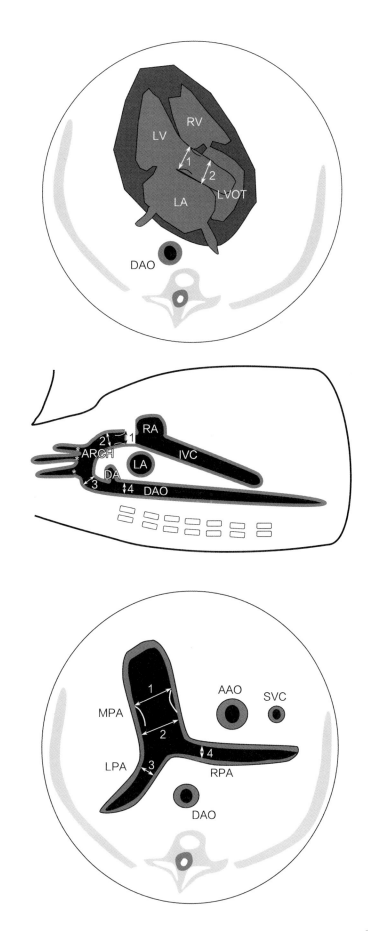

图 3-2-108

胎儿主动脉瓣环及升主动脉内径测量模式图

胎儿左心室流出道切面上，收缩期，1 为主动脉瓣环水平测量主动脉瓣环内径，2 为主动脉瓣环水平以上测量升主动脉内径。
LV：左心室，RV：右心室，LA：左心房，LVOT：左室流出道，DAO：降主动脉

图 3-2-109

胎儿主动脉峡部及降主动脉内径测量模式图

胎儿主动脉弓长轴切面上，收缩期，1 为主动脉瓣环水平测量主动脉瓣环内径，2 为主动脉瓣水平以上测量升主动脉内径，3 为左锁骨下动脉与动脉导管水平间测量峡部内径，4 为动脉导管水平以下测量降主动脉内径。
上 *：头臂干动脉，中 *：左颈总动脉，下 *：左锁骨下动脉，ARCH：主动脉弓，LA：左心房，RA：右心房，IVC：下腔静脉，DA：动脉导管，DAO：降主动脉

图 3-2-110

胎儿肺动脉瓣环、主肺动脉及肺动脉分支内径测量模式图

胎儿肺动脉分叉切面上，收缩期，1 为肺动脉瓣环水平测量肺动脉瓣环内径，2 为肺动脉瓣水平以上测量主肺动脉内径，3、4 为肺动脉分支起始部测量左、右肺动脉内径。
MPA：主肺动脉，LPA：左肺动脉，RPA：右肺动脉，AAO：升主动脉，SVC：上腔静脉，DAO：降主动脉

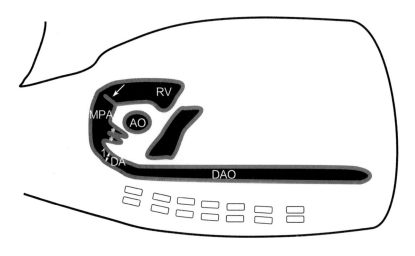

图 3-2-111

胎儿动脉导管内径测量模式图

胎儿动脉导管弓长轴切面，收缩期。

单箭：肺动脉瓣，上 *：右肺动脉，下 *：左肺动脉，1：测量动脉导管内径，DA：动脉导管，MPA：主肺动脉，RV：右心室，AO：主动脉，DAO：降主动脉

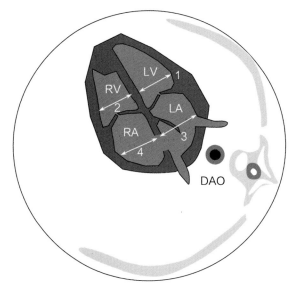

图 3-2-112

胎儿心室左右径、心房左右径测量模式图

胎儿四腔心切面上，舒张末期。1、2：二尖瓣、三尖瓣瓣环下方测量左心室及右心室左右径，3、4：卵圆孔中央水平测量左心房及右心房左右径，RV：右心室，LV：左心室，LA：左心房，RA：右心房，DAO：降主动脉

表 3-2-2

胎儿左心室、右心室内径参考值范围

妊娠孕周	左心室内径 /mm			右心室内径 /mm		
	2.5%	50%	97.5%	2.5%	50%	97.5%
14	1.02	2.34	3.67	1.23	2.48	3.72
15	1.58	3.03	4.49	1.76	3.14	4.53
16	2.12	3.70	5.28	2.27	3.80	5.32
17	2.64	4.34	6.05	2.77	4.44	6.10
18	3.13	4.96	6.80	3.26	5.06	6.86
19	3.60	5.56	7.52	3.74	5.68	7.62
20	4.05	6.14	8.23	4.20	6.27	8.35
21	4.47	6.69	8.91	4.64	6.68	9.08
22	4.87	7.22	9.56	5.07	7.43	9.79

妊娠孕周	左心室内径 /mm			右心室内径 /mm		
	2.5%	50%	97.5%	2.5%	50%	97.5%
23	5.25	7.72	10.19	5.49	7.99	10.49
24	5.61	8.21	10.80	5.90	8.53	11.17
25	5.94	8.67	11.39	6.29	9.06	11.84
26	6.25	9.10	11.96	6.67	9.58	12.50
27	6.53	9.51	12.5	7.03	10.08	13.14
28	6.80	9.91	13.01	7.38	10.57	13.77
29	7.04	10.27	13.51	7.72	11.05	14.38
30	7.25	10.62	13.98	8.04	11.51	14.98
31	7.45	10.94	14.43	8.35	11.96	5.57
32	7.62	11.24	14.85	8.64	12.39	16.14
33	7.77	11.51	15.26	8.93	12.81	16.70
34	7.89	11.76	15.64	9.19	13.22	17.25
35	7.99	11.99	15.99	9.45	13.99	17.78
36	8.07	12.20	16.33	9.69	14.36	18.30
37	8.13	12.38	16.64	9.92	14.36	18.81
38	8.16	12.54	16.92	10.13	14.71	19.30
39	8.17	12.68	17.19	10.33	15.05	19.78
40	8.16	12.79	17.43	10.51	15.38	20.24

注：采用百分位数法。

表 3-2-3

胎儿主动脉、肺动脉内径参考值范围

孕周	主动脉内径 /mm			肺动脉内径 /mm		
	2.5%	50%	97.5%	2.5%	50%	97.5%
14	1.11	1.82	2.53	1.20	1.91	2.62
15	1.32	2.07	2.81	1.45	2.20	2.94
16	1.54	2.31	3.09	1.70	2.48	3.26
17	1.76	2.56	3.36	1.95	2.76	3.58
18	1.98	2.81	3.64	2.19	3.04	3.89
19	2.20	3.06	3.91	2.44	3.33	4.21
20	2.42	3.30	4.19	2.69	3.61	4.53
21	2.63	3.55	4.46	2.94	3.89	4.85
22	2.85	3.80	4.74	3.18	4.18	5.17

孕周	主动脉内径 /mm			肺动脉内径 /mm		
	2.5%	50%	97.5%	2.5%	50%	97.5%
23	3.07	4.04	5.01	3.43	4.46	5.49
24	3.29	4.29	5.29	3.68	4,74	5.80
25	3.51	4.54	5.57	3.93	5.03	6.12
26	3.73	4.78	5.84	4.18	5.31	6.44
27	3.94	5.03	6.12	4.42	5.59	6.76
28	4.16	5.28	6.39	4.67	5.87	7.08
29	4.38	5.53	6.67	4.92	6.16	7.40
30	4.60	5.77	6.94	5.17	6.44	7.71
31	4.82	6.02	7.22	5.41	6.72	8.03
32	5.04	6.27	7.50	5.66	7.01	8.35
33	5.26	6.51	7.77	5.91	7.29	8.67
34	5.47	6.76	8.05	6.16	7.57	8.99
35	5.69	7.01	8.32	6.40	7.86	9.31
36	5.91	7.25	8.60	6.65	8.14	9.62
37	6.13	7.50	8.87	6.90	8.42	9.94
38	6.35	7.75	9.15	7.15	8.70	10.26
39	6.57	8.00	9.42	7.40	8.99	10.58
40	6.78	8.24	9.7	7.64	9.27	10.9

注：采用百分位数法。

（裴秋艳）

参考文献

1. ALFRED A，RABIH CH. 胎儿超声心动图实用指南［M］. 3 版. 刘琳，译. 北京：科学技术出版社，2017.

2. LEE W，ALLAN L，CARVALHO J S，et al. ISUOG consensus statement：what constitutes a fetal echocardiogram？［J］. Ultrasound Obste Gynecol，2008，32（2）：239-242.

3. CHAOUI R，HELING KS，BOLLMAN R. Sonographic measurements of the fetal heart in the plane of the four-chamber view［J］. Geburtshilfe Frauenheilkd，1994，54（2）：145-151.

4. SCHINEIDER C，MCCRINDLE BW，CARVALHO JS，et al. Development of Z-scores for fetal cardiac dimensions from echocardiography［J］. Ultrasound Obstet Gynecol，2005，26（6）：599-605.

第四章

胎儿腹部

第一节

泌尿系统

◆ 评估胎儿肾脏时，通过扫查胎儿双肾水平横切面、矢状切面及冠状切面，观察胎儿肾脏是否存在、肾脏形态、大小、位置、肾盂及肾脏血流情况，同时观察外生殖器、羊水量及膀胱，可发现肾脏缺失／发育不良、肾盂增宽／肾积水、多囊性肾发育不良等异常，并对肾脏大小异常、肾脏／肾上腺回声异常进行鉴别诊断。

一、动态扫查

（一）肾脏矢状切面动态扫查（ER4-1-1）

首先探头平行于脊柱长轴，获得脊柱矢状切面，声束从胎儿背部进入，向左侧或者右侧平行移动并稍倾斜探头，于旁矢状切面获得胎儿肾脏长轴切面，在此切面测量肾脏长径、观察肾上腺。

（二）双肾水平横切面动态扫查（ER4-1-2）

在矢状切面扫查的基础上，将探头旋转 90°并稍倾斜探头，将脊柱置于 12 点位置，获得双肾水平横切面，在此切面上肾脏表现为椭圆形结构，分别位于脊柱两侧外前方，此切面可清晰显示双侧肾盂回声。在此切面可测量肾脏横径及肾盂前后径。

（三）肾脏冠状切面动态扫查（ER4-1-3）

在肾脏矢状切面扫查的基础上，移动探头至胎儿脊柱的侧方，获得胎儿脊柱冠状切面后向腹侧移动探头，可获得肾脏冠状切面。在冠状切面上可见两侧肾脏轮廓，分别位于脊柱两侧。在此切面上进行彩色多普勒检查可见从腹主动脉发出的两侧肾动脉分支。

注意事项：在进行胎儿泌尿系统的扫查过程中需要观察双侧肾脏的位置、大小、形态及回声；膀胱有无、大小及内部回声。注意膀胱与肾脏之间有无扩张的管道，应用彩色多普勒超声与血管相区别。

ER4-1-1
胎儿肾脏矢状切面动态扫查

ER4-1-2
胎儿双肾水平横切面动态扫查

ER4-1-3
胎儿肾脏冠状切面动态扫查

正常肾脏为脊柱两侧的卵圆形高回声结构，其回声与肝脾相当。随着孕周增大，胎肾的回声强度将逐渐降低，到妊娠晚期，肾皮质的回声强度通常会低于肝脾的回声强度。一般在 18 周之后可以通过超声显示出皮髓质分界。

通过以上标准切面扫查，可以发现异常结构，如肾不发育、肾脏发育不良、肾脏位置异常、融合肾、肾积水等。

二、标准切面

胎儿肾脏扫查切面包括胎儿双肾水平横切面、矢状切面（图 4-1-1 A）及冠状切面（图 4-1-1 B）。

（一）肾脏矢状切面

肾脏矢状切面（图 4-1-2~ 图 4-1-5）上显示正常肾脏为脊柱两侧的卵圆形结构，其回声与肝脾相当，其内可见肾盂回声。正常胎儿输尿管难以显示。

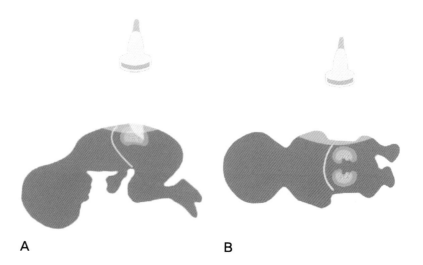

图 4-1-1 A，B

胎儿肾脏扫查标准切面模式图

探头置于孕妇腹壁扫查胎儿肾脏获得标准切面。A. 横切面及矢状切面扫查方法；B. 冠状切面扫查方法

A   B

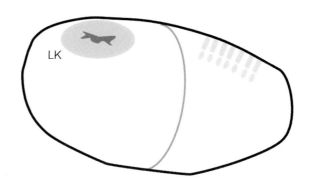

图 4-1-2

胎儿左侧肾脏矢状切面模式图

肾脏矢状切面显示脊柱旁卵圆形肾脏结构，其内可见肾盂回声。LK：左肾

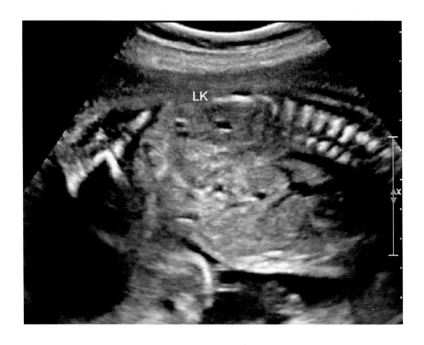

图 4-1-3

胎儿左侧肾脏矢状切面超声图

肾脏矢状切面显示脊柱旁卵圆形肾脏结构，其内可见肾盂回声。

LK：左肾

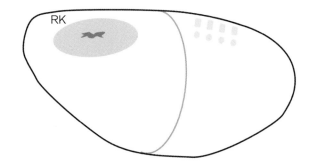

图 4-1-4

胎儿右侧肾脏矢状切面模式图

肾脏矢状切面显示脊柱旁卵圆形肾脏结构，其内可见肾盂回声。

RK：右肾

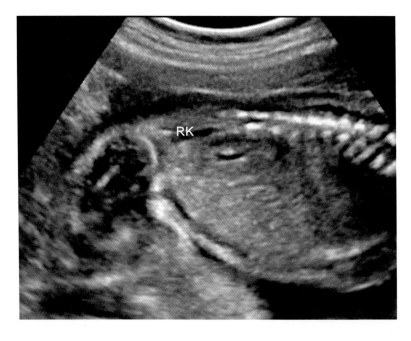

图 4-1-5

胎儿右侧肾脏矢状切面超声图

肾脏矢状切面显示脊柱旁卵圆形肾脏结构，其内可见肾盂回声。

RK：右肾

肾脏长径（kidney length）的测量方法：

（1）肾脏矢状切面，显示脊柱及一侧肾脏，图像适当放大。

（2）沿肾脏长轴最大距离，游标放置外缘至外缘测量肾脏长径（图 4-1-6、图 4-1-7）。

（3）参考值范围见表 4-1-1。

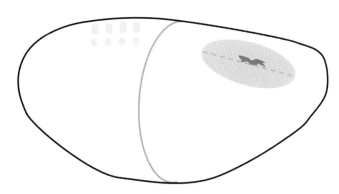

图 4-1-6

胎儿肾脏长径测量模式图

肾脏矢状切面，游标示沿肾脏长轴最大距离测量胎儿肾脏长径

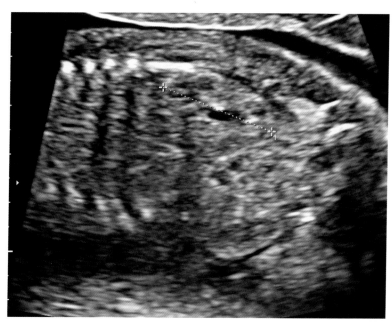

图 4-1-7

胎儿肾脏长径测量超声图

肾脏矢状切面，游标示沿肾脏长轴最大距离测量胎儿肾脏长径

表 4-1-1

妊娠 16~42 周胎儿肾脏长径、前后径及横径参考范围

孕周	胎儿（数量）	肾脏长径 /cm				肾脏前后径 /cm				肾脏横径 /cm			
		5%	50%	95%	SD	5%	50%	95%	SD	5%	50%	95%	SD
16	49	11.5	14.2	17.0	1.65	6.0	8.6	11.2	1.56	5.6	8.6	11.6	1.82
17		12.9	15.7	18.4	1.66	6.9	9.5	12.1	1.57	6.7	9.7	12.7	1.82
18	47	14.3	17.1	19.9	1.67	7.8	10.4	13.0	1.58	7.7	10.8	13.8	1.83
19		15.7	18.5	21.3	1.69	8.6	11.2	13.9	1.59	8.8	11.8	14.9	1.85

孕周	胎儿（数量）	肾脏长径 /cm				肾脏前后径 /cm				肾脏横径 /cm			
		5%	50%	95%	SD	5%	50%	95%	SD	5%	50%	95%	SD
20	48	17.1	19.9	22.7	1.72	9.4	12.1	14.7	1.61	9.8	12.8	15.9	1.86
21		18.4	21.3	24.2	1.74	10.2	12.9	15.6	1.63	10.7	13.8	16.9	1.88
22	48	19.7	22.6	25.6	1.77	10.9	13.6	16.4	1.66	11.6	14.8	17.9	1.91
23		21.0	24.0	27.0	1.81	11.6	14.4	17.2	1.69	12.5	15.7	18.9	1.93
24	49	22.3	25.3	28.4	1.85	12.3	15.1	18.0	1.72	13.4	16.7	19.9	1.96
25		23.5	26.6	29.8	1.89	12.9	15.8	18.7	1.76	14.3	17.5	20.8	2.00
26	47	24.7	27.9	31.1	1.94	13.6	16.5	19.5	1.80	15.1	18.4	21.8	2.03
27		25.9	29.2	32.5	1.99	14.1	17.2	20.2	1.84	15.8	19.3	22.7	2.07
28	49	27.1	30.5	33.9	2.04	14.7	17.8	20.9	1.88	16.6	20.1	23.6	2.11
29		28.3	31.7	35.2	2.10	15.2	18.4	21.6	1.93	17.3	20.9	24.4	2.16
30	47	29.4	33.0	36.5	2.16	15.7	19.0	22.3	1.98	18.0	21.7	25.3	2.20
31		30.5	34.2	37.9	2.22	16.2	19.6	22.9	2.03	18.7	22.4	26.1	2.25
32	48	31.6	35.4	39.2	2.28	16.6	20.1	23.5	2.09	19.3	23.1	26.9	2.30
33		32.7	36.6	40.5	2.35	17.1	20.6	24.1	2.14	20.0	23.8	27.7	2.36
34	45	33.8	37.8	41.7	2.41	17.4	21.1	24.7	2.20	20.5	24.5	28.5	2.41
35		34.8	38.9	43.0	2.48	17.8	21.5	25.3	2.26	21.1	25.2	29.2	2.46
36	49	35.9	40.1	44.3	2.55	18.1	22.0	25.8	2.32	21.6	25.8	30.0	2.52
37		36.9	41.2	45.5	2.62	18.5	22.4	26.3	2.38	22.1	26.4	30.7	2.58
38	46	37.9	42.3	46.8	2.69	18.7	22.8	26.8	2.44	22.6	27.0	31.3	2.64
39		38.8	43.4	48.0	2.77	19.0	23.1	27.2	2.50	23.1	27.5	32.0	2.70
40	24	39.8	44.5	49.2	2.84	19.2	23.4	27.7	2.57	23.5	28.1	32.6	2.76
41		40.7	45.5	50.4	2.92	19.4	23.8	28.1	2.63	23.9	28.6	33.2	2.83

共 96 例胎儿

注：采用百分位数法，SD. 标准差。

（二）双肾水平横切面

双肾水平横切面（图 4-1-8、图 4-1-9）显示正常肾脏为脊柱两侧外前方卵圆形结构，其内可见平行线状高回声肾盂。

1. 肾盂前后径（anteroposterior diameter of renal pelvis）的测量方法

（1）双肾水平横切面显示脊柱、双侧肾脏及肾脏中间平行线状高回声肾盂，图像适当放大。

（2）沿肾盂前后缘最大距离，游标放置内缘至内缘测量肾盂前后径（图 4-1-10、图 4-1-11）。

（3）参考值范围：见表 4-1-2，孕中期肾盂前后径应≤4mm，孕晚期≤7mm。

2. 肾脏前后径及横径（anteroposterior diameter of kidney, transverse diameter of kidney）的测量方法

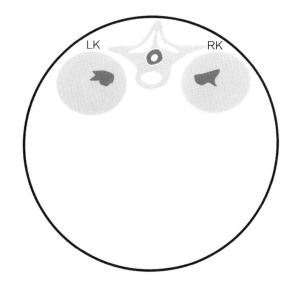

图 4-1-8

胎儿双肾水平横切面模式图

胎儿臀位，显示脊柱两侧外前方
卵圆形肾脏结构。

LK：左肾，RK：右肾

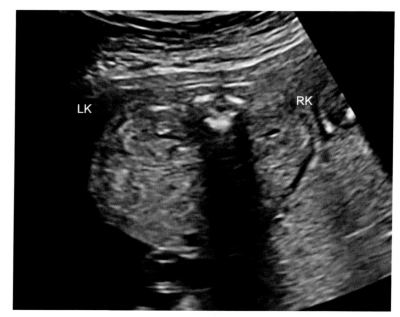

图 4-1-9

胎儿双肾水平横切面超声图

胎儿臀位，显示脊柱两侧外前方
卵圆形肾脏结构。

LK：左肾，RK：右肾

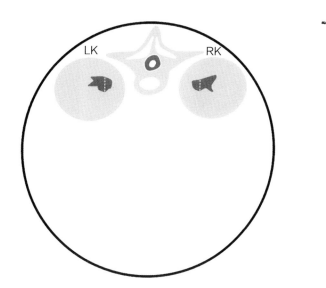

图 4-1-10

胎儿肾盂前后径测量模式图

双肾水平横切面，胎儿臀位，游
标示沿肾盂前后缘最大距离测量
肾盂前后径。

LK：左肾，RK：右肾

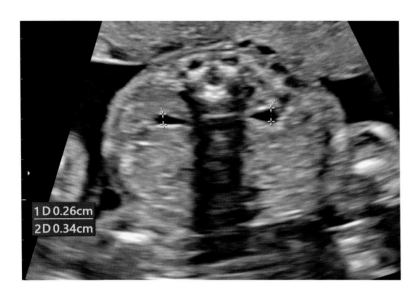

图 4-1-11
胎儿肾盂前后径测量超声图
双肾水平横切面，游标示沿肾盂
前后缘最大距离测量肾盂前后径

表 4-1-2
妊娠 16~42 周胎儿肾盂前后径参考值范围

孕周	胎儿（数量）	肾盂前后径 /mm				孕周	胎儿（数量）	肾盂前后径 /mm			
		5%	50%	95%	SD			5%	50%	95%	SD
16	28	0.34	1.77	3.21	0.87	30	47	2.08	3.73	5.37	1.00
17		0.54	1.97	3.41	0.87	31		2.12	3.80	5.47	1.02
18	31	0.72	2.16	3.60	0.87	32	48	2.15	3.86	5.57	1.03
19		0.89	2.34	3.79	0.88	33		2.18	3.91	5.65	1.05
20	42	1.05	2.51	3.97	0.88	34	45	2.19	3.96	5.73	1.07
21		1.20	2.67	4.14	0.89	35		2.19	3.99	5.79	1.09
22	45	1.34	2.83	4.31	0.90	36	49	2.19	4.02	5.85	1.11
23		1.47	2.97	4.47	0.91	37		2.17	4.04	5.91	1.13
24	48	1.59	3.11	4.62	0.92	38	46	2.14	4.05	5.95	1.15
25		1.70	3.23	4.76	0.93	39		2.11	4.05	5.99	1.18
26	46	1.79	3.35	4.90	0.94	40	24	2.06	4.04	6.01	1.20
27		1.88	3.46	5.03	0.95	41		2.00	4.02	6.03	1.22
28	49	1.96	3.55	5.15	0.97						
29		2.02	3.64	5.27	0.98						

1）双肾水平横切面显示脊柱、双侧肾脏及肾盂，图像适当放大。

2）沿肾脏前后缘最大距离，游标放置外缘至外缘测量肾脏前后径。

3）沿肾脏左右最大距离，游标放置外缘至外缘测量肾脏横径（图 4-1-12、图 4-1-13）。

4）参考值范围：见表 4-1-1。

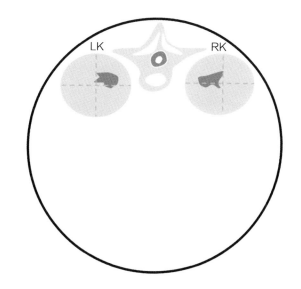

图 4-1-12
胎儿肾脏前后径及横径测量
模式图
双肾水平横切面，胎儿臀位，游
标示沿肾脏前后缘最大距离测量
肾脏前后径、沿肾脏左右最大距
离测量肾脏横径。
LK：左肾，RK：右肾

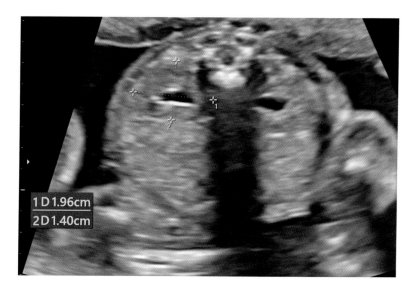

图 4-1-13
胎儿肾脏前后径及横径测量
超声图
双肾水平横切面，游标示沿肾脏
前后缘最大距离测量肾脏前后
径、沿肾脏左右最大距离测量肾
脏横径

（三）肾脏冠状切面

肾脏冠状切面（图 4-1-14~ 图 4-1-16）显示双侧肾脏冠状
面，可见完整的肾脏轮廓，清晰显示肾实质回声及肾盂回声，彩色多
普勒可见发自腹主动脉的两侧肾动脉分支。

三、异常征象

通过标准切面扫查，可发现单 / 双侧肾不发育（肾缺如）、肾盂
增宽 / 肾积水、多囊性肾发育不良等肾脏异常。

（一）单 / 双侧肾不发育（肾缺如）

单 / 双侧肾不发育（肾缺如）（unilateral/bilateral renal agenesis）
以病变侧肾区无正常肾脏显示为特征。

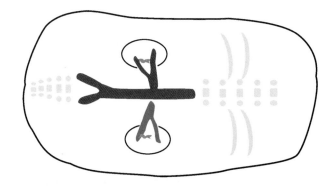

图 4-1-14

胎儿肾脏冠状切面模式图

肾脏冠状切面显示脊柱两侧肾脏，可见发自腹主动脉的两侧肾动脉分支

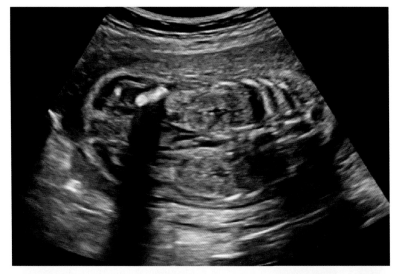

图 4-1-15

胎儿肾脏冠状切面超声图

显示脊柱两侧肾脏

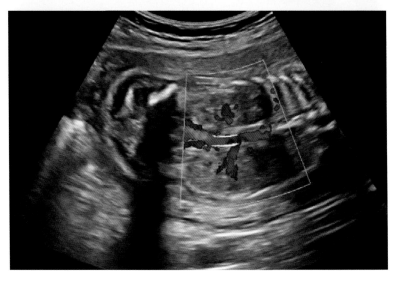

图 4-1-16

胎儿肾脏冠状切面彩色多普勒超声图

可见发自腹主动脉的两侧肾动脉分支

1. **肾脏矢状切面/横切面/冠状切面**（图4-1-17、图4-1-18） 病变侧肾窝空虚，无法显示正常的肾脏组织，肾窝被肠管占据。肾上腺失去正常形态，位置改变，与脊柱平行，称为肾上腺"平卧"征。

2. **双肾不发育** 常无羊水或合并羊水过少，膀胱不显示。孤立性单侧肾脏不发育一般不发生羊水过少。

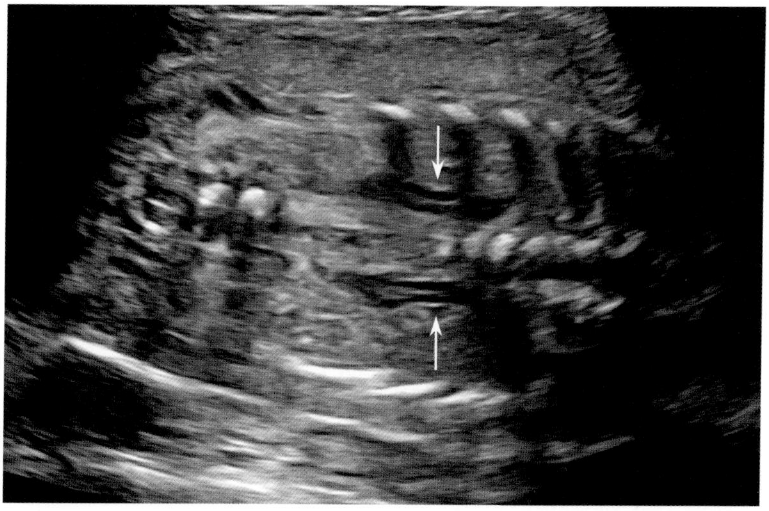

图 4-1-17
胎儿双肾不发育超声图
筛查孕周，双肾冠状切面双侧肾
窝空虚未显示正常肾脏，双侧肾
上腺呈"平卧"征（箭）

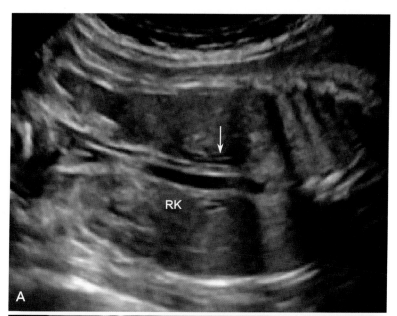

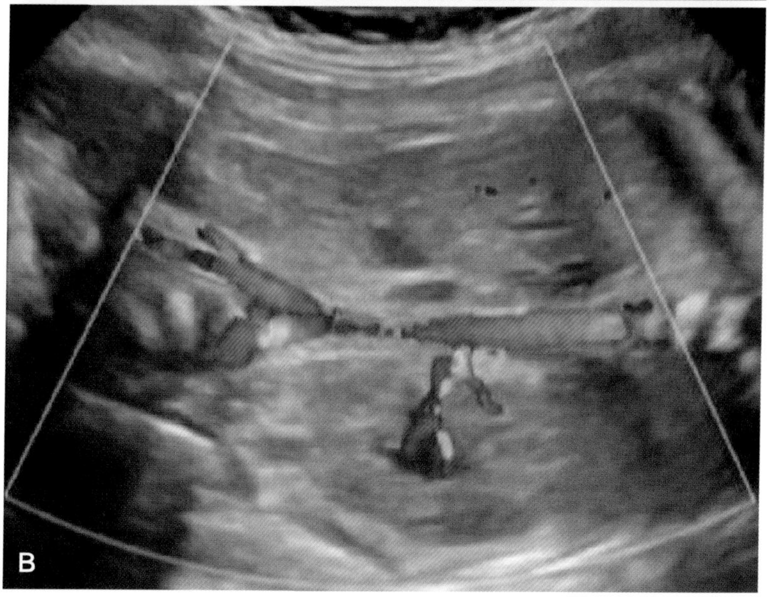

图 4-1-18 A，B
胎儿单侧肾脏不发育超声图
妊娠 30 周，双肾冠状切面，
A. 二维超声图，左肾区未见正
常肾脏，肾上腺"平卧"（箭）；
B. 彩色多普勒超声图仅可见右
侧肾动脉。
RK：右肾

（二）肾盂扩张/肾积水

肾盂扩张/肾积水（pyelectasis）可在肾脏矢状切面、横切面、冠状切面观察，在双肾水平横切面测量。

1. 超声表现　以肾脏实质内肾盂无回声区为特征，双肾水平横切面还可见肾盏扩张，肾实质受压变薄，输尿管扩张（图4-1-19、图4-1-20）。

2. 严重程度分级　目前以双肾水平横切面肾盂前后径作为诊断肾积水严重程度的最重要指标，Gloor等将肾盂前后径<4mm定义为轻度肾积水，4~10mm为中度肾积水，>10mm为重度肾积水。Nguyen将妊娠33周以前肾盂前后径≥4mm、妊娠33周以后肾盂前后径≥7mm作为肾积水的标准。目前胎儿泌尿外科学会（SFU）分级系统临床较常用（具体分级见表4-1-3、图4-1-20）。既往文献报道肾盂前后径>4mm被认为是染色体超声软标记之一，但阳性似然比低。

泌尿系统梗阻最常见的是肾盂输尿管连接处梗阻、膀胱输尿管连接处梗阻、膀胱输尿管反流、后尿道瓣膜及重复肾中的梗阻。但也有严重的泌尿系统梗阻仅表现为轻度的肾盂扩张，如后尿道瓣膜梗阻。严重肾积水可形成梗阻性多囊肾。

3. 伴发其他异常　可伴发输尿管扩张、重复肾、输尿管囊肿、输尿管梗阻等异常。

4. 常见疾病　为先天性肾盂输尿管连接处梗阻、膀胱输尿管连接处梗阻和输尿管囊肿与输尿管异位开口。

（1）先天性肾盂输尿管连接处梗阻：为胎儿肾积水最常见的原因。

肾脏矢状切面/横切面/冠状切面：肾盂尾端圆钝，在冠状切面上肾盂尾端表现为"子弹头"样改变，肾盂肾盏扩张或肾积水。

本病一般预后较好，但是宫内发生双侧肾积水且合并羊水过少时则提示预后不良。

（2）膀胱输尿管连接处梗阻：本病的特点是输尿管膀胱连接处狭窄或远段输尿管功能受损，导致狭窄以上水平输尿管扩张及肾积水。

肾脏标准扫查三切面及膀胱水平横切面：输尿管弯曲扩张和肾积水，扩张的输尿管与肾盂相通，单侧者常不合并羊水少，膀胱也可正常显示。产前与膀胱输尿管反流引起的肾积水不易鉴别。

本病预后良好，但是输尿管内径在产前超过10mm者，大多需出生后行外科治疗。

（3）输尿管囊肿与输尿管异位开口

输尿管囊肿：输尿管开口狭窄，入膀胱段肌层菲薄，输尿管黏膜下段膨大突入膀胱内形成囊肿。囊肿远端有一狭窄的小孔，尿液先流入囊肿内，然后经囊肿远端的小孔排出。

输尿管扫查及膀胱水平横切面：输尿管囊肿表现为膀胱内囊性结构，当囊肿增大阻塞膀胱出口时，可引起肾积水。输尿管异位开口表现为迂曲扩张的输尿管从扩张的肾盂达膀胱后方，但不与膀胱相通，形成异位开口或一盲端（图4-1-21）。

（三）多囊性肾发育不良

多囊性肾发育不良（multicystic renal dysplasia）可在肾脏各扫查切面发现。

1. 常单侧发病，无遗传，受累肾脏形态明显异常，由大小不等的囊腔构成，形态大多像一串葡萄。无正常肾单位形成，导致集合小管随意增大发育成大小不等的囊腔。常合并输尿管发育不良、闭锁、缺如等，肾盂亦发育不良、闭锁等。

2. 肾脏矢状切面/横切面/冠状切面（图4-1-22）：表现为病变侧无形态正常的肾脏，肾区可见多个大小不等的囊腔，囊腔之间不相通，无明显肾盂回声及正常肾实质回声。CDFI显示肾内动脉分支紊乱，为高阻型频谱。或肾内血流不显示，双侧多囊性肾发育不良常伴发羊水过少及膀胱不显示等特征。

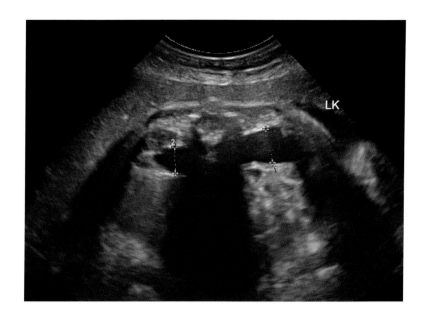

图 4-1-19

胎儿左肾积水横切面测量超
声图

妊娠 35 周，双肾水平横切面显
示左肾积水伴肾盂扩张

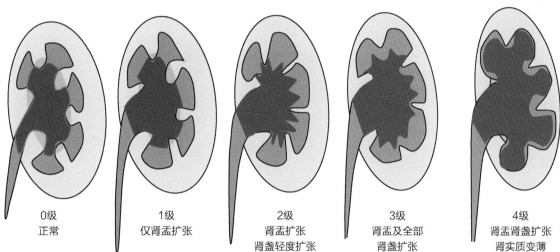

0级	1级	2级	3级	4级
正常	仅肾盂扩张	肾盂扩张 肾盏轻度扩张	肾盂及全部 肾盏扩张	肾盂肾盏扩张 肾实质变薄

图 4-1-20

胎儿肾积水的超声分级模
式图

表 4-1-3

SFU 分级法，根据超声肾盂集合系统扩张程度和范围将肾积水分为 5 级（除外输尿管反流）

分级	肾集合系统	肾实质厚度
0	正常	正常
I	肾盂轻度分离（扩张）	正常
II	肾盂、肾盏中度分离，但扩张部分仍限于集合系统内	正常
III	肾盂、肾盏明显分离，扩张的肾盂肾盏凸向肾实质	正常
IV	肾盂肾盏进一步扩张，压迫肾实质	变薄

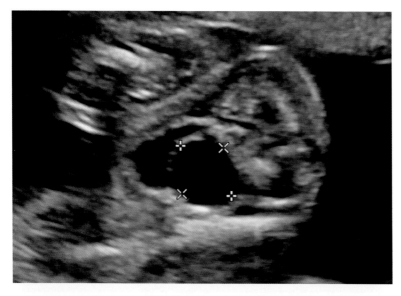

图 4-1-21
胎儿输尿管囊肿超声图
筛查孕周，膀胱水平横切面，游标所示为输尿管囊肿

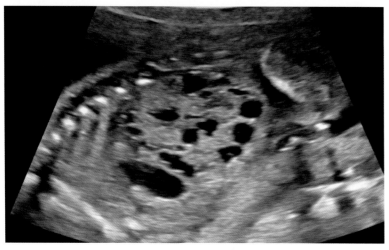

图 4-1-22
胎儿多囊性肾发育不良超声图
筛查孕周，肾脏矢状切面肾区可见多个大小不等的囊腔，囊腔之间不相通

3. 单侧多囊性肾发育不良的患者如果对侧肾脏发育正常则预后较好；如果对侧肾脏发育异常，预后则取决于肾脏畸形的严重程度，如果伴有肾外畸形，则预后不良。双侧多囊性肾发育不良预后不良，常伴有羊水过少引起的肺严重发育不良，从而导致新生儿死亡。

四、鉴别诊断

当发现肾脏大小异常、肾脏 / 肾上腺回声异常时，需要对具体疾病进行鉴别诊断。

（一）肾脏大小及位置异常

肾脏大小及位置异常分为肾脏增大、肾脏缩小 / 不显示和肾脏位置异常三方面。

1. 肾脏增大

（1）重复肾：单侧多见。两肾多呈上下排列，融为一体，表面有浅沟，但是各自有肾盂、输尿管及血管。上段肾脏形态不正常时常伴有积水、结石等合并症。如果输尿管不扩张，则超声难以显示，仅可显示上下两肾的肾盂分离，可提示为重复肾盂（图4-1-23）。

（2）婴儿型多囊肾（图4-1-24）：也称为常染色体隐性遗传性多囊肾。主要表现为双肾对称性、均匀性增大，晚孕期可达正常肾脏的3~10倍，充满整个腹腔。双肾回声增强，主要为髓质回声增强，皮质部分表现为低回声，皮髓质分界不清，羊水过少或无羊水，膀胱不显示。

（3）成人型多囊肾（图4-1-25）：也称为常染色体显性遗传性多囊肾。超声常表现为单侧或者双侧肾脏体积增大，回声增强，与婴儿型多囊肾表现类似，但是与婴儿型多囊肾不同的是能较好地显示肾脏髓质的回声。也可表现为肾内探及多房性囊性包块，囊腔大小不等，互不相通。

2. 肾脏小/不显示

（1）肾脏小（图4-1-26）：肾脏矢状切面/横切面/冠状切面可显示双侧肾脏结构，体积较正常肾脏小；或发育过程中肾脏萎

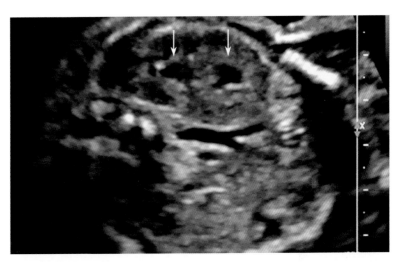

图 4-1-23

胎儿重复肾盂超声图

筛查孕周，肾脏冠状切面，近场肾脏可显示上下两肾盂（箭）

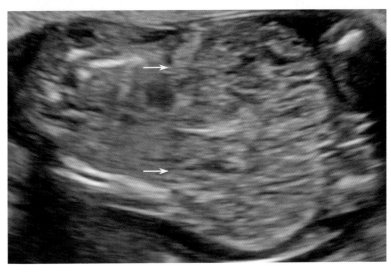

图 4-1-24

婴儿型多囊肾超声图

筛查孕周，肾脏冠状切面，箭示双肾对称性、均匀性增大，回声增强，皮髓质分界不清

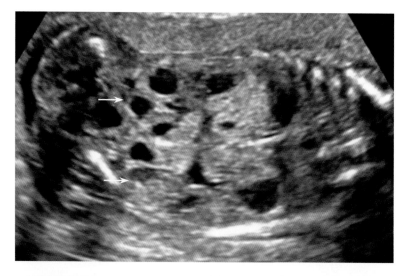

图 4-1-25

胎儿成人型多囊肾超声图

筛查孕周，肾脏冠状切面，箭示肾脏体积增大，回声增强，皮髓质分界尚清

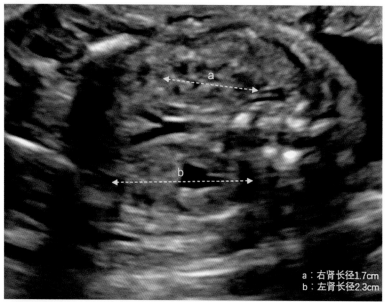

a：右肾长径1.7cm
b：左肾长径2.3cm

图 4-1-26

胎儿肾脏小超声图

筛查孕周，肾脏冠状切面，游标示双侧肾脏长径测量，右侧肾脏长径（a）明显小于左侧（b）

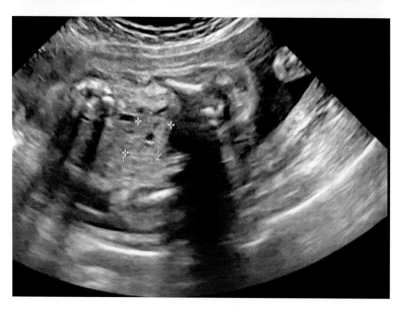

图 4-1-27

胎儿盆腔异位肾超声图

妊娠 26 周，盆腔横切面，游标示盆腔内异位肾脏

缩，逐渐减小，合并或者不合并羊水过少。

（2）肾脏缺失/发育不良（图 4-1-17）：肾脏不能正常显示，同侧肾上腺"平卧"，发现一侧肾脏显示不满意时，需要寻找盆腹腔及胸腔内有无异位肾脏。

3. 肾脏位置异常

（1）盆腔异位肾（图 4-1-27）：肾区无正常肾脏回声，异位肾脏位于盆腔，在髂窝内或骶骨前方的中线位置处，膀胱旁肾脏结构，CDFI 有时可探及来自髂部血管的肾动脉。

（2）交叉异位肾（图 4-1-28）：一侧肾窝未探及正常肾脏回声，另一侧肾脏增大异位至对侧，可相互融合，一般位于下极。该侧肾脏可以看到两个肾盂结构，左侧较常见。

（3）马蹄肾（图 4-1-29）：双侧肾的位置均低于正常，下极或上极逐渐变窄，于中线处、腹部大血管及脊柱前方向对侧延伸并融合，呈低回声团块。双肾下极融合成为最具特征性的胎儿马蹄肾超声

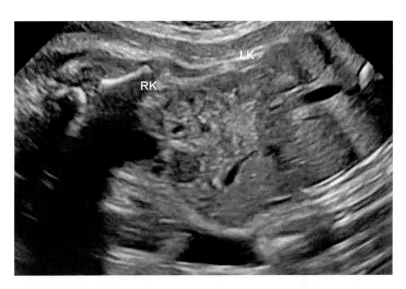

图 4-1-28

胎儿交叉异位肾超声图

妊娠 30 周，双肾冠状切面，可见右侧肾脏异位至左侧并与左侧肾脏相融合。

LK：左肾，RK：右肾

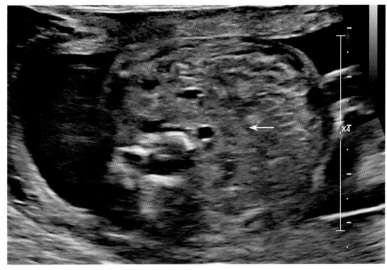

图 4-1-29

胎儿马蹄肾超声图

筛查孕周，双肾横切面显示双肾下极于腹主动脉前融合（箭）

表现，双肾横切面及冠状切面为诊断胎儿马蹄肾的重要切面。

（4）胸腔异位肾：在胸腔内检出肾脏图像，而正常肾区无肾脏或一侧肾脏缺如时，应考虑可能为胸腔异位肾。文献报道以左侧多见，好发于男性。彩色多普勒超声寻找肾蒂血管有助于异位肾的定位和识别。

（二）肾脏 / 肾上腺回声异常

肾脏 / 肾上腺回声异常包括肾脏回声异常、肾内无回声和肾脏 / 肾上腺占位性病变三方面。

1. **肾脏回声异常** 婴儿型多囊肾和成人型多囊肾均可表现为双肾体积增大，回声增强，详见"四、鉴别诊断（一）"内容。此外，肾脏回声增强与 Meckel-Gruber 综合征等多种综合征及染色体异常相关，应详细检查胎儿解剖结构、详细了解家族史并建议进行遗传学检查明确病因。

2. **肾内无回声** 肾囊肿，肾实质内见单个或多个囊腔，多个囊腔大小不相通，可见肾盂回声（图 4-1-30）。

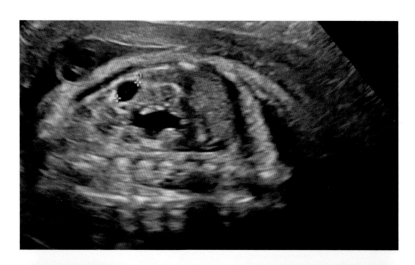

图 4-1-30
胎儿肾囊肿超声图
筛查孕周，肾脏矢状切面，肾实质见单个囊腔，可见肾盂

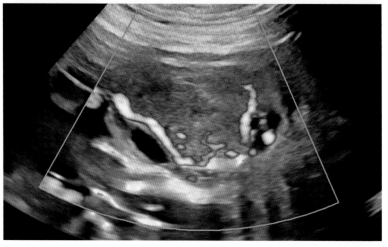

图 4-1-31
胎儿肾脏肿瘤超声图像
筛查孕周，肾脏矢状切面，胎儿该侧肾区未见正常肾脏组织，盆腹腔见巨大实性肿块，病理提示为来源于肾脏的恶性肿瘤

与肾积水（图 4-1-19）、多囊性肾发育不良（图 4-1-22）、多囊肾（图 4-1-24、图 4-1-25）相鉴别。

3. 肾脏 / 肾上腺占位性病变

（1）以胎儿肾脏肿瘤（图 4-1-31）为例，在胎儿肾区探及实性均匀低回声肿块，边界清楚，与肾组织及其他组织分界清，受累肾脏轮廓失常，肿瘤常压迫肠管。彩色多普勒超声可显示肿块内血流丰富。最常见的病理类型为肾母细胞瘤。

（2）肾上腺肿瘤（图 4-1-32）：最常见的为神经母细胞瘤，可以表现为囊肿、实性肿物或其他复杂形态。彩色多普勒超声能够显示高回声成分内较多的血流信号。

（3）肾上腺出血（图 4-1-33）：通常表现为肾上腺内的高回声或者不均质回声，随着孕周增长，大小及回声有所改变，产后随访可消失，需要与肾上腺肿瘤相鉴别。

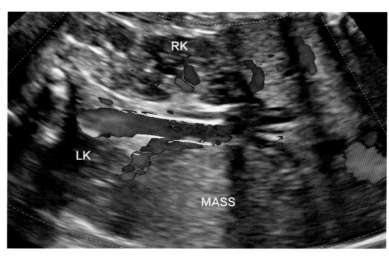

图 4-1-32

胎儿肾上腺肿瘤超声图

妊娠 37 周，肾脏冠状切面，左侧肾上腺见实性肿物，病理提示为神经母细胞瘤。

LK：左肾，RK：右肾，MASS：肿瘤

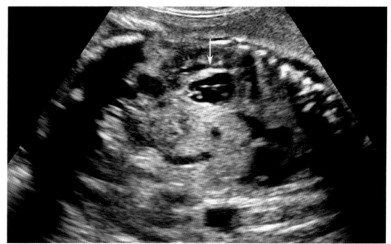

图 4-1-33

胎儿肾上腺出血超声图

妊娠 29 周，肾脏矢状切面，肾上腺区见非均质回声（箭），产后随访诊断为肾上腺出血

（安园园　吴青青）

参考文献

1. MOORE K L, PERSAUD T V N. The Developing Human: Clinically Oriented Embryology [M]. 6th ed. Philadelphia: WB Saunders Company, 1998.

2. PARK J M. Campbell's Urology [M]. 8th ed. Philadelphia: WB Saunders Company, 2002.

3. ROSATI P, GUANIGLIA L. Transvaginal assessment of fetal urinary tract in early pregnancy [J]. Ultrasound Obstet Gynecol, 1996, 7 (2): 95-100.

4. CHAMBERLAIN P F, MANNING F D, MORRISON I, et al. Circadian rhythm in bladder volumes in the term human fetus [J]. Obstet Gynecol, 1984, 64 (5): 657-660.

5. 谢梦, 孙莉. 超声在胎儿肾积水的诊断和监测中的应用进展[J]. 国际妇产科学杂志, 2012, 39(1): 10-17.

6. RAWASHODEH Y F, DJURHUUS J C, MORTENSEN J, et al. The intrarenal resistive index as a pathophysiological marker of obstructive uropathy. J Urol, 2001, 166 (5): 1397-1404.

7. 时博, 李士星, 侯英, 等. 三维超声测量肾实质容积比率评估小儿肾积水患侧肾脏功能的临床价值[J]. 生物医学工程与临床, 2011, 15 (4): 330-334.

8. 王辉, 沈颖. 肾脏体积参数在儿童肾功能评估中的探索应用[J]. 中国实用儿科杂志, 2018, 33(2): 98-102.

9. 张素阁, 陈传燕, 王翔, 等. 产前超声诊断胎儿泌尿系统异常 [J]. 中华实用诊断与治疗杂志. 2015, 39 (4): 399-400.

10. DIAS T, SAIRAM S. Ultrasound diagnosis of fetal renal abnormolities. Best Pract Res Clin Obstet Gynaecol, 2014, 28 (3): 403-415.

11. 邓学东. 胎儿泌尿系统异常的超声诊断思路[J/CD]. 中华医学超声杂志(电子版), 2016, 13(5): 321-323.

12. ZHANG L, LIU C, LI Y, et al. Determination of the Need for Surgical intervention in Infants diagnosed with Fetal hydronephrosis in China [J]. Med Sci Monit, 2016, 22: 4210-4217.

13. SEYITHAN O, SULEYMAN C, ISMAIL C, et al. Increasing the Reliability of the Grading System for Voiding Cystourethrograms Using Ultrasonography: An Inter-Rater Comparison [J]. Nephrourol Mon, 2016, 8 (5): e38685.

14. VAN VUUREN S H, DAMEN-ELIAS H A, STIGTER R H, et al. Size and volume charts of fetal kidney, renal pelvis and adrenal gland. Ultrasound Obstet Gynecol, 2012, 40 (6): 659-664.

15. 边旭明. 实用产前诊断学 [M]. 北京: 人民军医出版社, 2008.

16. 韦小明. 产前超声检查在胎儿泌尿系统畸形诊断中的价值[J]. 中国实用医药, 2010, 5 (3): 54-55.

17. NGUYEN H T, BENESON C B, BROMLEY B, et al. Multidisciplinary consensus on the classification of prenatal and postnatal urinary tract dilation (UTD classification system) [J]. J Pediatr Urol, 2014, 10 (6): 982-998.

18. NGUYEN H T, HERNDON C D, COOPER C, et al. The Society for fetal urology consensus statement on the evaluation and management of antenatal hydronephrosis [J]. J Pediatr Urol, 2010, 6 (3): 212-231.

19. GLOOR J M, Ramsey P S, Ogburn P L J, et al. The association of isolated mild fetal hydronephrosis with postnatal vesicoureteral reflux [J]. J Matern Fetal Neonatal Med, 2002, 12 (3): 196-200.

20. FERNBACH SK, MAIZELS M, CONWAY JJ. Ultrasound grading of hydronephrosis: introduction to the system used by the Society for Fetal Urology. Pediatr Radiol, 1993, 23 (6): 478-480.

第二节

消化系统

◆ 按照标准切面和操作流程行胎儿腹部扫查，显示腹部扫查切面，在连续扫查过程中需要探查腹腔脏器的位置、大小、形态、回声等，可发现腹腔脏器位置异常、腹水、皮肤水肿、十二指肠闭锁、肠管回声增强、胃泡小 / 缺失等，同时进行针对性地鉴别诊断。

一、动态扫查

ER4-2-1
胎儿腹部动态扫查

　　腹部动态扫查见 ER4-2-1。

　　探头横向放置于孕妇腹壁，探头平行自上而下滑动至胎儿腹部，顺序显示胎儿腹围横切面、脐带腹壁入口横切面，膀胱水平横切面显示脐动脉数目。在扫查过程中可以观察肝脏、胃泡、胆囊、门静脉窦部等，此切面是测量腹围的切面。通过以上标准切面扫查，可以发现一些异常结构，如胃泡小 / 缺失、十二指肠闭锁、腹水、腹裂、脐膨出、单脐动脉等。

二、标准切面

（一）腹围横切面

　　腹围横切面（图 4-2-1~ 图 4-2-3）显示的结构为肝脏、胃泡、门静脉窦部（即门静脉左支横部）。中部见脐静脉肝内段无回声在肝内延续为门静脉窦部。肝脏位于右侧，呈均匀中低回声；胃泡位于左侧，呈卵圆形无回声，有时内见点状或絮状回声属正常，正常情况下胃泡均有显示，如未显示胃泡，需 30~60 分钟后复查；脾脏位于胃泡左后方，呈与肝回声类似的中低回声，有时受肋骨声影影响较难显示。此切面需注意两侧各只显示一根肋骨。此切面可确认胎儿内脏方位是否正常，可提示胎儿心脏畸形及腹部异常。

　　腹围（abdominal circumference，AC）的测量方法见图 4-2-4、图 4-2-5。

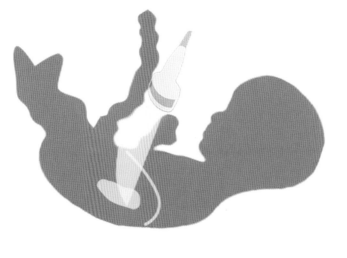

图 4-2-1

胎儿腹部扫查标准切面示意图

探头置于孕妇腹壁扫查胎儿腹部获得腹围横切面

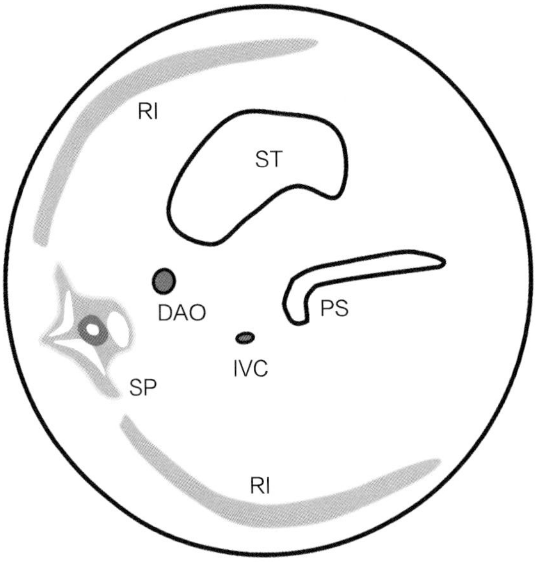

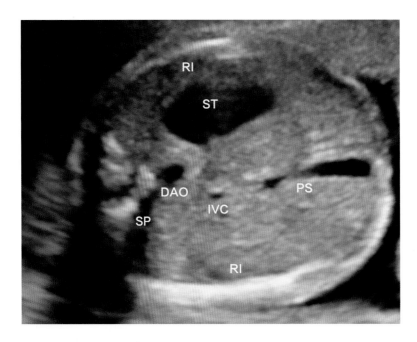

图 4-2-2

胎儿腹围横切面模式图

ST：胃泡，DAO：降主动脉，IVC：下腔静脉，PS：门静脉窦，SP：脊柱，RI：肋骨

图 4-2-3

胎儿腹围横切面超声图

ST：胃泡，DAO：降主动脉，IVC：下腔静脉，PS：门静脉窦，SP：脊柱，RI：肋骨

（1）腹围横切面显示肝脏、胃泡、门静脉窦部，图像适当放大。

（2）沿胎儿腹部皮肤外缘包络测量。

（3）参考值范围：见表 4-2-1、表 4-2-2。

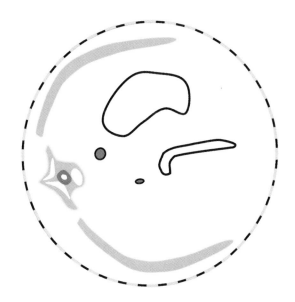

图 4-2-4

胎儿腹围测量模式图

腹围横切面，沿胎儿腹部皮肤外缘包络测量腹围

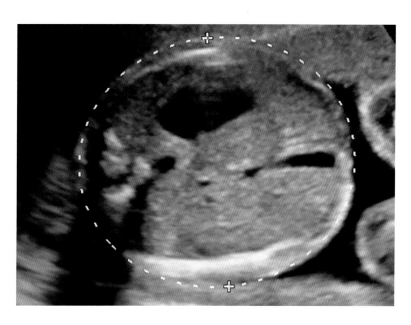

图 4-2-5

胎儿腹围测量超声图

腹围横切面，沿胎儿腹部皮肤外缘包络测量腹围

表 4-2-1

各孕周胎儿腹围参考值范围

孕周	腹围 /cm				
	3%	10%	50%	90%	97%
14	6.4	6.7	7.3	7.9	8.3
15	7.5	7.9	8.6	9.3	9.7

孕周	腹围 /cm				
	3%	10%	50%	90%	97%
16	8.6	9.1	9.9	10.7	11.2
17	9.7	10.3	11.2	12.1	12.7
18	10.9	11.5	12.5	13.5	14.1
19	11.9	12.6	13.7	14.8	15.5
20	13.1	13.8	15.0	16.3	17.0
21	14.1	14.9	16.2	17.6	18.3
22	15.1	16.0	17.4	18.8	19.7
23	16.1	17.0	18.5	20.0	20.9
24	17.1	18.1	19.7	21.3	22.3
25	18.1	19.1	20.8	22.5	23.5
26	19.1	20.1	21.9	23.7	24.8
27	20.0	21.1	23.0	24.9	26.0
28	20.9	22.0	24.0	26.0	27.1
29	21.8	23.0	25.1	27.2	28.4
30	22.7	23.9	26.1	28.3	29.5
31	23.6	24.9	27.1	29.4	30.6
32	24.5	25.8	28.1	30.4	31.8
33	25.3	26.7	29.1	31.5	32.9
34	26.1	27.5	30.0	32.5	33.9
35	26.9	28.3	30.9	33.5	34.9
36	27.7	29.2	31.8	34.4	35.9
37	28.5	30.0	32.7	35.4	37.0
38	29.2	30.8	33.6	36.4	38.0
39	29.9	31.6	34.4	37.3	38.9
40	30.7	32.4	35.3	38.2	39.9

注：采用百分位数法。

表 4-2-2

胎儿腹围测值预测孕龄

腹围 /cm	孕龄 /（周 + 天）	腹围 /cm	孕龄 /（周 + 天）
10.0	15+4	12.0	17+2
10.5	16+1	12.5	17+5
11.0	16+3	13.0	18+2
11.5	16+6	13.5	18+4

腹围 /cm	孕龄 /（周 + 天）	腹围 /cm	孕龄 /（周 + 天）
14.0	19+1	25.5	29+5
14.5	19+3	26.0	30+1
15.0	20+0	26.5	30+4
15.5	20+3	27.0	31+1
16.0	20+5	27.5	31+4
16.5	21+2	28.0	32+1
17.0	21+5	28.5	32+4
17.5	22+2	29.0	33+1
18.0	22+4	29.5	33+4
18.5	23+1	30.0	34+1
19.0	23+4	30.5	34+4
19.5	24+0	31.0	35+1
20.0	24+3	31.5	35+4
20.5	24+6	32.0	36+1
21.0	25+3	32.5	36+4
22.0	26+2	33.0	37+1
22.5	26+5	33.5	37+4
23.0	27+2	34.0	38+1
23.5	27+5	34.5	38+5
24.0	28+2	35.0	39+2
24.5	28+5	35.5	39+5
25.0	29+2	36.0	40+2

图 4-2-6 A，B，C
胎儿胆囊标准切面模式图
A. 胎儿胆囊长轴切面；B. 胎儿
胆囊横切面；C. 胎儿胆囊腹部
矢状切面。
红箭为胆囊，蓝色星形为胃泡，
蓝色三角为门静脉

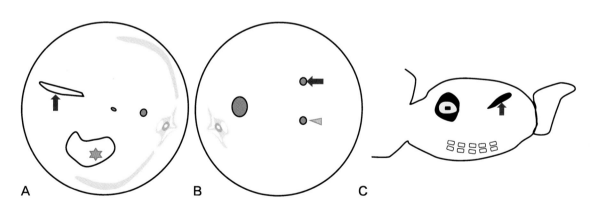

A　　　　　B　　　　　C

（二）胎儿胆囊标准切面

通过胎儿腹部动态扫查，在胎儿胆囊标准切面（图 4-2-6、图
4-2-7）观察胎儿胆囊大小、形态及内部回声。研究显示妊娠 14 周
起超声可显示胎儿胆囊，妊娠 20~24 周显示率约为 92.9%，妊娠
28~32 周显示率约为 95.5%，妊娠 36 周后显示率约为 76.2%。胎

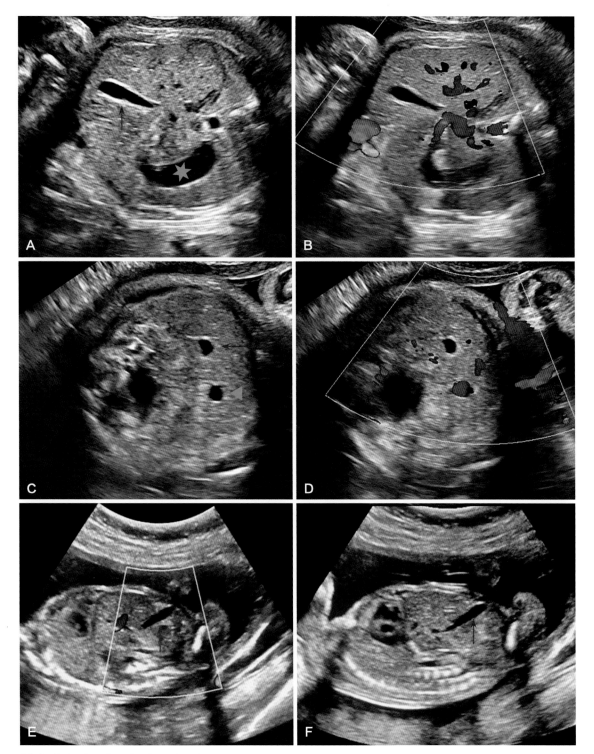

图 4-2-7 A，B，C，D，E，F

胎儿胆囊标准切面超声图

A. 胎儿胆囊长轴切面；B. 胎儿胆囊长轴切面彩色多普勒图像；C. 胎儿胆囊横切
面；D. 胎儿胆囊横切面彩色多普勒图像；E. 胎儿胆囊腹部矢状切面；F. 胎儿胆
囊腹部矢状切面彩色多普勒图像。

红箭为胆囊，蓝色星形为胃泡，蓝色三角为门静脉

儿胆囊形态各异，每个胎儿胆囊的形状与容积变异很大，取决于其充盈程度。随着胎儿发育及孕周增大，胆囊收缩性增加及胎儿体位均可能影响其超声显示率。如果检查过程中发现胎儿胆囊异常，建议间隔 40~60 分钟后复查胆囊变化。

胆囊（gallbladder，GB）的测量方法（图 4-2-8、图 4-2-9）：

（1）胎儿胆囊长轴切面上测量胆囊长、宽时，游标放置于内缘至内缘测量；胎儿胆囊横切面测量胆囊厚径时，游标放置于内缘至内缘测量。

（2）胎儿标准腹围切面探头略向胎儿尾侧偏斜扫查显示胎儿胆囊最大长径，之后旋转探头 90°至胆囊的横切面，图像适当放大。

（3）参考值：目前国际上常用的胎儿胆囊参考值引自 1994 年 Goldstein I 等的研究，但是研究年代较早，研究纳入的例数也较少，之后国内外也有一些相关研究，也可引作参考（表 4-2-3）。

三、异常征象

通过标准切面扫查，可发现腹腔脏器位置异常、腹水、皮肤水肿、十二指肠闭锁、肠管回声增强、胃泡小 / 缺失等异常。

（一）腹腔脏器位置异常

腹腔脏器位置异常（abnormal abdominal situs）可在腹围横切面发现。超声容易显示胃泡，胃泡的位置异常常提示腹腔脏器位置异常。

1. **腹围横切面**（图 4-2-10） 胃泡未在左侧，向中线移位或在右侧，甚至出现在胸腔。

2. **可能提示的异常** 腹部包块挤压、内脏反位 / 异位、膈疝。

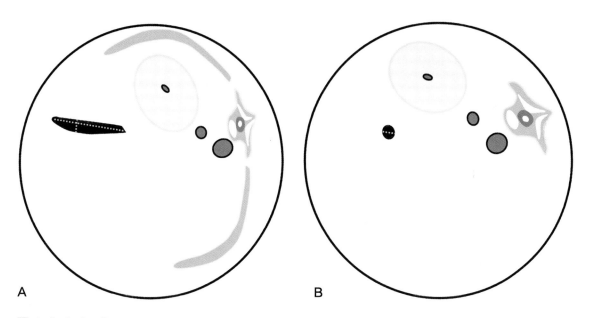

图 4-2-8 A，B

胎儿胆囊测量模式图

A. 胎儿胆囊长轴切面测量长径及宽径（内缘至内缘）；B. 胎儿胆囊横切面测量厚径（内缘至内缘）

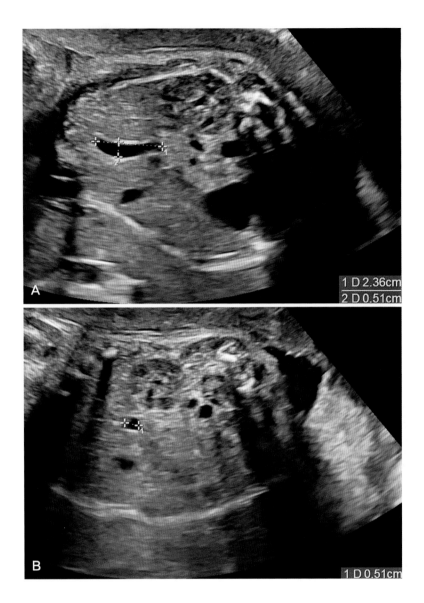

图 4-2-9 A，B

胎儿胆囊测量超声图

A. 胎儿胆囊长轴切面测量长径及宽径（内缘至内缘）；B. 胎儿胆囊横切面测量厚径（内缘至内缘）

表 4-2-3

不同孕周正常胎儿胆囊参考值范围

孕周	长径 /cm			横径 /cm		
	10%	50%	90%	10%	50%	90%
15~19	0.5	1.0	1.5	0.2	0.3	0.35
20~22	1.0	1.5	2.0	0.3	0.4	0.6
23~24	1.0	1.9	2.2	0.4	0.6	0.7
25~26	1.45	2.1	2.8	0.4	0.6	0.8
27~30	1.7	2.1	3.0	0.5	0.7	0.9
31~34	1.9	2.6	3.2	0.5	0.7	1.0
35~40	2.1	2.7	3.3	0.4	0.65	0.9

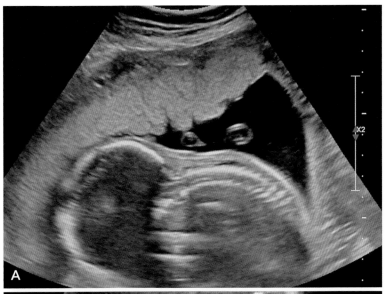

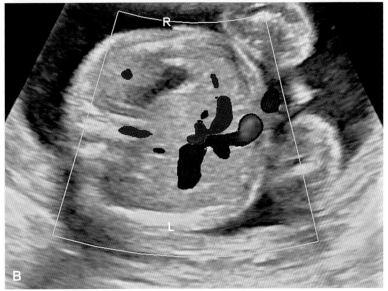

图 4-2-10 A，B
<u>胎儿腹腔脏器位置异常超</u>
<u>声图</u>

筛查孕周，A.胎儿头颈上胸部
脊柱矢状切面，显示胎儿呈臀
位；B.胎儿腹围横切面，显示
胃泡位于右侧。

R：胎体右侧，L：胎体左侧

（二）腹水

腹水（ascites）可在腹部连续扫查中及腹围横切面发现。腹水指腹腔内的异常液体积聚。

1. 胎儿腹部连续扫查、腹围横切面（图 4-2-11）　可见围绕肠管或肝周、脾周的液性暗区。

2. 可能提示的异常　超声发现胎儿腹水时，应针对其病因进行针对性探查，有些病因产前不能明确诊断，或腹水可能为特发性，也有些病因则通过其他相关检查或抽取腹水送检发现，超声检查有时可发现感染、贫血、消化道异常、呼吸道异常、泌尿道、泄殖腔异常。此外，各种心脏异常、动静脉瘘等原因导致的心衰也可以导致腹水，染色体异常也可表现腹水。

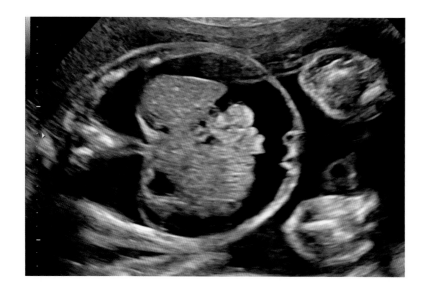

图 4-2-11

胎儿腹水超声图

妊娠 29 周，腹围横切面可见肠
管、肝周液性暗区

（三）十二指肠闭锁

十二指肠闭锁（duodenal atresia）可在腹围横切面发现。

1. 定义　十二指肠闭锁是十二指肠近端和远端之间的闭锁。

2. 腹围横切面（图 4-2-12）　其典型超声表现为双泡征，胎儿腹部连续扫查可发现胃泡及在其右侧的无回声（扩张的近端十二指肠），两者相通。可伴有迟发性羊水多，多见于中孕晚期或晚孕早期。胎儿十二指肠梗阻也可表现为双泡征。

3. 伴发其他异常　常伴发其他消化道畸形（如肠旋转不良）、脊柱异常、心脏畸形及 21- 三体综合征。

（四）肠管回声增强

肠管回声增强（hyperechogenic bowel）可在腹部连续扫查中发现。常指肠管回声等于或高于骨骼回声。

1. 胎儿腹部连续扫查（图 4-2-13）　显示肠管回声等于或高于髂骨回声。

2. 相关异常　非整倍体染色体异常（21- 三体综合征）、感染、囊性纤维化、肠道梗阻、胎儿生长受限、地中海贫血、羊膜腔内出血被胎儿吞咽等。

（五）胃泡小 / 缺失

胃泡小 / 缺失（small/absent stomach）可在腹围横切面发现。行超声扫查过程中胃泡持续性不显示或小。

1. 腹围横切面（图 4-2-14）　胃泡不显示或小，30~60 分钟复查仍不显示或大小无变化。

2. 相关异常　食管闭锁、胎儿运动不能畸形序列征（fetal akinesia deformation sequence，FADS）及其他神经关节挛缩病变（neuroarhtro-gryposes）、复杂面裂合并腭异常、羊水过少等。

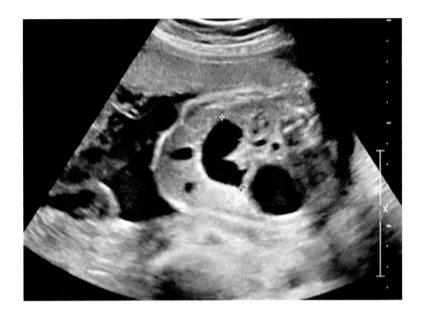

图 4-2-12

胎儿十二指肠闭锁超声图

筛查孕周，腹围横切面可见双泡征，为胃泡及其右侧的扩张的近端十二指肠（游标）

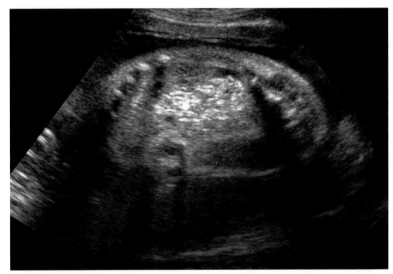

图 4-2-13

胎儿肠管回声增强超声图

妊娠 34 周，胎儿腹部矢状切面见肠管回声高于周边骨骼回声

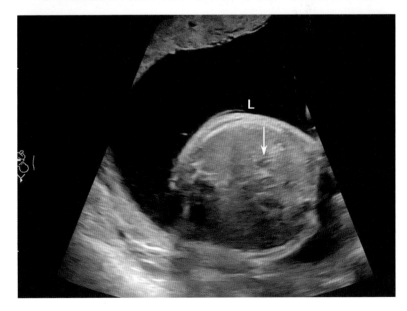

图 4-2-14

胎儿胃泡小超声图

筛查孕周，胎儿腹围横切面见胎儿持续胃泡小，箭示胎儿胃泡小。

L：胎体左侧

（六）胆囊异常

1. **胎儿胆囊增大**（enlarged fetal gallbladder） 可在胆囊长轴切面发现。胆囊的长和宽大于相同孕周的 2 倍标准差。大多数孤立性胆囊增大是正常变异，也可以是先天性胆道闭锁所致（肝外型，闭锁部位多位于胆囊管汇合处以下）。

（1）胆囊长轴切面（腹围横切面）：可见胆囊异常增大，通常在该切面测量胆囊的长与宽（图 4-2-15）。

（2）胆囊增大可在某些染色体畸形中发现，可能是全身代谢异常的表现。

2. **胎儿胆囊不显示**（non-visualization of fetal gallbladder）可在胆囊标准扫查切面发现。

（1）胆囊长轴切面、横切面及矢状切面（图 4-2-16）：胆囊区未探及明显的胆囊回声。

（2）先天性囊性纤维化可表现为胆囊不显示，也可同时出现肠管增宽、回声增强、胎儿生长受限等异常表现。

3. **胎儿胆囊内异常回声**（echogenic material in the fetal gallbladder） 可在胆囊标准扫查切面发现。

（1）胆囊长轴切面、横切面及矢状切面（图 4-2-17）：胎儿胆囊内强回声多为胆囊结石、胆泥或胆固醇结晶，因其成分不同而有不同表现，胆囊内的等回声团一般为胆泥，胆囊结石表现为强回声团后伴或不伴声影。

（2）鉴别诊断包括感染形成的肝包膜或肝内钙化灶、胎粪性腹膜炎形成的强回声团等。

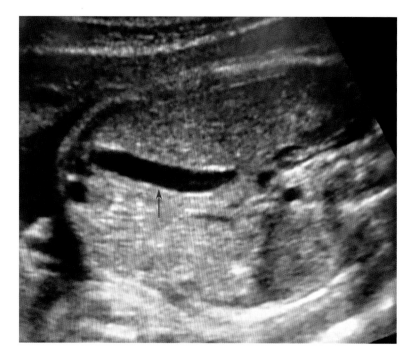

图 4-2-15

胎儿胆囊增大超声图

筛查孕周，胎儿腹部胆囊横切面见胎儿胆囊增大，箭示胆囊

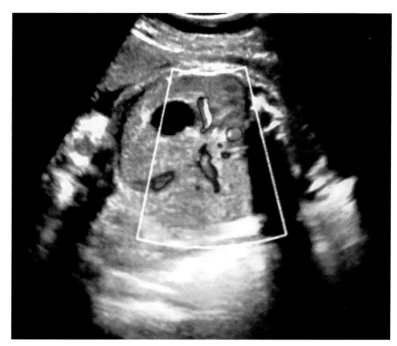

图 4-2-16
胎儿胆囊不显示超声图
筛查孕周，胎儿腹部胆囊横切面
未显示胆囊

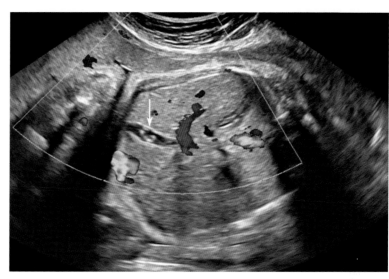

图 4-2-17
胎儿胆囊内多发强回声超
声图
妊娠 34 周，胎儿腹部胆囊横切
面，箭示胎儿胆囊内多发点状强
回声

4. **先天性胆管扩张症**（congenital biliary dilatation，CBD）即胆总管囊肿，可在胆囊标准扫查切面发现。

（1）胆囊长轴切面、横切面及矢状切面（图 4-2-18）：本病的囊状扩张型可在妊娠中期及妊娠晚期被超声检出，有国外学者报道本病最早的检出孕周为 15 周，其特征性声像图表现为肝门区的囊性包块，形状呈圆形，位于门静脉的右前方，常对门静脉产生压迫而使门静脉走行弯曲，如果显示囊性包块与胆囊相通，则有助于明确诊断。彩色多普勒可以更清楚地显示该包块位于门静脉、肝动脉及脐静脉之间，其内部无血流信号。

（2）产前发现本病时应与十二指肠闭锁、重复胃、肠重复畸形、肾上腺囊肿、肠系膜囊肿等鉴别。

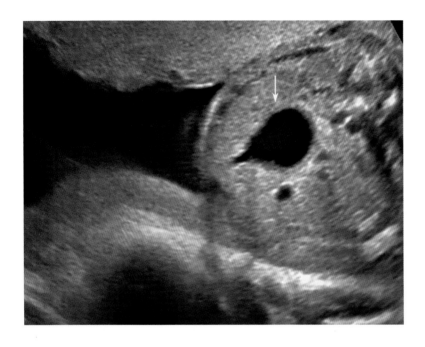

图 4-2-18

胎儿先天性胆管扩张症超声图

筛查孕周，胎儿腹部胆囊横切面见肝门区圆形囊性包块（箭），壁薄、不蠕动

四、鉴别诊断

当发现胃泡大小异常、肠管扩张、腹部囊肿、腹腔内强回声、腹部占位和腹水时，需要同时对可能合并的异常及异常征象的病因进行针对性扫查及鉴别诊断。

（一）胃泡大小异常

1. 胃泡小或缺失　腹围横切面上胃泡持续不显示或胃泡小需考虑不同的异常，一般见于食管闭锁、FADS/神经关节挛缩、复杂面裂合并腭异常、羊水过少，具体鉴别如下：

（1）食管闭锁：胃泡小或无胃泡合并迟发性中孕晚期或晚孕期羊水过多，有时可见食管盲端扩张（图 4-2-19），但多数食管闭锁合并气管食管瘘，胃泡充盈正常，产前难以诊断。

（2）FADS/神经关节挛缩：因吞咽障碍导致胃泡小或不显示（图 4-2-20），此外还有关节挛缩、胎动少/无、羊水过多、肺及胸廓发育不全、脐带短、胎儿生长受限（fetal growth restriction，FGR）、颅面部异常等表现。

（3）复杂面裂合并腭异常：因吞咽障碍导致胃泡不充盈或胃泡小（图 4-2-21）。

（4）羊水过少：双肾不发育（缺如）（图 4-2-22）、严重 FGR或胎膜早破、羊水过少，致胃泡小或不显示。

2. 胃泡增大（图 4-2-23）　见于胃出口梗阻。巨膀胱-小结肠-小肠蠕动迟缓综合征（megacystis-microcolon-intestinal hypoperistalsis syndrome，MMIHS）也有胃泡增大的表现。

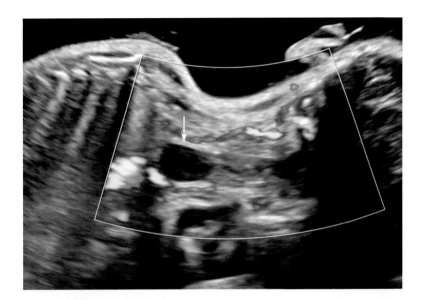

图 4-2-19
胎儿食管闭锁超声图
筛查孕周，胎儿颈部矢状切面，
箭示囊性无回声为食管盲端扩张

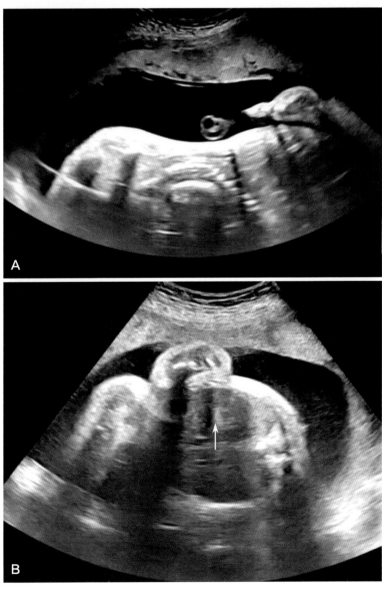

图 4-2-20 A，B
胎儿运动不能畸形序列征超
声图
妊娠 31 周，A. 胎儿颈部矢状切
面见脊柱过伸；B. 胎儿腹围横
切面，箭示胎儿胃泡未显示

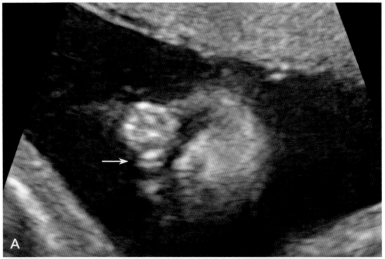

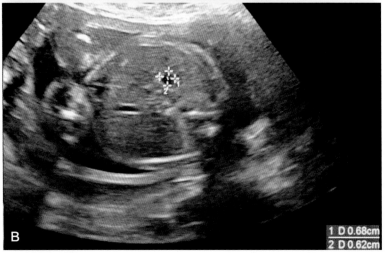

图 4-2-21 A，B

胎儿复杂面裂合并腭异常超声图

筛查孕周，A.胎儿面部冠状切面，箭示胎儿唇腭裂；B.胎儿腹围横切面见胎儿胃泡小，约 0.7cm×0.6cm

（二）肠管扩张

据文献报道，正常胎儿小肠横径不超过 6mm，妊娠 20~24 周、28~32 周及 33 周~临产前结肠肠管扩张的临界值分别为 10.5mm、15.5mm 及 19.5mm，晚孕期可见结肠扩张，横径一般不超过 20mm，直肠不超过 13mm。肠管扩张见于多种情况，但是对于病因鉴别诊断困难。肠管扩张常见于小肠闭锁、肠扭转和肠梗阻，鉴别如下：

1. **小肠闭锁**　一般从中孕晚期开始肠管扩张明显，闭锁近端肠管严重扩张，肠管位于腹部中央，壁回声增强，蠕动明显（图 4-2-24）。

2. **肠扭转**　多数病例产前明确诊断困难，典型表现为：肠管扩张，肠管蠕动明显减少，近端扩张肠管蠕动增加，可见旋涡征、咖啡豆征（小肠扩张折叠形成包块，外侧壁薄，由单层肠壁构成，内侧壁厚，由折叠的两层增厚的肠壁构成，为肠扭转的特异性表现），肠系膜上动静脉位置异常（图 4-2-25）。

3. **肠梗阻**　囊性纤维化是主要病因，梗阻常发生在回肠，少数可发生在结肠，或多个肠袢扩张伴肠腔内高回声内容物，肠壁回声也

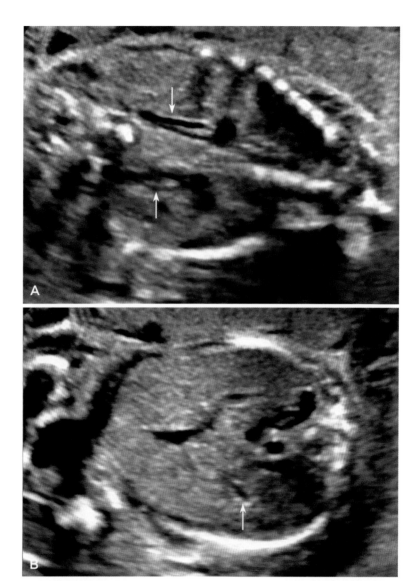

图 4-2-22 A, B
胎儿双肾不发育合并胃泡小
超声图

筛查孕周, A. 胎儿肾脏冠状切面显示双肾不发育, 箭示双侧肾上腺"平卧"征; B. 胎儿腹围横切面, 箭示胎儿胃泡小

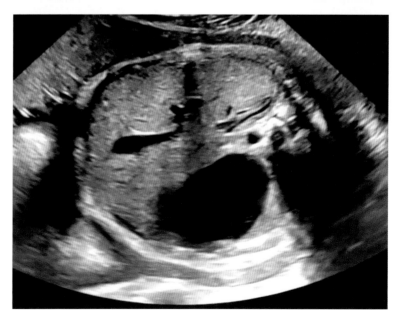

图 4-2-23
胎儿胃泡增大超声图
妊娠 37 周, 胎儿腹围横切面见胃泡增大

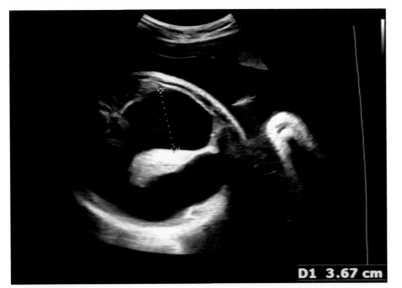

D1　3.67 cm

图 4-2-24
胎儿小肠闭锁超声图

妊娠 30 周，胎儿腹围横切面中
央见扩张肠管，内径约 3.7cm

图 4-2-25 A，B
胎儿肠扭转超声图

妊娠 32 周，A. 胎儿腹围横切
面见扩张肠管呈旋涡征；B. 胎
儿腹围横切面见扩张肠管呈咖
啡豆征

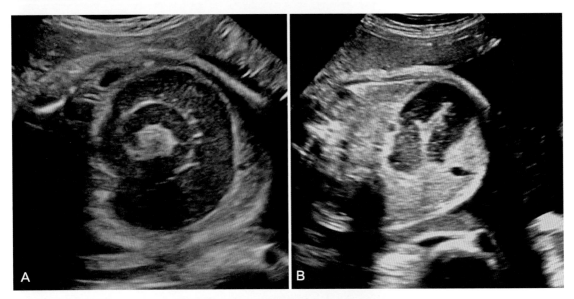

A

B

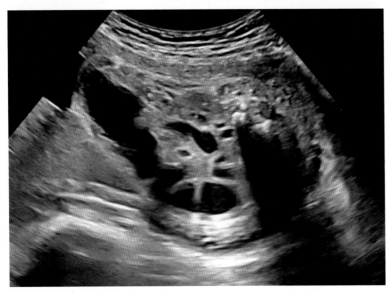

图 4-2-26
胎儿肠梗阻超声图

妊娠 31 周，胎儿腹围横切面见
多处肠管扩张

可增强，应行羊膜腔穿刺术排除囊性纤维化（图4-2-26）。扩张肠袢以肠系膜上动静脉为轴形成螺旋形包块，可呈咖啡豆征。

（三）腹部囊肿

囊肿可发生于胃肠道、肝脏、胆管系统、肠系膜及大网膜、肾、肾上腺、脾脏、卵巢、脐尿管等部位，部分畸胎瘤也可表现为囊性回声。腹腔内囊肿检出较容易，但明确来源有困难，可根据囊肿的位置大致推测其来源。囊壁回声特点（厚薄、是否分层、钙化）、有无蠕动、囊内容物（液体、出血性、胎粪性）、合并的异常、孕周、胎儿性别等可进行鉴别。较常见的腹部囊肿为先天性胆管扩张症、肠重复囊肿、肠系膜囊肿、卵巢囊肿、胎粪性假性囊肿和阴道积液/子宫阴道积液。当囊壁回声增强、不规则、伴囊壁钙化，合并腹腔内钙化灶、肠管扩张、腹水时，应考虑胎粪性假性囊肿；下腹部复杂囊肿伴肠石症，可合并其他泄殖腔发育异常。

1. 先天性胆管扩张症（choledochal cyst） 先天性胆管扩张症又称胆总管囊肿，是胆总管的一部分呈囊性或梭形扩张，囊肿常位于右上腹肝门区或胆囊旁，壁薄、不蠕动，与肝内胆管或胆囊相通，不与胃泡相通，囊肿内不能用彩色多普勒显示血流信号，有时在囊肿旁可探及伴行的门静脉（图4-2-18）。胆囊大小一般正常，囊肿体积随孕周增大而增大。

2. 肠重复囊肿（enteric duplication cyst） 又称肠源性囊肿，最常见于回肠，体积较小，多为紧邻肠管的圆形囊肿，囊壁较厚且有低回声肠壁肌层结构，囊液清亮无分隔（图4-2-27）。出生后典型征象为囊壁即肠管壁上可出现血流信号，形成"双环征"，囊壁厚2~4mm，厚度均匀。

图4-2-18
胎儿先天性胆管扩张症超声图

筛查孕周，胎儿腹部胆囊横切面见肝门区圆形囊性包块（箭），壁薄、不蠕动

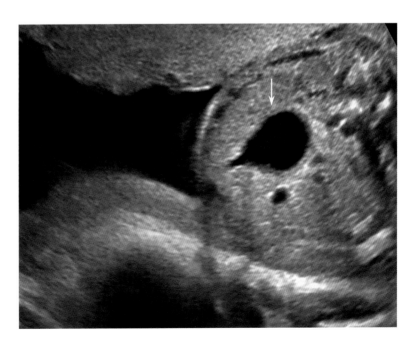

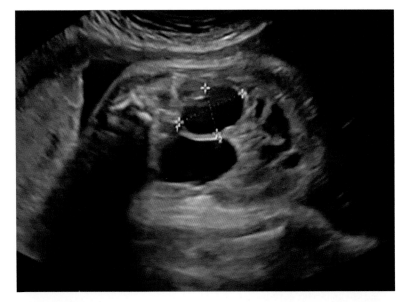

图 4-2-27
胎儿肠重复囊肿超声图
妊娠 33 周，胎儿下腹部横切面，游标示右下腹囊性回声，囊壁较厚，囊内透声好

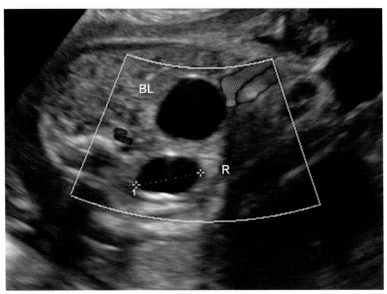

图 4-2-28
胎儿肠系膜囊肿超声图
妊娠 32 周，胎儿下腹部膀胱水平横切面见囊肿（游标示），壁薄，内透声好。
BL：膀胱，R：胎体右侧

3. **肠系膜囊肿**（mesenteric cyst） 又称肠系膜淋巴管瘤，囊肿壁薄、内透声好，内部可见分隔，与肠管不相通，囊肿体积常较大，形态不规则，偶可见单房囊肿（图 4-2-28）。产前声像图无特异性，出生后患儿行腹部超声检查可确诊，典型表现为边缘不规则、内含分隔的多房囊性团块，偶见钙化。

4. **卵巢囊肿** 卵巢囊肿是女性胎儿最常见的盆腔囊性占位性病变，常在妊娠中晚期发现。可分为单纯型囊肿和复杂型囊肿，表现为下腹部类圆形的囊性肿物，单纯型囊肿囊壁薄、光滑，囊内透声好（图 4-2-29）；复杂型囊肿囊壁厚，囊内透声差，并含有子囊、沉渣、分隔等，常合并囊内出血。动态监测囊肿长径变小多提示卵巢囊肿。

5. **胎粪性假性囊肿**（图 4-2-30） 胎儿期由于各种原因造成的肠穿孔，胎粪经破孔进入腹腔引起的无菌性化学性腹膜炎，是肠穿孔

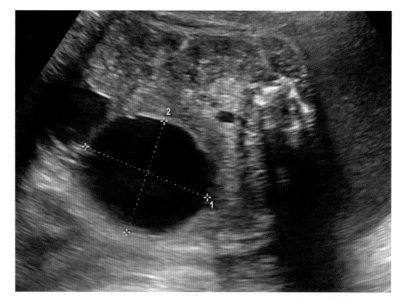

图 4-2-29
胎儿卵巢囊肿超声图
妊娠 31 周，胎儿下腹部横切面见类圆形的囊性肿物，壁薄、光滑，囊内透声好，生后证实为卵巢囊肿

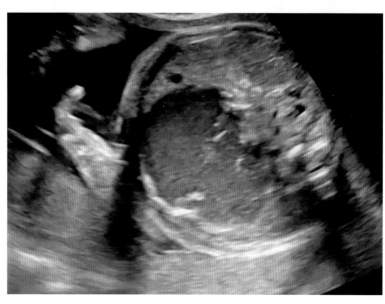

图 4-2-30
胎儿胎粪性腹膜炎超声图
妊娠 29 周，胎儿下腹部横切面见不规则囊性回声，囊内见低回声，可见囊壁及腹腔内钙化

的终末表现，一般体积较大，内容物为低回声，囊壁回声增强、不规则、伴囊壁钙化，合并腹腔内钙化灶、肠管扩张、腹水；MRI 可显示其内胎粪。

6. 阴道积液 / 子宫阴道积液　常表现为下腹部复杂囊肿，可为阴道闭锁导致，也可合并其他泄殖腔发育异常，可与泌尿道、直肠等发生瘘，需注意探查。

超声表现为：盆 / 腹腔中线处膀胱后方囊性回声，可有分隔（存在双阴道 / 双子宫时），可合并腹水（子宫阴道内黏液及尿液经输卵管反流至腹腔而形成），囊肿大合并腹水时提示泌尿生殖窦持续存在，合并肠石症（图 4-2-31）时（泌尿道与肠道有瘘，尿液进入肠道导致）考虑泄殖腔持续存在，注意探查肛门靶环征，以排除合并肛直肠畸形，常合并泌尿系统异常，如肾发育异常、肾积水及输尿管扩张。

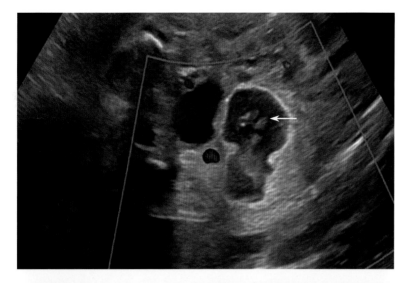

图 4-2-31

胎儿肠石症超声图

筛查孕周，胎儿下腹部膀胱斜横切面见膀胱后方囊性回声，囊内见高回声（箭），产后病理证实为泄殖腔畸形合并肠石症

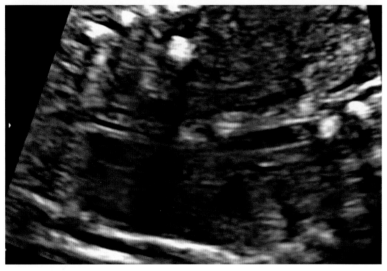

图 4-2-32

胎儿肝内强回声超声图

筛查孕周，胎儿腹部冠状切面见肝内强回声，后方伴声影

（四）腹腔内强回声

强回声可出现在腹腔脏器内部及表面，可见于肝内强回声、腹腔内强回声、肠石症和胎儿胆囊内强回声，同时也需排除肾发育不良、腹腔内的隔离肺等。

1. **肝内强回声**（图 4-2-32） 肝内单发、多发或弥散性强回声，根据位置鉴别病因：腹膜炎表现为肝表面弥散性点状钙化；感染表现为肝实质散在钙化；肿瘤常可见肝实质病灶内钙化，肝实质内钙化还可与缺血坏死、出血、陈旧血栓有关。

2. **腹腔内强回声** 常见于胎粪性腹膜炎，表现为胎儿腹腔内（腹膜上）连续线状或散在、局灶性钙化合并声影（图 4-2-30），可合并胎粪性假性囊肿和腹水。

3. **肠石症**（图 4-2-31） 钙化点位于肠腔内而非肠腔外脏腹膜及壁腹膜，一般见于肛直肠畸形、小肠闭锁 / 梗阻、Hirschsprung 病，由于胎粪滞留时间过长，肠腔内 pH 降低或胎粪及尿液相互作用导致。

4. 胎儿胆囊内强或高回声（图 4-2-17） 胆囊内可见强回声，伴或不伴后方声影。

（五）腹部占位

胎儿腹部占位常来源于肝脏、肾脏及肾上腺，本节主要介绍肝内占位，肾脏及肾上腺占位具体内容见第四章第一节。

肝内占位中较常见的病变包括肝母细胞瘤、肝血管瘤、肝间质错构瘤及肾上腺肾母细胞瘤肝转移，多于妊娠晚期发现，产前明确诊断困难，良性和恶性胎儿肿瘤有类似的超声表现。产前可监测肿瘤大小、形状及肿瘤压迫或动静脉分流导致的非免疫性水肿等其他征象，有助于评价胎儿安危及选择分娩时机、分娩方式、及时治疗，可改善结局。

1. 肝母细胞瘤（图 4-2-33） 多为实性，低回声或高回声，界清、分叶状，内部回声可不均，可有局灶性出血、坏死、钙化，存在占位效应、肝内血管移位，肿瘤内部血流少，产前生长较迅速。

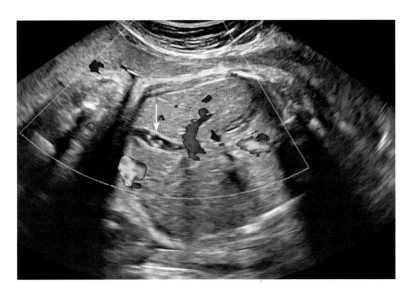

图 4-2-17
胎儿胆囊内多发强回声超声图
妊娠 34 周，胎儿腹部胆囊横切面，箭示胎儿胆囊内多发点状强回声

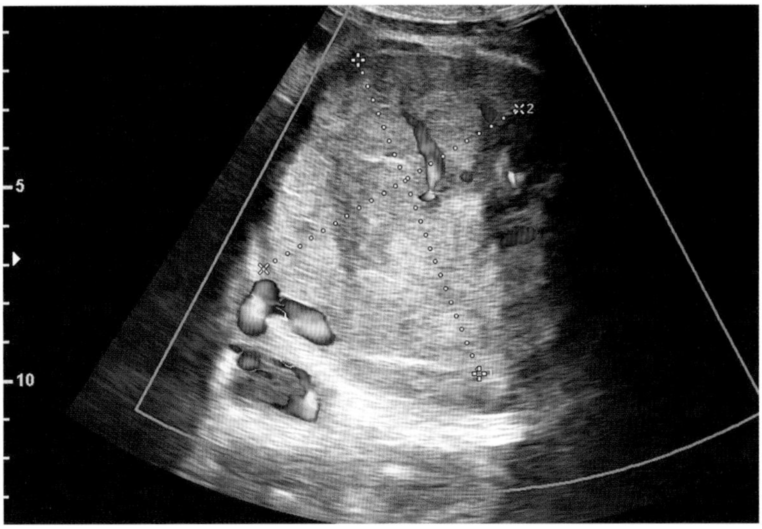

图 4-2-33
胎儿肝母细胞瘤超声图
妊娠 36 周，胎儿腹围横切面见肝内巨大实性占位，呈分叶状，内部回声不均、血流少，游标示测量占位大小，自 32 周起发现并生长迅速，产后证实为肝母细胞瘤

2. 肝血管瘤（图4-2-34） 回声不具特异性，低/中等/高回声，界清，内回声均匀/不均，内可出现坏死性低回声/囊性回声/网格状回声、钙化点，血流丰富，可出现肿瘤内动静脉分流，胎儿可能合并心衰、血小板减少、溶血性贫血、血肿破裂导致的腹腔内出血，需密切监测，同时也注意探查其他部位的血管瘤，尤其胎盘血管瘤。

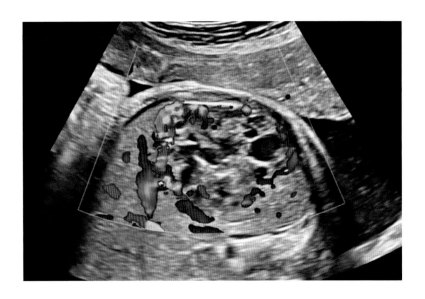

图 4-2-34
胎儿肝血管瘤超声图
妊娠 39 周，胎儿腹围横切面见肝内网格状回声，血流丰富，产后证实为肝血管瘤

（玄英华　邓　笛　李晓菲　吴青青）

参考文献

1. PLADINI D，VOLPE P. Ultrasound of congenital fetal anomalies：Differential Diagnosis and Prognostic Indicators［M］. Second Edition. London：Taylor & Francis，2014.

2. COUTURE A，BAUD C，FERRAN JL，et al. Gastrointestinal tract sonography in fetuses and children［M］. Berlin：Springer Berlin Heidelberg，2008.

3. 李胜利，罗国阳. 胎儿畸形产前超声诊断学［M］. 北京：人民军医出版社，2004.

4. UERPAIROJKIT B，CHAROENVIDHA D，TANAWATTANACHAROEN S，et al. Fetal intestinal volvulus：a clinico-sonographic finding［J］. Ultrasound Obstet Gynecol，2001，18（2）：186-187.

5. BIYYAM D R，DIGHE M，SIEBERT J R. Antenatal diagnosis of intestinal malrotation on fetal MRI［J］. Pediatr Radiol，2009，39（8）：847-849.

6. GUPTA P，SHARMA R，KUMA S，et al. Role of MRI in fetal abdominal cystic masses detected on prenatal sonography［J］. Arch Gynecol Obstet，2010，281（3）：519-526.

7. SHAUN M，KUNISAKI S W，BRUCH R B，et al. The diagnosis of fetal esophageal atresia and its implications on perinatal outcome［J］. Pediatr Surg Int，2014，30（10）：971-977.

8. 刘爽，吴青青. 胎儿肠旋转不良伴中肠扭转超声诊断研究［J］. 中华医学超声杂志（电子版），2016，13（11）：840-844.

9. RONIN C, MACE P, STENARD F, et al. Antenatal prognostic factor of fetal echogenic bowel [J]. European Journal of Obstetrics & Gynecology, 2017, 212: 166-170.

10. HELLMUND A, BERG C, GEIPEL A, et al. Prenatal diagnosis of fetal akinesia deformation sequence (FADS): a study of 79 consecutive cases [J]. Arch Gynecol Obstet, 2016, 294 (4): 697-707.

11. FAVRE R, DREUX S, DOMMERGUES M, et al. Nonimmune fetal ascites: A series of 79 cases [J]. American Journal of Obstetrics and Gynecology, 2004, 190 (2): 407-412.

12. MALLLMANN M R, REUTTER H, MACK-DETLEFSEN B, et al. Prenatal diagnosis of hydro (metro) colpos: a series of 20 cases [J]. Fetal Diagn Ther, 2019, 45 (1): 62-68.

13. AL-HUSSEIN H A, GRAHAM E M, TEKES A, et al. Pre- and postnatal imaging of a congenital hepatoblastoma [J]. Fetal Dian Ther, 2011, 30 (2): 157-159.

14. LI J L, GENG X P, CHEN K S, et al. Huge fetal hepatic hemangioma: prenatal diagnosis on ultrasound and prognosis [J]. BMC Pregnancy and Childbirth, 2018, 18 (1): 2.

15. HARRIS K, CARREON C K, VOHRA N, et al. Placental mesenchymal dysplasia with hepatic mesenchymal hamartoma: A case report and literature review [J]. Fetal and Pediatric Pathology, 2013, 32 (6): 448-453.

16. HAFFAJEE M R. The fetal gallbladder: morphology and morphometry by microdissection [J]. Surg Radiol Anat, 2000, 22 (5-6): 261-270.

17. HAVING K, FLAMM L, MCAULIFFE D. The fetal gallbladder: A study of sonographic visualization rate and dimensions in the second and third trimesters [J]. Journal of Diagnostic Medical Sonography, 2002, 18 (6): 387-393.

18. MOON M H, CHO J Y, KIM J H, et al. In utero development of the fetal gall bladder in the Korean population [J]. Korean J Radiol, 2008, 9 (1): 54-58.

19. HERTZBERG B S, KLIEWER M A, MAYNOR C, et al. Nonvisualization of the fetal gallbladder: frequency and prognostic importance [J]. Radiology, 1996, 199 (3): 679-682.

20. BRONSHTEIN M, WEINER Z, ABRAMOVICI H, et al. Prenatal diagnosis of gall bladder anomalies- report of 17 cases [J]. Prenat Diagn, 1993, 13 (9): 851-861.

21. CHAN L, RAO B K, JIANG Y, et al. Fetal gallbladder growth and development during gestation [J]. J Ultrasound Med, 1995, 14 (6): 421-425.

22. GOLDSTEIN I, TAMIR A, WEISMAN A, et al. growth of the fetal gall bladder in normal pregnancies [J]. Ultrasound Obstet gynecol, 1994, 4 (4): 289-293.

23. 王睿婕, 王兴田, 王荣. 建立不同孕周胎儿胆囊的正常参考值范围 [J]. 中国医学影像技术, 2012, 28 (10): 1886-1889.

24. 王银, 李胜利, 陈琮瑛, 等. 胎儿胆囊异常的产前超声诊断及意义 [J/CD]. 中华医学超声杂志(电子版), 2012, 9 (5): 433-438.

25. HADLOCK FP, DETER RL, HARRIST RB, et al. Estimating fetal age: computer-assisted analysis of multiple fetal growth parameters [J]. Radiology, 1984, 152 (2): 497-501.

26. HADLOCK FP, DETER RL, HARRIST RB, et al. Fetal head circumference: relation to menstrual age [J]. Am J Roentgenol, 1982, 138 (4): 649-653.

腹　壁

◆ 扫查胎儿腹壁时，应结合多切面动态扫查脐带腹壁入口切面及躯干部矢状切面，判断腹壁的完整性，以及腹壁与脐带的连接关系，可用于筛查脐膨出、腹裂，同时注意与 Cantrell 五联征等疾病进行鉴别。

一、动态扫查

（一）脐带腹壁入口切面

脐带腹壁入口切面动态扫查见第四章第二节腹部动态扫查。

（二）躯干部矢状切面动态扫查

扫查躯干部矢状切面时，探头纵向放置于孕妇腹壁，声束从胎儿的腹侧进入，垂直于胎儿腹壁扫查获得躯干部矢状切面。此切面显示腹壁完整性及腹壁与脐带的连接关系，亦可用于筛查脐膨出、腹裂。（ER4-3-1）

二、标准切面

胎儿腹壁扫查包括脐带腹壁入口切面及躯干部矢状切面（图4-3-1）。

ER4-3-1
胎儿躯干部矢状切面动态扫查

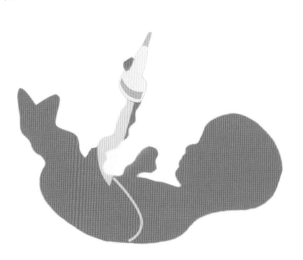

图4-3-1
胎儿腹壁扫查标准切面示意图
探头置于孕妇腹壁扫查胎儿腹壁获得脐带腹壁入口切面

（一）脐带腹壁入口切面

脐带腹壁入口切面（图 4-3-2、图 4-3-3）位于膀胱上方，后方显示脊柱横切面，前方显示腹壁完整性及腹壁与脐带的连接关系。

（二）胎儿躯干部矢状切面

胎儿躯干部矢状切面（图 4-3-4、图 4-3-5）显示腹壁完整性及腹壁与脐带的连接关系。

图 4-3-2
胎儿脐带腹壁入口切面模式图
胎儿脐带腹壁入口切面，可显示腹壁完整性及与脐带的连接关系。
SP：脊柱，箭示脐带腹壁入口

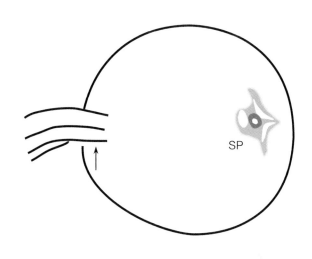

图 4-3-3 A，B
胎儿脐带腹壁入口切面超声图
胎儿脐带腹壁入口切面，A. 二维超声图，箭示脐带腹壁入口，SP：脊柱；B. 彩色多普勒超声图

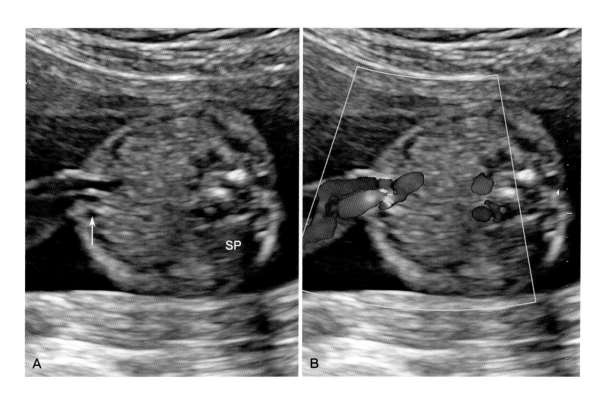

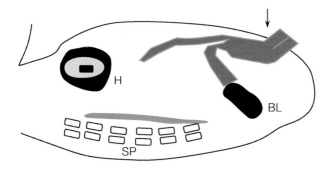

图 4-3-4
胎儿躯干部矢状切面模式图
胎儿躯干部矢状切面，显示腹壁
完整性及与脐带的连接关系。
H：心脏，SP：脊柱，BL：膀
胱，箭示脐带腹壁入口

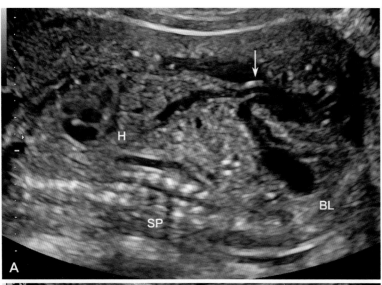

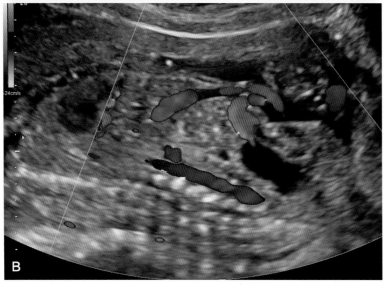

图 4-3-5 A，B
胎儿躯干部矢状切面超声图
胎儿躯干部矢状切面，A. 二维
超声图显示腹壁完整性及与脐带
的连接关系；B. 彩色多普勒超
声图。
H：心脏，SP：脊柱，BL：膀胱，
箭头示脐带腹壁入口

三、异常征象

通过标准切面扫查，可发现脐膨出、腹裂等异常。

（一）脐膨出

脐膨出（omphalocele）可在脐带腹壁入口切面及躯干部矢状

面发现。

1. 脐膨出为腹壁肌肉、筋膜、皮肤缺损腹腔内容物膨出腹壁，缺损处由腹膜及羊膜构成的包膜覆盖，脐带插入部位在包膜的顶部
该包膜偶尔会发生破裂。破裂后，腹腔内容物漂浮于羊膜腔内，与腹裂相似。与腹裂不同的是脐膨出破裂通常缺损较大，可见肝脏位于腹腔外，而腹裂很少有肝脏膨出。30%~40% 的膨出伴发非整倍体染色体异常，以 18- 三体综合征最为常见。

2. 脐带腹壁入口切面及躯干部矢状切面（图 4-3-6） 可见脐带插入点位于膨出物顶端，膨出物中含肝脏和 / 或肠道等组织，外侧可见包膜覆盖。彩色多普勒可见脐带插入部位在包膜的顶部。脐膨出的超声表现取决于缺损的大小及部位、腹腔积液以及缺损部位内包含的脏器，常有肝脏和肠腔同时膨出。

3. 生理性中肠疝 经阴道超声可以早在妊娠 10~12 周时发现前腹壁向外膨出包块，但 11 周以前可能有生理性中肠疝（图 4-3-7），

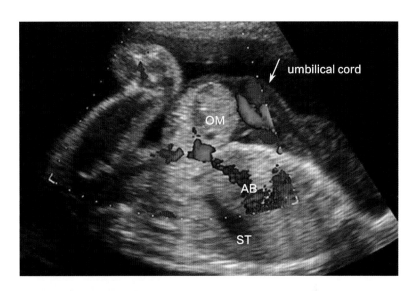

图 4-3-6

胎儿脐膨出超声图

筛查孕周，胎儿躯干部矢状切面可见膨出组织为肝脏和肠腔。
umbilical cord：脐 带，OM：脐膨出，AB：腹部，ST：胃泡

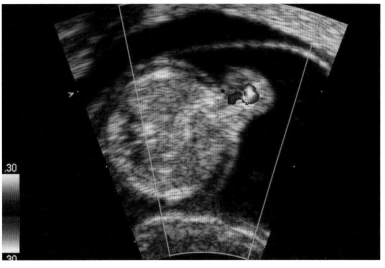

图 4-3-7

妊娠早期胎儿生理性中肠疝超声图

妊娠早期，经阴道超声胎儿脐带腹壁入口切面显示前腹壁向外膨出包块

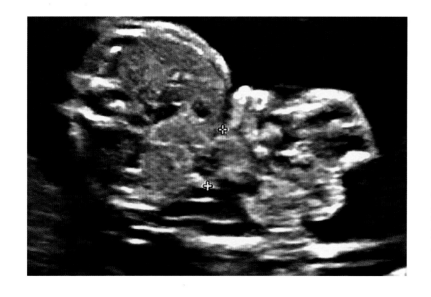

图 4-3-8
胎儿腹裂脐带腹壁入口切面
超声图
妊娠 16 周，胎儿脐带腹壁入口
切面见腹壁缺损，肠管从缺损部
位膨出漂浮于羊水中

不能诊断脐膨出。随着中肠回纳进腹腔，12 周后可消失。

（二）腹裂

腹裂（gastroschisis）可在脐带腹壁入口切面及躯干部矢状面发现。

1. 腹裂多数为散发 该病继发于妊娠 6 周胚胎两侧襞不完全闭合引起的腹壁全层缺失，常发生于脐轮右侧，可能与前腹壁完成包卷而"脐轮"完全闭合前发生脐疝破裂有关。可使妊娠晚期胎死宫内的概率增加。孕妇血清甲胎蛋白增高有助于腹裂的发现。

2. 脐带腹壁入口切面（图 4-3-8）**及躯干部矢状切面** 腹裂是前腹壁全层缺损，缺陷处位于插入点右下方，可有肠管从缺损部位膨出后漂浮于羊水中；与较小的腹腔相比，裂出组织与腹腔大小不成比例。由于内脏直接暴露于羊水中，暴露在羊水中的肠腔壁增厚。

3. 腹裂有 10%~15% 的病例伴有小肠闭锁 腹裂儿一般不伴胃肠道外的畸形，这也是腹裂儿预后较好的部分原因。

四、鉴别诊断

腹壁异常：三个胚层折叠同时发生，每种异常都与一种脐膨出类型相关。头襞发育缺陷导致高位或上腹部脐膨出，如体外心（心脏外置）及 Cantrell 五联征；侧襞发育缺陷包括腹裂与脐膨出；尾襞发育缺陷导致低位或下腹脐膨出，如膀胱及泄殖腔外翻。腹壁异常的范围可从小脐疝到有着内脏外翻的大缺损。为避免重叠，本章鉴别诊断的内容中包括 Cantrell 五联征、膀胱外翻与泄殖腔，腹裂与脐膨出见本节"三、异常征象"内容，体外心（心脏外置）见第三章第二节内容。

（一）Cantrell 五联征

在新生儿中发生率为 1/200 000~1/65 000，由上腹部脐膨出、膈肌前部缺损、胸骨裂、心包缺损及心脏缺陷组成。胎儿胸部、腹围横切面及躯干部矢状切面见胸部心脏外置、脐部上方脐膨出，膨出内容为心脏，还可有肝脏、肠管、胃泡（图 4-3-9），可合并心脏及心外畸形。Cantrell 五联征与 X 连锁遗传有关，有报道发现该病与 18 号和 13 号染色体异常相关。

（二）膀胱外翻

膀胱外翻（exstrophy of bladder）在活产儿中发生率为 3.3/100 000，表现为膀胱缺如，伴腹壁中线下段团块及外生殖器异常，脐动脉在腹壁中线下段团块两侧走行（图 4-3-10）。

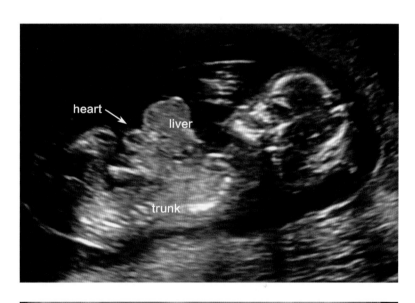

图 4-3-9
胎儿 Cantrell 五联征超声图
妊娠 14 周，胎儿躯干部矢状切面见胎儿胸壁缺损心脏外置，合并肝脏膨出。
heart：心脏, liver：肝脏, trunk：胎体

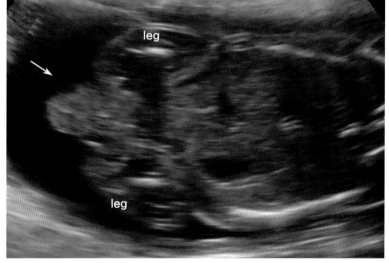

图 4-3-10
胎儿膀胱外翻超声图
筛查孕周，胎儿躯干部矢状切面未显示正常膀胱，腹壁中线下段见膨出组织。
leg：腿

（三）泄殖腔畸形

泄殖腔畸形（cloaca exstrophy）通常包括脐膨出（omphalocele）、膀胱或泄殖腔外翻（exstrophy of bladder or cloaca）、肛门闭锁（imperforate anus）和脊柱畸形（spinal defects），故也称为OEIS综合征。在活产儿中发生率为1/400 000~1/200 000，胎儿前腹壁下段脐膨出，不能识别正常膀胱，脐带低位插入，脐动脉位于下腹壁肿块包膜上，生殖器畸形。部分病例髂骨呈八字形，常伴有脊柱裂，脊髓脂肪瘤，马蹄内翻足（图4-3-11）。

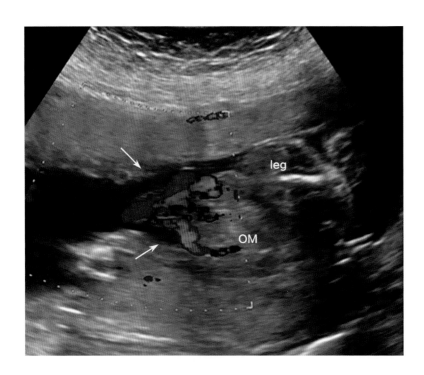

图4-3-11
胎儿泄殖腔畸形超声图
筛查孕周，胎儿下腹部膀胱水平横切面见脐膨出，箭示膨出物，脐动脉血流位于膨出包块上，未显示正常膀胱。
OM：脐膨出，leg：大腿

（陈欣林）

参考文献

1. 陈欣林，张丹.超声掌中宝（妇科及产科分册）［M］.北京：科学文献出版社，2010.

2. 陈常佩，陆兆龄.围生期超声多普勒诊断学［M］.北京：人民卫生出版社，2002.

3. HENRICH K, HUEMMER H P, REINGRUBER B, et al. Gastroschisis and omphalocele: treatments and long-term outcomes［J］. Pediatric Surgery International, 2008, 24（2）: 167-173.

4. Claudine P T P D, Velie E M, Oechsli F W, et al. A population - based study of gastroschisis: Demographic, pregnancy, and lifestyle risk factors［J］. Teratology, 2010, 50（1）: 44-53.

第四节

盆 腔

◆ 通过扫查胎儿膀胱水平横切面，观察胎儿膀胱大小、膀胱两侧脐动脉，同时结合羊水量的多少，可发现下尿路梗阻、单脐动脉，判断下尿路梗阻病因及预后。

一、动态扫查

胎儿盆腔动态扫查内容见第四章第二节。

二、标准切面

胎儿盆腔扫查标准切面为胎儿膀胱水平横切面（图4-4-1）。

胎儿膀胱水平横切面（图4-4-2~图4-4-4）可显示胎儿盆腔内的结构，膀胱位于胎儿盆腔正中呈无回声，应用彩色多普勒显示膀胱两侧脐动脉。

三、异常征象

通过胎儿膀胱标准切面扫查可发现下尿路梗阻、单脐动脉，判断下尿路梗阻的病因及预后。

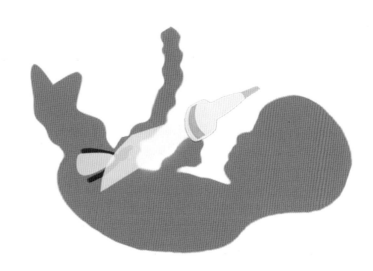

图4-4-1
胎儿盆腔扫查标准切面示意图
探头置于孕妇腹壁扫查胎儿盆腔获得膀胱水平横切面

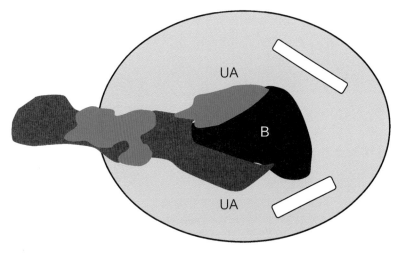

图 4-4-2

胎儿膀胱水平横切面彩色多普勒模式图

胎儿膀胱水平横切面显示盆腔正中无回声膀胱及两侧脐动脉。

B：膀胱，UA：脐动脉

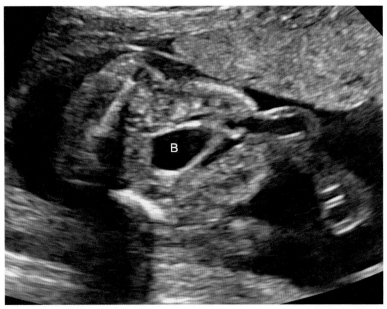

图 4-4-3

胎儿膀胱水平横切面超声图

胎儿膀胱水平横切面显示盆腔正中无回声膀胱。

B：膀胱

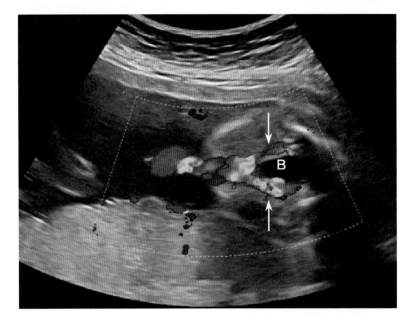

图 4-4-4

胎儿膀胱水平横切面彩色多普勒超声图

胎儿膀胱水平横切面显示盆腔正中无回声膀胱及两侧脐动脉（箭）。

B：膀胱

（一）下尿道梗阻

下尿道梗阻（lower urinary tract obstruction，LUTO）（图4-4-5）可在胎儿膀胱水平横切面发现。

超声表现为膀胱明显扩张，40分钟大小无改变。后尿道瓣膜及尿道闭锁是下尿道梗阻的常见原因。

1. 后尿道瓣膜　后尿道瓣膜是后尿道内的一个软组织瓣膜，仅发生于男性，是先天性下尿路梗阻的常见原因。由于后尿道瓣膜的阻挡，胎儿尿液不能排入羊膜腔而导致羊水过少，从而导致一系列的严重改变，包括肺发育不良、Potter's 综合征、四肢挛缩、膀胱壁纤维化、输尿管反流、纤维化，最终导致肾积水。

（1）胎儿膀胱水平横切面及盆腹部矢状切面：表现为膀胱明显扩张及膀胱壁明显增厚，尿道明显扩张似"钥匙孔"样且与膀胱相通。双侧输尿管扩张及肾积水可为非对称性，有时仅表现为轻度肾盂扩张。本病仅发生于男性胎儿，因此观察外生殖器有助于辨别本病。当梗阻严重时，膀胱内压力较高可导致膀胱破裂而形成尿性腹水，或者肾积水发展到一定程度引起肾盏破裂而形成尿性囊肿（图4-4-6）。

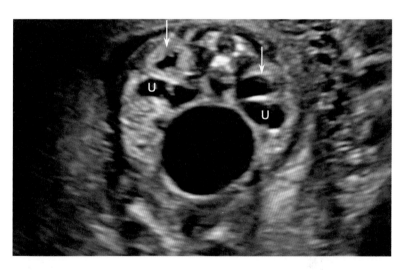

图 4-4-5

胎儿下尿道梗阻超声图

妊娠19周，胎儿膀胱水平切面见膀胱明显扩张，双肾盂扩张（箭），双侧输尿管扩张。

U：输尿管

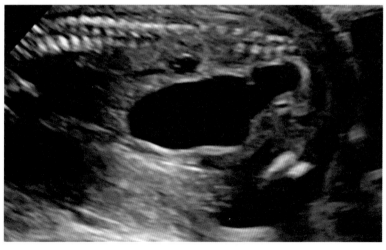

图 4-4-6

胎儿后尿道瓣膜超声图

妊娠19周，胎儿盆腹部矢状切面见膀胱明显扩张，膀胱壁明显增厚，尿道明显扩张似"钥匙孔"样且与膀胱相通

（2）可伴发尿性腹水、肾积水、尿性囊肿。发生较早者预后较差，24周之后超声检出且不出现羊水过少、严重肾积水等症状则预后相对较好。

2. 尿道闭锁　由尿道闭锁引起的尿道完全梗阻可发生于女性，也可发生于男性。

（1）胎儿膀胱水平横切面：超声表现与严重后尿道瓣膜梗阻相似，膀胱极度扩张，严重时充满整个腹腔。羊水过少或无羊水导致胎儿在宫内严重受压。发生于男性胎儿时与后尿道瓣膜难以区分。

（2）可伴发羊水过少或无羊水。预后极差，幸存者多合并脐尿瘘或膀胱直肠瘘。

（二）单脐动脉

单脐动脉（single umbilical artery，SUA）：可在胎儿膀胱水平横切面及脐带横切面发现。发生率约1%，多胎妊娠发生率明显升高。以膀胱两侧只显示一条脐动脉、脐血管内只显示一条脐动脉为主要特征。正常脐带含有两条动脉和一条静脉，血管周围为胶样基质（华通胶），脐带表面覆盖一层羊膜，左右脐动脉分别是左右髂内动脉的分支。胎儿脐带内仅有一条脐动脉，考虑为先天性发育不良或后天脐动脉闭塞所致。

1. 胎儿膀胱水平横切面及脐带横切面（图4-4-7）　膀胱水平横切面显示仅有一条动脉走行于膀胱一侧，另一侧无正常脐动脉显示。脐带横切面显示正常的两条脐动脉和一条脐静脉形成的"品"字型结构消失，代之以"吕"字型结构，其内为一条脐动脉及一条脐静脉，单脐动脉螺旋数一般较正常脐带少。

2. 伴发其他异常　单脐动脉可伴发染色体异常或遗传综合征（如先天性心脏病和先天性肾脏异常）、胎儿生长受限（1/4的单脐动脉可发生）或围产期不良结局，孤立性单脐动脉预后较好。

四、鉴别诊断

胎儿盆腔囊性肿物常发生于泌尿生殖系统，较常见的胎儿盆腔囊肿包括巨膀胱和卵巢囊肿，可结合囊肿的位置、回声、合并的异常、胎儿性别等对病因进行鉴别。

（一）巨膀胱

膀胱的排空对胎儿泌尿系统的发育及维持羊水量平衡均具有重要作用。巨膀胱（megacystis）病因包括染色体异常、下尿路梗阻、泄殖腔畸形及泌尿生殖系统复杂畸形、巨膀胱－小结肠－肠蠕动迟缓综合征以及单绒毛膜性双胎发生双胎输血综合征中一胎受血。妊娠后期由于激素的作用，代谢过程减慢可出现假性巨膀胱。

1. 分级　14周前，胎儿膀胱长径大于7mm即可诊断，分为3级：Ⅰ级（轻度增大）膀胱长径为8~11mm，Ⅱ级（中度增大）膀胱长径为12~15mm，Ⅲ级（重度增大）膀胱长径大于15mm。胎儿膀胱长径为7~15mm时70%的症状可自然消失，大于15mm时多见梗阻性肾病。妊娠中期诊断标准不统一，ISUOG规定晚发型巨膀胱表现为膀胱扩张且40分钟不排空，胎儿盆腹腔矢状切面显示膀胱上缘达到或高于脐带腹壁入口考虑巨膀胱。另有报道妊娠中期较为广泛接受的巨膀胱诊断标准为胎儿盆腹腔矢状切面膀胱长径（单位：mm）大于孕周数+12mm（图4-4-8）。

2. 巨膀胱常合并染色体异常　妊娠早期如果胎儿膀胱长径为7~15mm，20%为染色体异常，如果染色体正常，90%以上可以缓解；若大于15mm，10%为染色体异常，其余发展为梗阻性肾病。妊娠中期需要结合临床资料、胎儿肾脏、外生殖器及消化系统等对巨膀胱的具体病因进行鉴别。

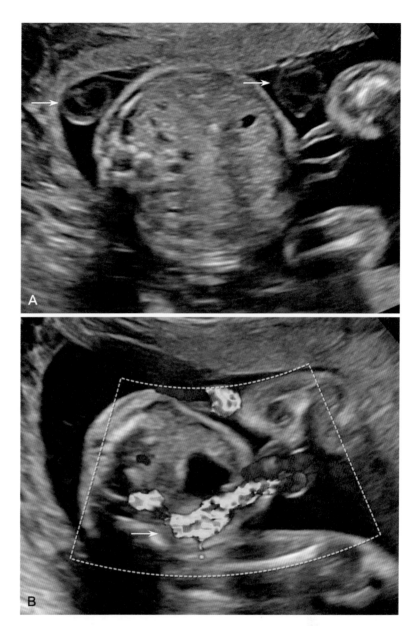

图 4-4-7 A，B

胎儿单脐动脉超声图

妊娠 25 周，A. 胎儿脐带横切面
仅见一条脐动脉；B. CDFI 膀胱
水平横切面显示膀胱两侧仅见一
条脐动脉

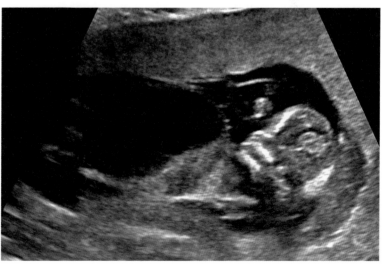

图 4-4-8

妊娠早期胎儿巨膀胱超声图

妊娠早期，胎儿矢状切面显示胎
儿膀胱长径为 37mm

（二）卵巢囊肿

卵巢囊肿（ovarian cyst）是女性胎儿最常见的盆腔囊性占位性病变，常在妊娠中晚期发现。目前未发现其明确病因，多数研究认为与母体激素过度刺激有关（图4-4-9）。

1. **分型** 卵巢囊肿可分为单纯型囊肿和复杂型囊肿，表现为下腹部类圆形的囊性肿物，单纯型囊肿囊壁薄、光滑，囊内透声好；复杂型囊肿囊壁厚，囊内透声差，并含有子囊、沉渣、分隔等，常合并囊内出血。有研究认为长径大于4cm的卵巢囊肿较易扭转，也有研究认为复杂型囊肿易扭转但也有自然消退的可能。动态监测囊肿长径变小提示卵巢囊肿。

2. **预后** 大多预后良好，随着母体激素水平的稳定，多数囊肿可自行消退，无需特殊干预；对于一些径线较大的单纯型或复杂型囊肿，可建议进行宫内穿刺抽吸或新生儿期手术治疗，尚未发现卵巢囊肿容易合并其他结构畸形或染色体异常。

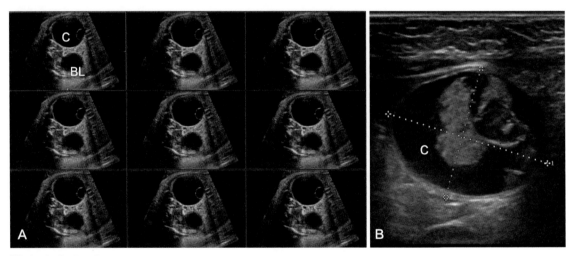

图4-4-9 A，B

胎儿卵巢囊肿及出生后超声图

A. 妊娠37周，TUI成像见胎儿盆腔囊肿，囊肿内见一子囊；B. 同一患儿出生后超声图像，证实为卵巢畸胎瘤。
C：囊肿，BL：膀胱

（安园园　张普庆　李晓菲　吴青青）

参考文献

1. MOORE K L, PERSAUD T V N. The Developing Human：Clinically Oriented Embryology［M］. 6th ed. Philadelphia：WB Saunders Company，1998.

2. PARK J M. Campbell's Urology［M］. 8th ed. Philadelphia：WB Saunders Company，2002.

3. 邓学东. 胎儿泌尿系统异常的超声诊断思路［J/CD］. 中华医学超声杂志(电子版)，2016，13：（5）321-323.

4. TAGHAVI K，SHARPE C，STRINGER M D. Fetal megacystis：A systematic review［J］. J Pediatr Urol，2017，13（1）：7-15.

第五节

外生殖器

◆ 胎儿外生殖器检查不属于常规产科超声筛查的内容。当可疑外生殖器异常或存在高危因素时，可进行外生殖器超声检查。胎儿外生殖器形态异常、位置关系改变、难以分辨性别时，应警惕外生殖器异常。产前超声检查中很难区分伴有隐睾的小阴茎和有正常阴唇的阴蒂肥大。

一、标准切面

进行外生殖器扫查时，男性胎儿扫查外生殖器矢状切面及斜横切面（图 4-5-1）；女性胎儿扫查外生殖器斜横切面（图 4-5-2）。

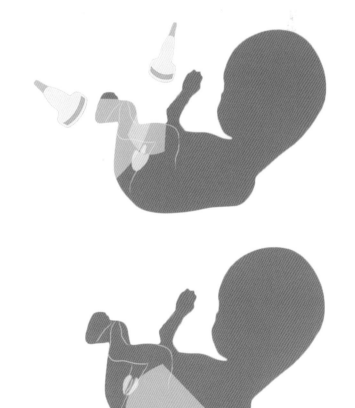

图 4-5-1
男性胎儿外生殖器扫查切面示意图
探头置于孕妇腹壁扫查男性胎儿外生殖器获得外生殖器矢状切面及斜横切面

图 4-5-2
女性胎儿外生殖器扫查切面示意图
探头置于孕妇腹壁扫查女性胎儿外生殖器获得外生殖器斜横切面

（一）男性胎儿外生殖器矢状切面（图4-5-3、图4-5-4）**及斜横切面**（图4-5-5、图4-5-6）

（1）男性胎儿外生殖器矢状切面或斜横切面上，显示男性胎儿阴茎最大长径。

（2）自阴囊边缘至阴茎顶端测量三次取平均值（图4-5-7、图4-5-8）。

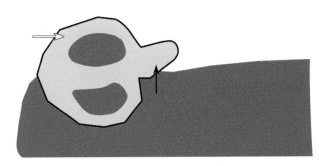

图4-5-3

男性胎儿外生殖器矢状切面模式图

可显示部分阴囊及其内睾丸回声（白箭）、前方阴茎回声（黑箭）

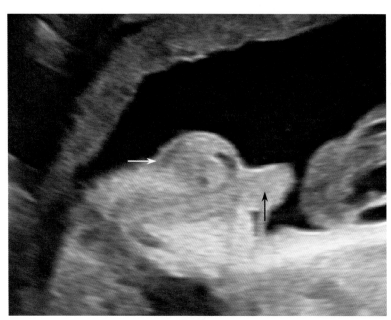

图4-5-4

男性胎儿外生殖器矢状切面超声图

可显示部分阴囊及其内睾丸回声（白箭）、前方阴茎回声（黑箭）

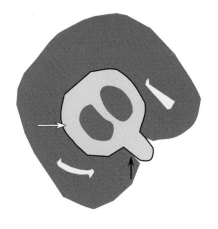

图4-5-5

男性胎儿外生殖器斜横切面模式图

显示双侧阴囊及其内睾丸回声（白箭）、前方阴茎部分阴茎回声（黑箭）

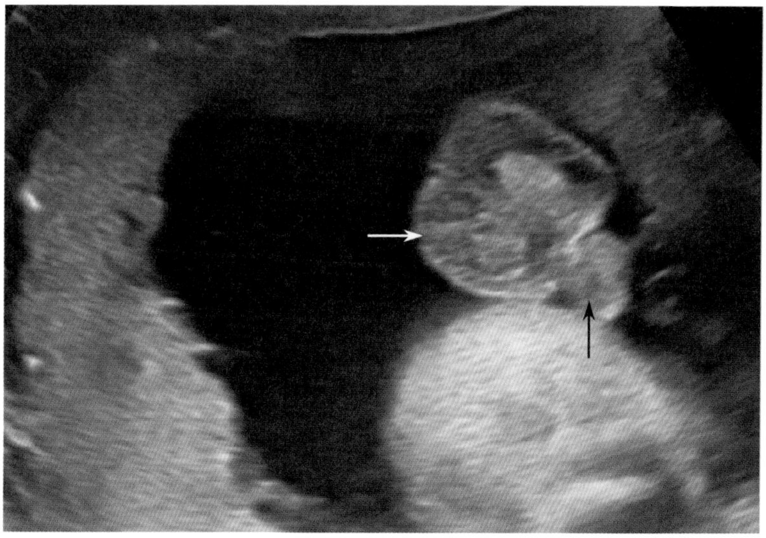

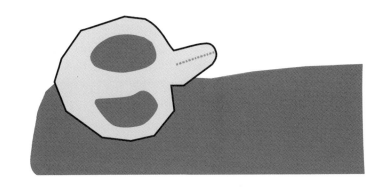

图 4-5-6

男性胎儿外生殖器斜横切面超声图

显示双侧阴囊及其内睾丸回声（白箭）、前方阴茎部分阴茎回声（黑箭）

图 4-5-7

男性胎儿阴茎测量模式图

男性胎儿外生殖器矢状切面，虚线示测量阴茎长度

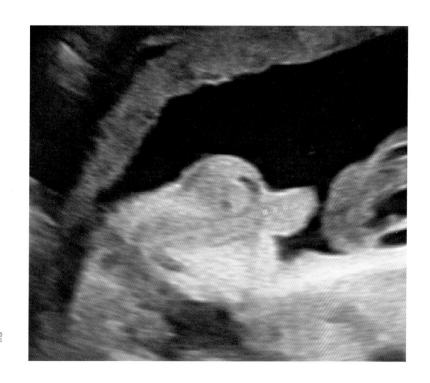

图 4-5-8

男性胎儿阴茎测量超声图

男性胎儿外生殖器矢状切面，虚线示测量阴茎长度

（3）参考值范围（因肢体遮挡影响测量准确度，仅供参考）见表 4-5-1。

（二）女性胎儿外生殖器斜横切面（图 4-5-9、图 4-5-10）

二、异常征象

通过标准切面扫查，可发现"郁金香"征、阴茎短小及睾丸未降，可对相关疾病进行鉴别。

（一）"郁金香"征

"郁金香"征（'tulip'sign）：可在胎儿外生殖器扫查切面发现。发现"郁金香"征时，需要考虑尿道下裂、阴茎阴囊转位及女性先天性肾上腺皮质增生症。

表 4-5-1

不同孕周男性胎儿阴茎长度参考值范围

孕周	病例数	阴茎长度 /mm		
		均数	第 5 百分位数	第 95 百分位数
14	26	3.88	2.63	5.39
15	25	4.38	3.04	5.96
16	20	4.90	3.48	6.57
17	6	5.45	3.95	7.20
18	6	6.03	4.44	7.87
19	5	6.64	4.97	8.56
20	12	7.27	5.52	9.28
21	18	7.94	6.11	10.04
22	42	8.64	6.72	10.82
23	44	9.36	7.36	11.63
24	32	10.12	8.04	12.47
25	24	10.90	8.74	13.34
26	10	11.72	9.47	14.24
27	8	12.56	10.23	15.17
28	14	13.43	11.02	16.13
29	17	14.33	11.83	17.11
30	7	15.26	12.68	18.13

孕周	病例数	阴茎长度 /mm		
		均数	第 5 百分位数	第 95 百分位数
31	17	16.22	13.56	19.18
32	24	17.21	14.46	20.25
33	13	18.23	15.40	21.36
34	8	19.28	16.36	22.50
35	12	20.36	17.35	23.66
36	11	21.46	18.38	24.86
37	10	22.60	19.43	26.08
38	8	23.77	20.51	27.33
总计	419			

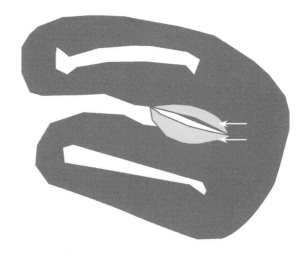

图 4-5-9
女性胎儿外生殖器斜横切面
模式图
白箭示双侧大阴唇回声

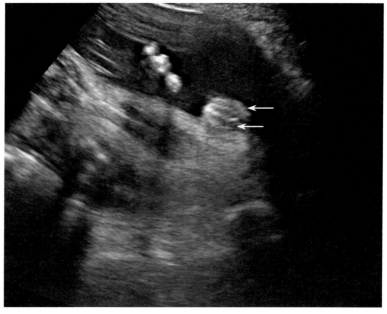

图 4-5-10
女性胎儿外生殖器斜横切面
超声图
白箭示双侧大阴唇回声

1. **尿道下裂**（hypospadias）"郁金香"征是典型尿道下裂的二维超声表现。

男性胎儿外生殖器矢状切面及斜横切面（图4-5-11）：短小下弯的阴茎镶嵌于分裂的两侧阴囊之间，另伴有阴茎末端变钝，阴茎腹侧异常开口处排尿（而不是阴茎的尖端排尿），尿流不呈直线而呈扇形，阴茎背侧包皮增厚呈头巾状。也可伴有部分性阴茎阴囊转位。应用三维超声更有利于诊断。

2. **阴茎阴囊转位**　又称阴囊分裂、阴茎前阴囊。指阴囊异位于阴茎上方，分为完全性和部分性。该病比较罕见，部分性较完全性多见，常伴有尿道下裂、阴茎短小及下弯畸形。

男性胎儿外生殖器矢状切面及斜横切面（图4-5-12）：矢状切面扫查胎儿下腹部、会阴部可见胎儿外生殖器结构异常，阴囊的位置较正常阴囊位置高，位于脐带和阴茎进入腹壁水平之间；斜横切面扫查胎儿下腹部、会阴部可见两个阴囊，每个阴囊内可见一睾丸回声，阴茎位于分裂的两个阴囊中间。结合二维及三维超声声像图更有利于诊断。

3. **女性先天性肾上腺皮质增生症**　先天性肾上腺皮质增生症是导致女性假两性畸形的主要原因，女性胎儿外阴男性化。

女性胎儿外生殖器斜横切面：阴蒂肥大如阴茎，阴道闭锁或发育不全，尿道开口于阴蒂根部腹侧，大阴唇融合类似阴囊，易误诊为男性尿道下裂并双侧隐睾，产前超声通常不能诊断，结合染色体和羊水中的激素有助于诊断。

（二）阴茎短小（因肢体遮挡影响测量准确度，仅供参考）

阴茎短小指外观正常的阴茎体的长度小于正常阴茎体长度平均值2.5个标准差以上，对于先天性阴茎短小可于生后或宫内诊断。

在二维超声声像图上测量阴茎体长度，自阴囊边缘至阴茎顶端，测量三次取平均值，长度小于正常阴茎平均长度2.5个标准差以上，阴茎形态正常，其长度与直径比值正常（图4-5-13）。阴茎短小可以独立存在也可以是某些综合征的表现之一。可伴有阴茎海绵体发育不良，阴囊小，睾丸小伴下降不全。

此外，尿道下裂常伴有阴茎短小，还需除外隐匿性阴茎、阴茎缺如，还应考虑先天性阴茎发育不全及包皮过短引起的小阴茎等，另外存在个体发育差异，诊断需慎重。

（三）睾丸未降

睾丸未降或睾丸下降不全，是指睾丸未能按照正常发育过程从腰部腹膜后下降至阴囊。有研究显示，正常胎儿中，最早在妊娠26周时29.4%睾丸已降入阴囊，妊娠27周时50%睾丸已降入阴囊，妊娠28周时达95.7%，妊娠29周时达97.4%，32周后可达100%。据报道，睾丸未降在新生儿的发病率约为4%，在生长发育中逐渐降低，表明在出生后睾丸仍可继续下降，但至6个月之后，继续下降的机会明显减少。因此胎儿时期诊断睾丸未降须慎重，可观察至生后半年。

图 4-5-11
胎儿尿道下裂超声图
妊娠 31 周，男性胎儿外生殖器斜横切面显示"郁金香"征，箭示两侧阴囊间短小下弯阴茎，阴茎末端变钝

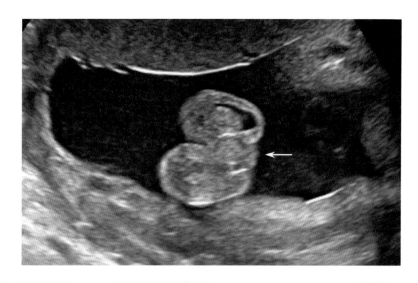

图 4-5-12 A，B
胎儿阴茎阴囊转位超声图
妊娠 31 周，男性胎儿外生殖器，A. 二维超声斜横切面，箭示阴茎位于分裂的两个阴囊间；B. 矢状切面三维超声成像显示阴囊异位于阴茎上方

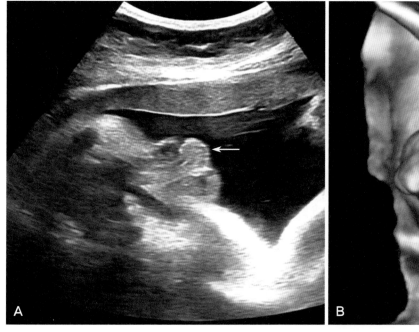
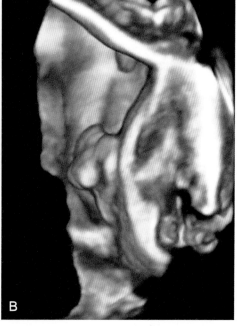

图 4-5-13
胎儿阴茎短小超声图
妊娠 32 周，男性胎儿外生殖器斜横切面，游标示测量阴茎长径为 7.3mm，小于平均值 2.5 个标准差

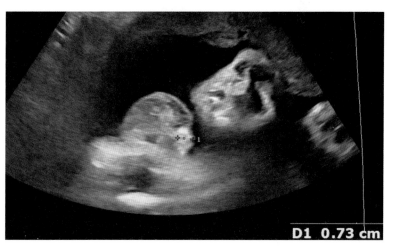

（孙夫丽 吴青青）

参考文献

1. MEIZNER I. The 'tulip sign' : a sonographic clue for in-utero diagnosis of severe hypospadias ［J］. Ultrasound Obstet Gynecol, 2002, 19（3）: 317.

2. MEIZNER I, MASHIACH R, Shalev J, et al. The 'tulip sign' : a sonographic clue for in-utero diagnosis of severe hypospadias ［J］. Ultrasound Obstet Gynecol, 2002, 19（3）: 250-253.

3. Cafici D, Iglesias A. Prenatal diagnosis of severe hypospadias with two-and three-dimensional sonography ［J］. J Ultrasound Med, 2002, 21（12）: 1423-1426.

4. 黄澄如. 小儿泌尿外科学 ［M］. 济南: 山东科学技术出版社, 1996.

5. 龚以榜. 阴囊阴茎外科 ［M］. 北京: 人民卫生出版社, 2009.

6. 孙佳星, 蔡爱露, 解丽梅, 等. 应用三维超声断层成像技术产前诊断胎儿阴茎阴囊转位. 生物医学工程与临床, 2013, 17（5）: 443-445.

7. Wang Y, Cai A, Sun J, et al. Prenatal diagnosis of penoscrotal transposition with 2-and 3-dimensional ultrasonography ［J］. J Ultrasound Med, 2011, 30（10）: 1397-1401.

8. 唐英, 罗红. 产前超声诊断胎儿生殖系统异常的临床证据［J］. 中国循证医学杂志, 2009, 9（12）: 1343-1345.

9. Bouvattier C. Micropenis ［J］. Arch Pediatr, 2014, 21（6）: 665-669.

10. Zalel Y, Pinhas-Hamiel O, Lipitz S, et al. The development of the fetal penis—an in utero sonographic evaluation ［J］. Ultrasound Obstet Gynecol, 2001, 17（2）: 129-131.

11. Hatipoğlu N, Kurtoğlu S. Micropenis: etiology, diagnosis and treatment approaches ［J］. J Clin Res Pediatr Endocrinol, 2013, 5（4）: 217-223.

12. 汪超军, 李方军, 朱选文, 等. 小儿隐匿性阴茎的诊断与外科治疗（附60例报告）［J］. 中国男科学杂志, 2006, 20（7）: 25-27.

13. 崔爱平, 孙红, 裘灵巧. 男性胎儿生殖器超声测值及临床意义［J］. 中国超声医学杂志, 2004, 20（11）: 865-867.

第五章

胎儿骨骼

第一节

肢　体

◆ 双上肢切面显示双上肢三根长骨、双手及其之间的连接关系，重点检查上肢骨骼数目、长骨长度、回声强弱、形态、姿势、运动，以排除腕部屈曲状畸形，严重的骨骼发育异常。下肢切面显示双下肢三根长骨、双足及其之间的连接关系，重点检查下肢骨骼数目、长骨长度、回声强弱、形态、姿势、运动，以排除严重的骨骼发育异常，足内翻。当骨骼数目异常、骨骼长度异常、骨骼回声异常、骨骼形态异常、姿势异常时，需要对疾病进行鉴别诊断。

一、动态扫查

（一）双上肢切面动态扫查（ER5-1-1）

上胸部肩胛骨水平横切面两侧为胎儿上肢，若肢体伸展可向一侧倾斜探头，沿胎儿肱骨长轴旋转探头直至显示单侧肱骨完整长轴切面。自胎儿肱骨长轴切面向肢体远端扫查，同时以肘关节为中心旋转探头显示尺桡骨长轴，调整探头角度使尺桡骨长轴与声束垂直，骨干两端显示清晰。显示前臂尺桡骨长轴切面后，探头此时继续向前臂末端扫查，显示手。胎儿手多数时间呈半握拳状态。胎儿手指的数量不易评估。

检查要点：上肢骨骼数目、长骨长度、回声、姿势、运动，以排除腕部屈曲状畸形，严重的骨骼发育异常。

ER5-1-1
胎儿双上肢切面动态扫查

（二）双下肢切面动态扫查（ER5-1-2）

胎儿骨盆横切面双侧髂骨前侧为胎儿下肢，若肢体伸展可向一侧倾斜探头，沿胎儿股骨长轴旋转探头直至显示单侧股骨完整长轴切面。自胎儿股骨长轴切面向肢体远端扫查，同时以膝关节为中心旋转探头显示胫腓骨长轴，调整探头角度使胫腓骨长轴与声束垂直，骨干两端显示清晰。显示小腿胫腓骨长轴切面后，探头继续向远端足方向移动，显示足矢状面，探头旋转90°即可获得足底平面。妊娠中期胎足通常与胫腓骨平面垂直，胎儿脚趾的数量不易评估。

ER5-1-2
胎儿双下肢切面动态扫查

检查要点：下肢骨骼数目、长骨长度、回声强弱、形状、位置、姿势、运动。以上切面可以发现严重的骨骼发育异常，足内翻。

二、标准切面

胎儿肢体扫查切面包括双上肢切面和双下肢切面（图5-1-1）。

（一）胎儿上肢切面

胎儿上肢切面（图5-1-2、图5-1-3）显示上肢三根长骨、双手及其之间的连接关系。上肢三根长骨分别为肱骨（humerus，H）、桡骨（radius，R）及尺骨（ulna，U）。分别留存双侧上肢肱骨、尺桡骨切面，观察双手与前臂的连接关系。

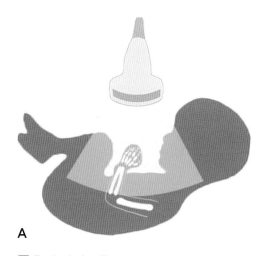

A

图 5-1-1 A，B
胎儿肢体扫查示意图
探头置于孕妇腹壁扫查胎儿肢体获得标准切面，A.探头扫查胎儿上肢获得胎儿上肢切面；B.探头扫查胎儿下肢获得胎儿下肢切面

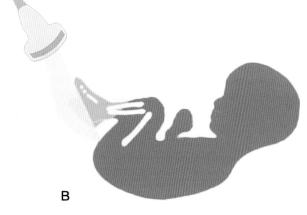

B

图 5-1-2
胎儿上肢切面模式图
胎儿上肢切面，显示肱骨、尺骨及桡骨三根长骨，显示上臂与前臂、手与前臂间的连接关系。
R：桡骨，U：尺骨，H：肱骨

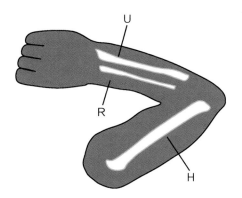

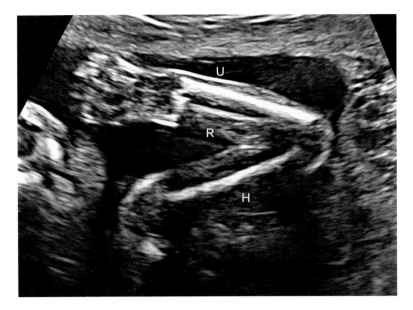

图 5-1-3

胎儿上肢切面超声图

胎儿上肢切面，显示肱骨、尺骨及桡骨三根长骨，显示上臂与前臂、手与前臂间的连接关系。

R：桡骨，U：尺骨，H：肱骨

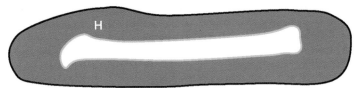

图 5-1-4

胎儿肱骨长轴切面模式图

显示完整肱骨，骨干两端显示清晰。

H：肱骨

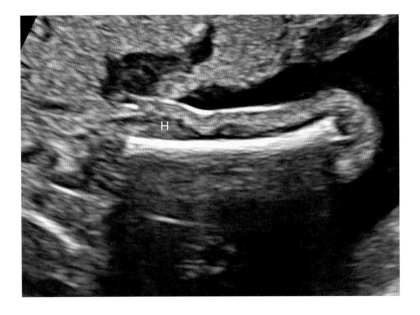

图 5-1-5

胎儿肱骨长轴切面超声图

显示完整肱骨，骨干两端显示清晰。

H：肱骨

    1. 胎儿肱骨长轴切面（图 5-1-4、图 5-1-5）　胎儿肱骨长轴与声束垂直，显示单侧肱骨完整长轴切面，图像适当放大，肱骨干两端显示清晰。同法显示对侧肱骨。

    2. 胎儿尺桡骨长轴切面（图 5-1-6、图 5-1-7）　胎儿尺、桡骨长轴与声束垂直，显示单侧尺、桡骨完整长轴切面，图像适当放大，尺桡骨骨干两端显示清晰。同法显示对侧尺、桡骨。

    3. 胎儿手及与前臂关系切面（图 5-1-8、图 5-1-9）　显示胎

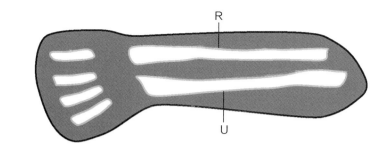

图 5-1-6

胎儿尺桡骨长轴切面模式图

显示完整尺、桡骨，骨干两端显示清晰。

R：桡骨，U：尺骨

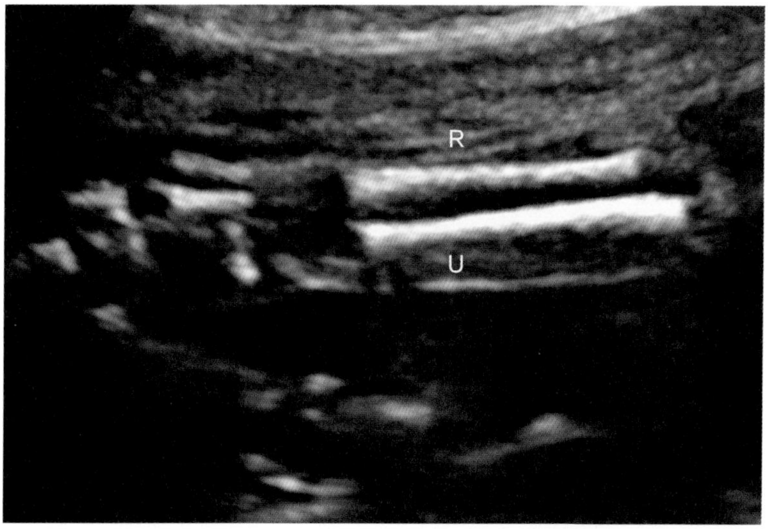

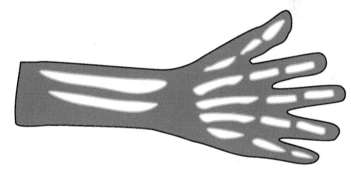

图 5-1-7

胎儿尺桡骨长轴切面超声图

显示完整尺、桡骨，骨干两端显示清晰。

R：桡骨，U：尺骨

图 5-1-8

胎儿手及与前臂关系切面模式图

显示胎儿尺桡骨、腕关节及手

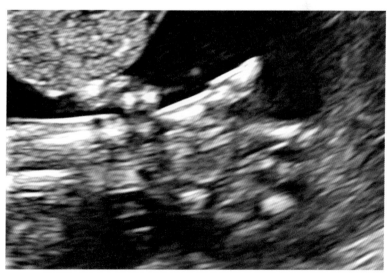

图 5-1-9

胎儿手及与前臂关系切面超声图

显示胎儿尺桡骨、腕关节及手

儿尺桡骨、腕关节及手，图像适当放大。胎儿手常在宫内呈半握拳状态，偶有伸展张开。常规筛查时不进行手指计数。

（二）胎儿下肢切面

胎儿下肢切面（图5-1-10、图5-1-11）显示下肢三根长骨、双足及其之间的连接关系。下肢三根长骨分别为股骨（femur，FE）、胫骨（tibia，TI）及腓骨（fibula，FI）。分别留存双侧下肢股骨、胫腓骨切面，观察双足与小腿的连接关系。

1. 胎儿股骨长轴切面（图5-1-12、图5-1-13） 胎儿股骨长

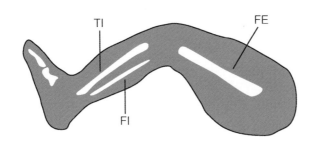

图5-1-10

胎儿下肢切面模式图

显示股骨、胫骨及腓骨三根下肢长骨、足及其之间的连接关系。

FE：股骨，TI：胫骨，FI：腓骨

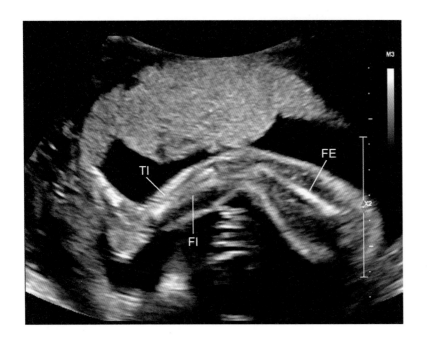

图5-1-11

胎儿下肢切面超声图

显示股骨、胫骨及腓骨三根下肢长骨、足及其之间的连接关系。

FE：股骨，TI：胫骨，FI：腓骨

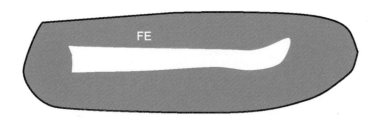

图5-1-12

胎儿股骨长轴切面模式图

显示完整股骨，骨干两端显示清晰。

FE：股骨

轴与声束垂直，显示单侧股骨完整长轴切面，图像适当放大，股骨干两端显示清晰。同法显示对侧股骨。

2. 胎儿胫、腓骨长轴切面（图5-1-14、图5-1-15） 胎儿胫、腓骨长轴与声束垂直，显示单侧胫、腓骨完整长轴切面，图像适当放大，胫、腓骨骨干两端显示清晰。同法显示对侧胫、腓骨。

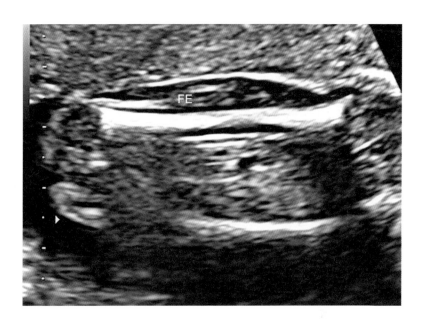

图 5-1-13
胎儿股骨长轴切面超声图
显示完整股骨，骨干两端显示
清晰。
FE：股骨

图 5-1-14
胎儿胫、腓骨长轴切面模
式图
显示完整胫、腓骨，骨干两端显
示清晰。
TI：胫骨，FI：腓骨

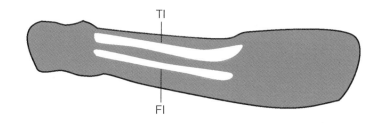

图 5-1-15
胎儿胫、腓骨长轴切面超
声图
显示完整胫、腓骨，骨干两端显
示清晰。
TI：胫骨，FI：腓骨

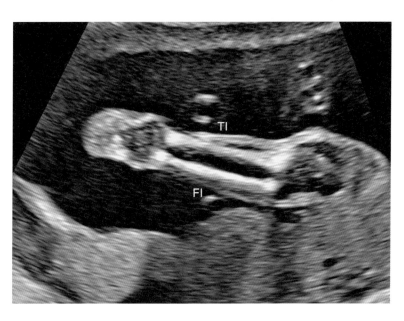

3. 胎儿足底切面（图5-1-16、图5-1-17） 完整显示胎儿足底，图像适当放大。胎儿足与小腿连接关系正常时，胎儿足底无法与胫、腓骨长轴在同一切面显示。常规筛查时不进行脚趾计数。

（三）测量股骨或肱骨骨干长度

1. 胎儿股骨或肱骨长轴切面显示单侧股骨或肱骨完整长轴，图像适当放大，骨干两端显示清晰。

2. 游标放置于骨干两端斜面中点测量股骨或肱骨骨干的长度（femur length，FL/humerus length，HL），不包括肱骨、股骨颈及远端骨骺，骨干末端的伪影不测量（图5-1-18~图5-1-20）。

3. 参考值范围见表5-1-1、表5-1-2。

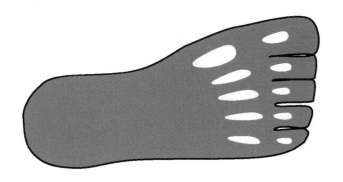

图 5-1-16
胎儿足底切面模式图
显示完整胎儿足底

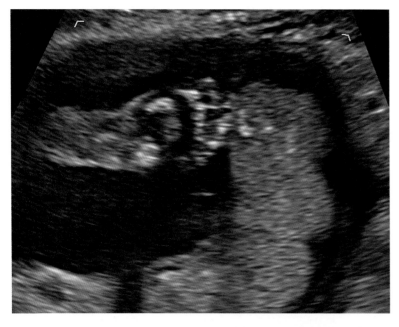

图 5-1-17
胎儿足底切面超声图
显示完整胎儿足底

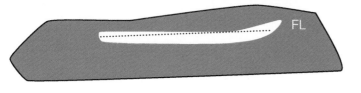

图 5-1-18
胎儿股骨骨干长度测量模式图
虚线示测量胎儿股骨骨干长度。
FL：股骨

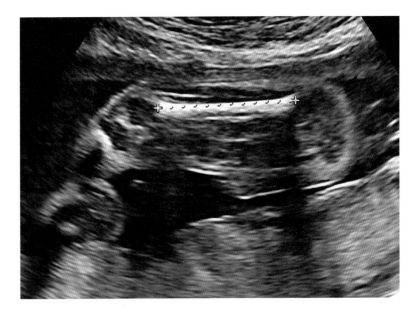

图 5-1-19
胎儿股骨骨干长度测量超
声图
游标示测量胎儿股骨骨干长度

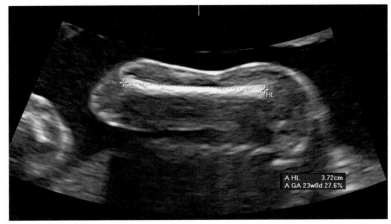

图 5-1-20
胎儿肱骨骨干长度测量超
声图
胎儿肱骨长轴切面，虚线示测
量胎儿股骨骨干长度。
HL：肱骨长

表 5-1-1
各孕周胎儿上肢及下肢长骨长度参考值范围（双顶径校正）

孕周	双顶径 （±2SD）/cm	长骨（±2SD）/cm					
		股骨	胫骨	腓骨	肱骨	桡骨	尺骨
13	2.3（0.3）	1.1（0.2）	0.9（0.2）	0.8（0.2）	1.0（0.2）	0.6（0.2）	0.8（0.3）
14	2.7（0.3）	1.3（0.2）	1.0（0.2）	0.9（0.3）	1.2（0.2）	0.8（0.2）	1.0（0.2）
15	3.0（0.1）	1.5（0.2）	1.3（0.2）	1.2（0.2）	1.4（0.2）	1.1（0.1）	1.2（0.1）
16	3.3（0.2）	1.9（0.3）	1.6（0.3）	1.5（0.3）	1.7（0.2）	1.4（0.3）	1.6（0.3）
17	3.7（0.3）	2.2（0.3）	1.8（0.3）	1.7（0.2）	2.0（0.4）	1.5（0.3）	1.7（0.3）
18	4.2（0.5）	2.5（0.3）	2.2（0.3）	2.1（0.3）	2.3（0.3）	1.9（0.2）	2.2（0.3）
19	4.4（0.4）	2.8（0.3）	2.5（0.3）	2.3（0.3）	2.6（0.3）	2.1（0.3）	2.4（0.3）

孕周	双顶径 （±2SD）/cm	长骨（±2SD）/cm					
		股骨	胫骨	腓骨	肱骨	桡骨	尺骨
20	4.7（0.4）	3.1（0.3）	2.7（0.2）	2.6（0.2）	2.9（0.3）	2.4（0.2）	2.7（0.3）
21	5.0（0.5）	3.5（0.4）	3.0（0.4）	2.9（0.4）	3.2（0.4）	2.7（0.4）	3.0（0.4）
22	5.5（0.5）	3.6（0.3）	3.2（0.3）	3.1（0.3）	3.3（0.3）	2.8（0.5）	3.1（0.4）
23	5.8（0.5）	4.0（0.4）	3.6（0.2）	3.4（0.2）	3.7（0.3）	3.1（0.4）	3.5（0.2）
24	6.1（0.5）	4.2（0.3）	3.7（0.3）	3.6（0.3）	3.8（0.4）	3.3（0.4）	3.6（0.4）
25	6.4（0.5）	4.6（0.3）	4.0（0.3）	3.9（0.4）	4.2（0.4）	3.5（0.3）	3.9（0.4）
26	6.8（0.5）	4.8（0.4）	4.2（0.3）	4.0（0.3）	4.3（0.3）	3.6（0.4）	4.0（0.3）
27	7.0（0.3）	4.9（0.3）	4.4（0.3）	4.2（0.3）	4.5（0.2）	3.7（0.3）	4.1（0.2）
28	7.3（0.5）	5.3（0.5）	4.5（0.4）	4.4（0.3）	4.7（0.4）	3.9（0.4）	4.4（0.5）
29	7.6（0.5）	5.3（0.5）	4.6（0.3）	4.5（0.3）	4.8（0.4）	4.0（0.5）	4.5（0.4）
30	77（0.6）	5.6（0.3）	4.8（0.5）	4.7（0.3）	5.0（0.5）	4.1（0.6）	4.7（0.3）
31	8.2（0.7）	6.0（0.6）	5.1（0.3）	4.9（0.5）	5.3（0.4）	4.2（0.3）	4.9（0.4）
32	8.5（0.6）	6.1（0.6）	5.2（0.4）	5.1（0.4）	5.4（0.4）	4.4（0.6）	5.0（0.6）
33	8.6（0.4）	6.4（0.5）	5.4（0.5）	5.3（0.3）	5.6（0.5）	4.5（0.5）	5.2（0.3）
34	8.9（0.5）	6.6（0.6）	5.7（0.5）	5.5（0.4）	5.8（0.5）	4.7（0.5）	5.4（0.5）
35	8.9（0.7）	6.7（0.6）	5.8（0.4）	5.6（0.4）	5.9（0.6）	4.8（0.6）	5.4（0.4）
36	9.1（0.7）	7.0（0.7）	6.0（0.6）	5.6（0.5）	6.0（0.6）	4.9（0.5）	5.5（0.3）
37	9.3（0.9）	7.2（0.4）	6.1（0.4）	6.0（0.4）	6.1（0.4）	5.1（0.3）	5.6（0.4）
38	9.5（0.6）	7.4（0.6）	6.2（0.3）	6.0（0.4）	6.4（0.3）	5.1（0.5）	5.8（0.6）
39	9.5（0.6）	7.6（0.8）	6.4（0.7）	6.1（0.6）	6.5（0.6）	5.3（0.5）	6.0（0.6）
40	9.9（0.8）	7.7（0.4）	6.5（0.3）	6.2（0.1）	6.6（0.4）	5.3（0.3）	6.0（0.5）
41	9.7（0.6）	7.7（0.4）	6.6（0.4）	6.3（0.5）	6.6（0.4）	5.6（0.4）	6.3（0.5）
42	10.0（0.5）	7.8（0.7）	6.8（0.5）	6.7（0.7）	6.8（0.7）	5.7（0.5）	6.5（0.5）

表 5-1-2

各孕周胎儿上肢及下肢长骨长度参考值范围（第 5，50，95 百分位数）

孕周	股骨、胫骨、腓骨的正常值								
	股骨 /mm			胫骨 /mm			腓骨 /mm		
	5%	50%	95%	5%	50%	95%	5%	50%	95%
12	4	8	13		7			6	
13	6	11	16		10			9	
14	9	14	18	7	12	17	6	12	19
15	12	17	21	9	15	20	9	15	21
16	15	20	24	12	17	22	13	18	23
17	18	23	27	15	20	25	13	21	28
18	21	25	30	17	22	27	15	23	31
19	24	28	33	20	25	30	19	26	33
20	26	31	36	22	27	33	21	28	36
21	29	34	38	25	30	35	24	31	37
22	32	36	41	27	32	38	27	33	39
23	35	39	44	30	35	40	28	35	42
24	37	42	46	32	37	42	29	37	45
25	40	44	49	34	40	45	34	40	45
26	42	47	51	37	42	47	36	42	47
27	45	49	54	39	44	49	37	44	50
28	47	52	56	41	46	51	38	45	53
29	50	54	59	43	48	53	41	47	54
30	52	56	61	45	50	55	43	49	56
31	54	59	63	47	52	57	42	51	59
32	56	61	65	48	54	59	42	52	63
33	58	63	67	50	55	60	46	54	62
34	60	65	69	52	57	62	46	55	65
35	62	67	71	53	58	64	51	57	62
36	64	68	73	55	60	65	54	58	63
37	65	70	74	56	61	67	54	59	65
38	67	71	76	58	63	68	56	61	65
39	68	73	77	59	64	69	56	62	67
40	70	74	79	61	66	71	59	63	67

孕周	肱骨、尺骨、桡骨骨干长度正常值								
	肱骨 /mm			尺骨 /mm			桡骨 /mm		
	5%	50%	95%	5%	50%	95%	5%	50%	95%
12		9			7			7	
13	6	11	16	5	10	15	6	10	14
14	9	14	19	8	13	18	8	13	17
15	12	17	22	11	16	21	11	15	20
16	15	20	25	13	18	23	13	18	22
17	18	22	27	16	21	26	14	20	26
18	20	25	30	19	24	29	15	22	29
19	23	28	33	21	26	31	20	24	29
20	25	30	35	24	29	34	22	27	32
21	28	33	38	26	31	36	24	29	33
22	30	35	40	28	33	38	27	31	34
23	33	38	42	31	36	41	26	32	39
24	35	40	45	33	38	43	26	34	42
25	37	42	47	35	40	45	31	36	41
26	39	44	49	37	42	47	32	37	43
27	41	46	51	39	44	49	33	39	45
28	43	48	53	41	46	51	33	40	48
29	45	50	55	43	48	53	36	42	47
30	47	51	56	44	49	54	36	43	49
31	48	53	58	46	51	56	38	44	50
32	50	55	60	48	53	58	37	45	53
33	51	56	61	49	54	59	41	46	51
34	53	58	63	51	56	61	40	47	53
35	54	59	64	52	57	62	41	48	54

肱骨、尺骨、桡骨骨干长度正常值								
孕周	肱骨 /mm			尺骨 /mm			桡骨 /mm		
	5%	50%	95%	5%	50%	95%	5%	50%	95%
36	56	61	65	53	58	63	39	48	57
37	57	62	67	55	60	65	45	49	53
38	59	63	68	56	61	66	45	49	54
39	60	65	70	57	62	67	45	50	54
40	61	66	71	58	63	68	46	50	55

注：由于妊娠 12~13 周肢体部分长骨测量值例数少，无法获得 5% 及 95% 数值。

三、异常征象

通过肢体标准切面扫查，可发现严重的骨骼发育异常、足内翻、腕关节屈曲畸形。

（一）严重的骨骼发育异常

相对比较常见的严重骨骼发育异常包括：致死性骨发育不全、成骨不全、软骨生长不全、致死型低磷酸酯酶血症。

1. 致死性骨发育不全（thanatophoric dysplasia，TD） 又称致死性侏儒，分为 I 型（TD1）和 II 型（TD2）。特点：表现为严重的短肢，以肢根型为主；胸围小；巨颅；骨矿化正常；无骨折；皮肤褶皱增厚、过多；扁平椎（椎体扁平）。

（1）TD1 型：约占 85%，为常染色体显性遗传。

1）特点：股骨短而弯曲，呈"听筒状"；脊柱缩短、椎体扁平；胸廓狭小，呈"钟形"；不伴有"三叶草形"头，手指短而粗呈"腊肠样"、指间距增宽（图 5-1-21、图 5-1-22）。

2）致病原因大多为单个氨基酸突变为半胱氨酸所致，如 R248C、S249C 和 Y373C，以 R248C 突变最为常见。

（2）TD2 型：约占 15%，为常染色体显性遗传。

1）特点：股骨短而直，干骺端膨大，合并椎体扁平和"三叶草形"头颅。

2）致病原因：大部分与 FGFR3 的酪氨酸激酶 II 区（TK2）650 位 Lys650Glu 残基改变有关。

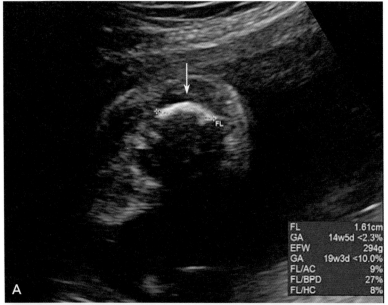

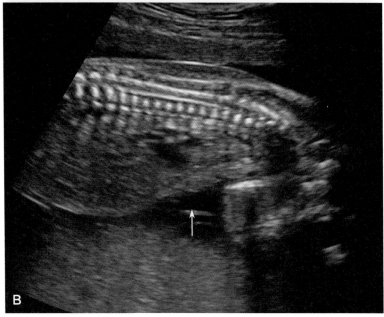

图 5-1-21 A，B
胎儿致死性骨发育不全Ⅰ型
超声图

筛查孕周，A. 胎儿股骨长轴切面，箭示胎儿四肢长骨短小，呈"电话听筒样"改变；B. 箭示胎儿胸廓狭小

2. **成骨不全**（osteogenesis imperfecta，OI） 可分为Ⅰ型、Ⅱ型、Ⅲ型及Ⅳ型，Ⅰ型、Ⅲ型及Ⅳ型长骨轻度缩短，Ⅱ型属严重骨骼发育异常。

（1）特点：表现为严重的短肢，股骨长度低于平均胎龄水平 3 个 SD 以上；胸围偏小；头颅大小正常；躯干长度较短；骨矿化减少；多发性骨折（图 5-1-23、图 5-1-24）。

（2）致病原因：Ⅰ型胶原 α1 链编码基因 *COL1A1* 和 α2 链编码基因 *COL1A2* 突变是主要的致病原因，OI Ⅰ~Ⅳ型均为常染色体显性遗传。

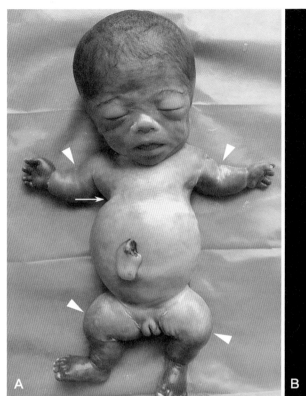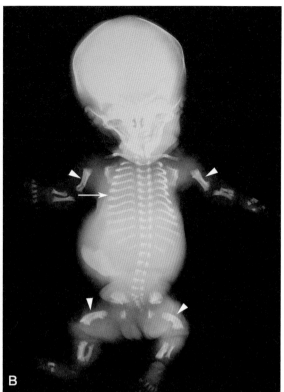

图 5-1-22 A，B

<u>致死性骨发育不全 I 型流产</u>
胎儿大体病理照片及 X 线
表现

A.流产胎儿大体病理照片，箭
头示胎儿四肢长骨明显缩短，
长箭示胎儿胸廓狭小；B.流产
胎儿 X 线片，箭头示胎儿四
肢长骨明显缩短呈"电话听筒
样"，长箭示胎儿胸廓狭小。本
例胎儿检测出胎儿携带 *FGFR3*
c.742C>T（p.Arg248Cys）
点突变（60%）

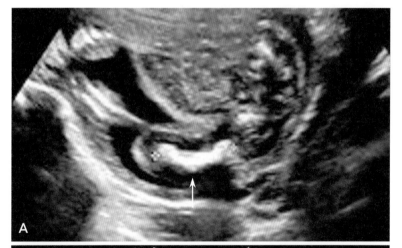

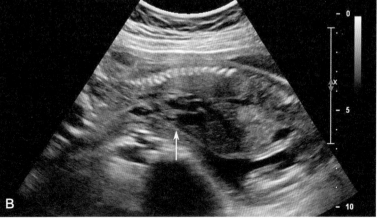

图 5-1-23 A，B

<u>胎儿成骨不全 II 型超声图</u>
筛查孕周，A.胎儿股骨长轴切
面显示胎儿下肢长骨弯曲短小，
箭示骨折成角；B.胎儿胸部矢
状切面，箭示胎儿胸廓狭小

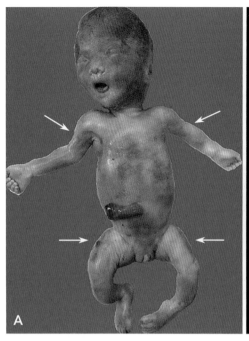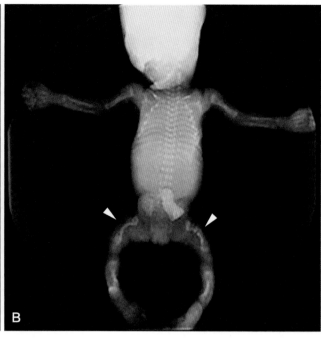

图 5-1-24 A，B

成骨不全Ⅱ型流产胎儿大体
病理照片及 X 线表现

A. 流产胎儿大体病理照片，箭
示胎儿四肢长骨弯曲短小，股骨
明显；B. 流产胎儿 X 线片，箭
头示胎儿股骨明显弯曲短小伴骨
折线；本例胎儿携带 *COL1A2*
c.1072G>A（p.Gly358Ser）
新发致病突变

3. 软骨生成不全（achondrogenesis，ACG）

（1）特点：Ⅰ型占 20%，主要特征为四肢严重短肢畸形，巨颅，颅骨、脊柱、坐骨、耻骨、髂骨骨化不全（图 5-1-25、图 5-1-26）。ⅠA 型肋骨多处骨折，ⅠB 型无肋骨骨折；Ⅱ型占 80%，与Ⅰ型相比，四肢与躯干稍长，肋骨无骨折，骨化不全仅限于颈椎、骶椎和耻骨。

（2）致病原因：Ⅰ型为常染色体隐性遗传病，ⅠA 型由 *TRIP11* 基因突变引起；ⅠB 型由骨畸形性发育不良硫酸盐转移因子（diastrophic dysplasia sulfate transporter gene，*DTDST*）/ *SLC26A2*（solute carrier family 26）基因突变所致。Ⅱ型为常染色体显性遗传病，主要由于Ⅱ型胶原 α1 链编码基因 *COL2A1* 突变。

4. 致死型低磷酸酯酶血症（hypophosphatasia）

由于组织非特异性碱性磷酸酶（*TNSALP*）基因突变导致碱性磷酸酶缺乏，骨骼矿化受损。根据患者的年龄和骨骼病变的程度可分为多种类型：围产型，分致死型及良性型两种；婴儿型；儿童型；成人型，牙型低磷酸酯酶血症。

本章仅涉及围产期致死型低磷酸酯酶血症。

（1）特点：表现为骨矿化减少，中到重度短肢，下肢骨薄且弯曲；胸围偏小，头颅大小正常，躯干长度正常，偶见骨折，颅骨脱矿质，具有可压缩性。

（2）致病原因：常染色体隐性遗传，基因可能定位于 1p36.1-p34，致病基因为 *ALPL*（碱性磷酸酶）。

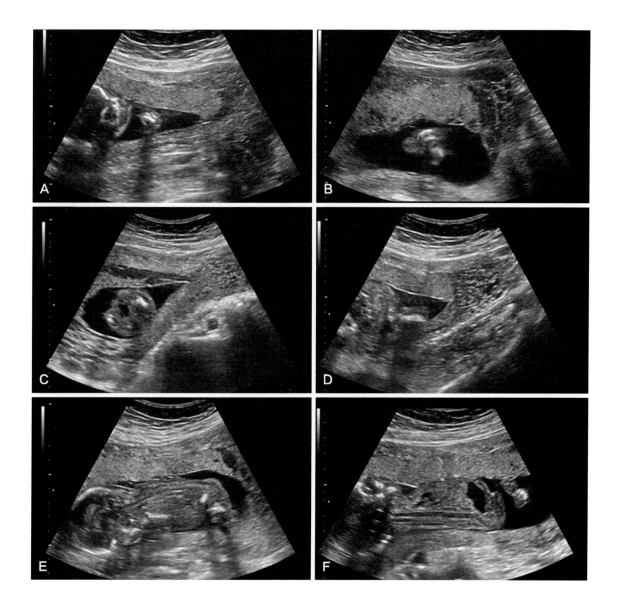

图 5-1-25 A，B，C，D，E，F

胎儿软骨生成不全超声图

妊娠 18 周，A. 胎儿尺桡骨长轴切面显示尺桡骨明显缩短；B. 胎儿胫腓骨长轴切面，测量胫腓骨明显缩短；C. 胎儿股骨长轴切面测量股骨明显缩短，FL：股骨长；D. 胎儿肱骨长轴切面测量肱骨明显缩短，HL：肱骨长；E. 胎儿脊柱矢状切面显示脊柱椎骨钙化差；F. 胎儿矢状切面显示胎儿胸廓狭小

（二）腕关节屈曲畸形（fixed flexion deformity of the wrist）

1. **特点** 手与前臂尺桡骨长轴切面可在同一切面内显示，姿势固定持续存在，不随胎动改变（图 5-1-27）。

2. **伴发其他异常** 可伴发染色体异常如 18- 三体综合征；可伴发其他骨骼异常综合征，如 Holt-Oram 综合征、血小板减少伴桡骨缺如（throm bocy-topenia and absent radii，TAR）等。

（三）足内翻（talipes）

1. **特点** 表现为足底平面与小腿胫腓骨长轴切面可在同一切面内显示，姿势固定持续存在，不随胎动改变（图 5-1-28）。

2. **可以单独发生，也可合并其他异常** 可伴发以 18- 三体综合征及某些骨骼发育不良为主的多种综合征或染色体缺陷；也可由羊水过少、子宫畸形导致。

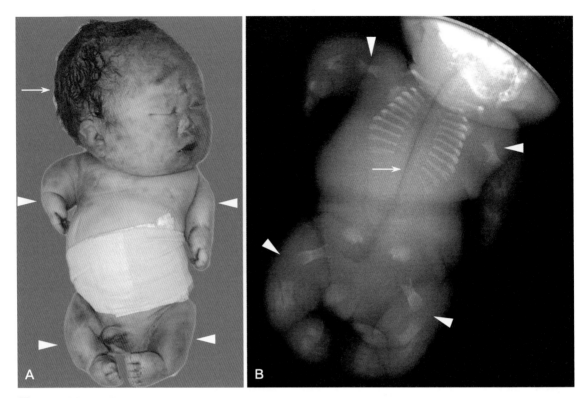

图 5-1-26 A，B

软骨生成不全流产胎儿大体病理照片及 X 线表现

A. 流产胎儿，箭头示严重短肢，箭示巨颅；B. 流产胎儿 X 线片，箭头示严重短
肢，箭示脊柱不显影；本例胎儿诊断为软骨生成不全Ⅱ型，携带 COL2A1 基因
的杂合新发致病突变，突变位点位于 c.3013G>A（p.Gly1005Ser），父母验证
均未携带

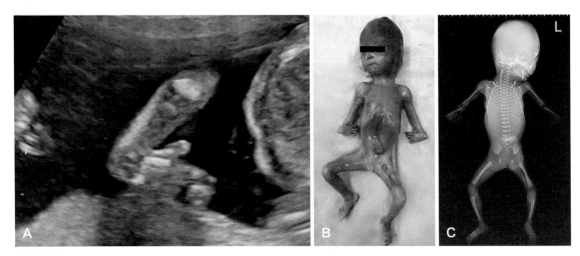

图 5-1-27 A，B，C

胎儿双上肢发育异常超声图、流产胎儿大体病理照片及 X 线表现

筛查孕周，A. 胎儿上肢切面显示桡骨缺失，腕部桡偏畸形；B. 流产胎儿大体病
理照片显示前臂明显缩短，腕部桡偏畸形；C. 流产胎儿 X 线片显示桡骨缺失，
腕关节屈曲畸形；此例胎儿为 18- 三体综合征

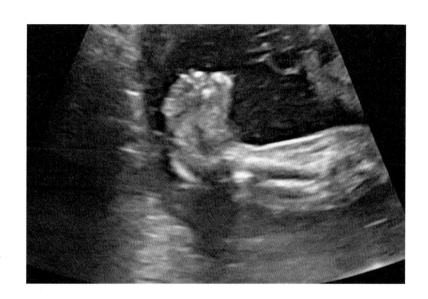

图 5-1-28
胎儿足内翻超声图
筛查孕周，胎儿足底切面可同时
显示胎儿足底及胫腓骨长轴

四、鉴别诊断

当骨骼数目异常、骨骼长度异常、骨骼回声异常、骨骼形态异常、姿势异常时，需要对疾病进行鉴别诊断。

（一）长骨长度异常

长骨长度异常见于与股骨长度短相关的四类疾病：

1. **单纯性"短"** 生长速度正常，双侧对称，大多正常或为体质性缩短。

2. **染色体异常** 21- 三体综合征表现为股骨和 / 或肱骨短，趾间间隔增宽（草鞋足）。Turner 综合征核型为 45，XO，可有肢体短小的表现。

3. **胎儿生长受限**（fetal growth restriction，FGR） 超声估计胎儿体重或腹围低于同孕龄第 3 百分位数或估计胎儿体重 /AC 低于同孕龄第 10 百分位数同时生长速度下降或血流动力学异常。

4. **严重的骨骼发育异常** 常见于致死性骨发育不全（TD）、成骨不全（OI）、软骨生成不全（ACG）、软骨发育不全（achondro-plasia，ACH）、低磷酸酯酶血症、短肋多指 / 趾综合征（short-rib polydactyly，SRPS）、躯干发育异常（campomelic dysplasia，CMPD）、窒息性胸廓发育不良（asphyxiating thoracic dysplasia）、先天性脊柱骨骺发育不良（spondyloepiphyseal dysplasia congenita，SEDC）、Ellis-van Creveld 综合征等。

长骨长度异常的鉴别诊断如下：

1. **长骨形态正常的发育异常鉴别诊断**

（1）一侧股骨短一般为局部发育不良。

（2）双侧股骨短常见于：FGR、软骨发育不全（ACH）、先天性

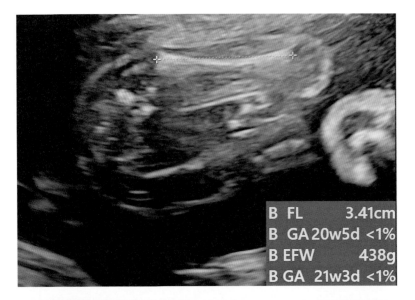

B FL   3.41cm
B GA 20w5d <1%
B EFW   438g
B GA 21w3d <1%

图 5-1-29
胎儿生长受限股骨短超声图
筛查孕周，测量胎儿股骨示胎儿
股骨低于同孕龄第 3 百分位数，
同时超声估计胎儿体重低于同孕
龄第 3 百分位数，FL：股骨长

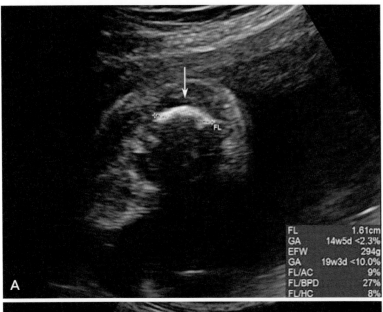

FL   1.61cm
GA   14w5d <2.3%
EFW   294g
GA   19w3d <10.0%
FL/AC   9%
FL/BPD   27%
FL/HC   8%

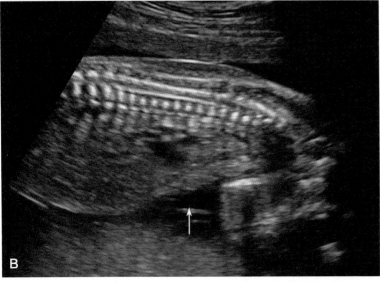

图 5-1-21 A，B
胎儿致死性骨发育不全Ⅰ型
超声图
筛查孕周，A. 胎儿股骨长轴切
面，箭示胎儿四肢长骨短小，呈
"电话听筒样"改变；B. 箭示胎
儿胸廓狭小

脊柱骨骺发育不良（SEDC）。

1）FGR：表现为超声估计胎儿体重或腹围 AC 低于同孕龄第 3 百分位数（图 5-1-29）。

2）软骨发育不全（ACH）：表现为前额突出，鼻梁塌陷，"三叉戟"手往往在妊娠晚期（30 周左右）才表现出来，股骨短于正常。

3）先天性脊柱骨骺发育不良（SEDC）：表现为四肢短小、脊柱短，椎体扁平、头围 / 腹围正常，胎儿期胸廓发育异常不明显。为常染色体显性遗传，与 *COL2A1* 突变相关；为非致死性骨骼发育异常。

2. 骨形态结构异常的发育不良鉴别诊断

（1）骨弯曲 / 骨折

1）致死性骨发育不全（TD）：表现为短肢，"电话听筒"样改变，胸廓狭小（图 5-1-21）。

2）成骨不全（OI）

Ⅰ型：长骨轻度缩短、骨折、长骨弯曲，伴有蓝巩膜、听力受损。

Ⅱ型：长骨缩短，合并肋骨和长骨骨折及畸形，全身骨骼钙化差，胸腔缩小、软颅骨（图 5-1-23）。

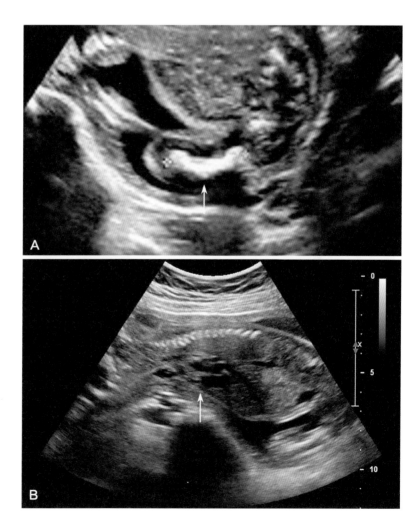

图 5-1-23 A，B
胎儿成骨不全Ⅱ型超声图
筛查孕周，A. 胎儿股骨长轴切面显示胎儿下肢长骨弯曲短小，箭示骨折成角；B. 胎儿胸部矢状切面，箭示胎儿胸廓狭小

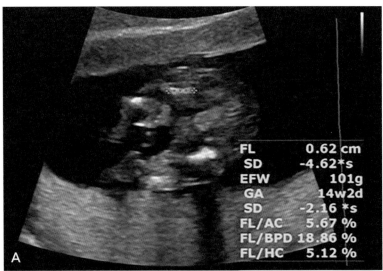

FL	0.62 cm
SD	-4.62*s
EFW	101g
GA	14w2d
SD	-2.16 *s
FL/AC	5.67 %
FL/BPD	18.86 %
FL/HC	5.12 %

图 5-1-30 A，B
胎儿软骨生成不全超声图
妊娠 15 周，A. 胎儿股骨长轴切面测量股骨明显缩短，FL：股骨长；B. 胎儿脊柱矢状切面显示脊柱不显影，骨化差

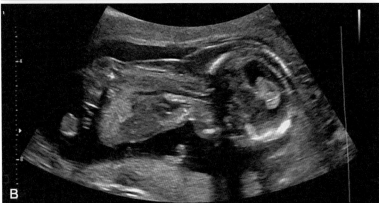

图 5-1-31 A，B
软骨生成不全流产胎儿大体病理照片及 X 线表现
A. 流产胎儿大体病理照片可见胎儿四肢短小；B. 流产胎儿 X 线，箭头示双侧肱骨及股骨短小，箭示脊柱不显影；本例患者携带 COL2A1 基因的杂合新发突变，突变位点位于 c.2419G>A（p.Gly807Arg）

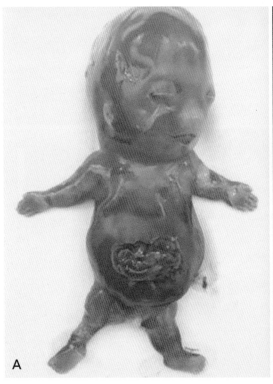

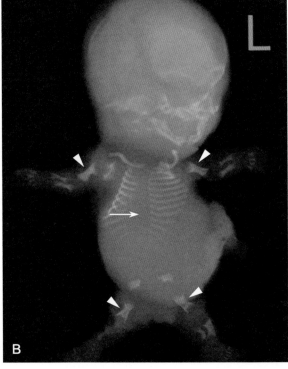

Ⅲ型：长骨轻度缩短，进展缓慢。

Ⅳ型：长骨轻度缩短、骨折、长骨弯曲，巩膜颜色正常。

3）软骨生成不全（ACG）：短肢，脊柱不显影，骨化差（图5-1-30、图5-1-31）。

4）躯干发育异常（CMPD）：表现为短肢伴肩胛骨发育不良，股骨和胫骨向腹侧弯曲，足内翻，部分胎儿表型性反转（图5-1-32）。致病基因为 *SOX9*，常染色体显性遗传。

5）Antley-Bixler 综合征 -POR 致病型（图 5-1-33）：可致骨骼及颅面异常。骨骼异常可有股骨弯曲和骨折、桡骨肱骨骨性结合、关节挛缩、手指细长、蜘蛛脚样指 / 趾伴指 / 趾间关节扩大等症状。

图 5-1-32 A，B，C
胎儿躯干发育异常超声图及流产胎儿大体病理照片
妊娠 17 周，A. 胎儿尺桡骨长轴切面显示尺桡骨明显弯曲；B. 胎儿股骨长轴切面显示股骨明显弯曲；C. 流产胎儿大体病理照片；本例胎儿携带 *SOX9* 基因的 1 个杂合新发致病明突变 c.344G>C（p.Trp115Ser）

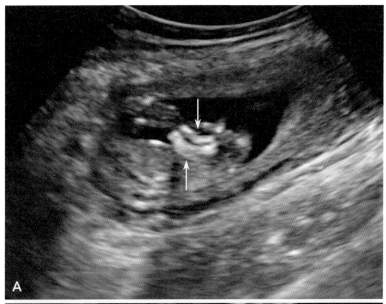

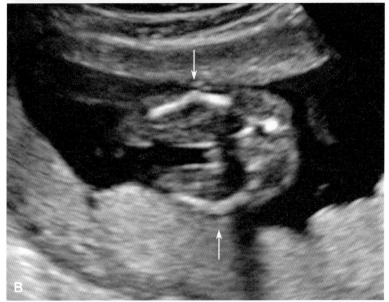

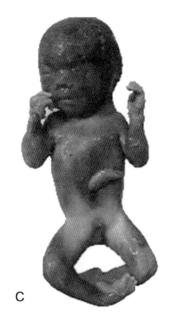

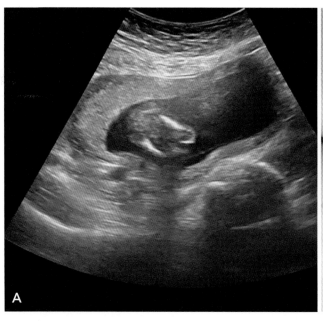
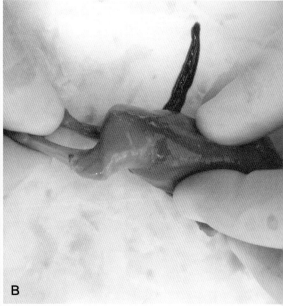

图 5-1-33 A, B
Antley-Bixler 综合征胎儿
超声图及流产胎儿大体病理
照片

妊娠 14 周, A. 胎儿股骨长轴
切面显示胎儿双侧股骨成角;
B. 流产胎儿大体病理照片; 本
例患者携带的 POR 基因的复
合杂合致病突变 c.1370G>A
(p.Arg457His) 和 c.744C>G
(p.Tyr248*), 分别来自胎儿表
型正常的父母

（2）骨化强度减低

1）低磷酸酯酶血症

（致死型）特点：表现为严重短肢，胸围偏小，头颅大小正常，躯干长度正常，骨矿化减少，偶见骨折，颅骨脱矿质，具有可压缩性。骨质变薄、易损或完全缺乏，偶尔还有骨折。

2）成骨不全Ⅱ型或Ⅲ型，特点如前述（图5-1-23）。

（3）干骺端强回声：点状软骨发育不良（图5-1-34）：长骨干骺端强回声斑点，伴或不伴有短肢。

（4）多指/趾形态结构异常

1）短肋多指/趾综合征（SRPS）（图5-1-35）：表现为严重的短肢，胸围偏小，头颅大小正常，骨矿化正常，多指/趾畸形，多为轴后多指，以手部多指为多，心脏畸形，泌尿生殖系统异常，Ⅰ型和Ⅲ型通常不伴有唇裂和腭裂，Ⅳ型也不一定都有多指畸形。

2）窒息性胸廓发育不良（图5-1-36）：表现为胸廓狭小，肋骨及四肢短小肢根，方形髂骨翼，约14%合并多指/趾。

3）Ellis-van Creveld综合征（软骨外胚层发育不良）：表现为胸部狭窄，肋骨短，多发性，伴有完整的额外掌骨，外胚层发育不良，指/趾甲和牙齿发育不良；常伴有先天性心脏病。

（二）长骨形态异常

长骨形态异常（弯曲、成角、是否骨折及有无融合）鉴别如下：

1. 长骨弯曲 可见于躯干发育异常（CMPD）：股骨及胫骨弯曲明显；成骨不全：长骨弯曲，可有长骨骨折；致死性骨发育不全：四肢长骨呈典型的"听筒样"（图5-1-21 A）。

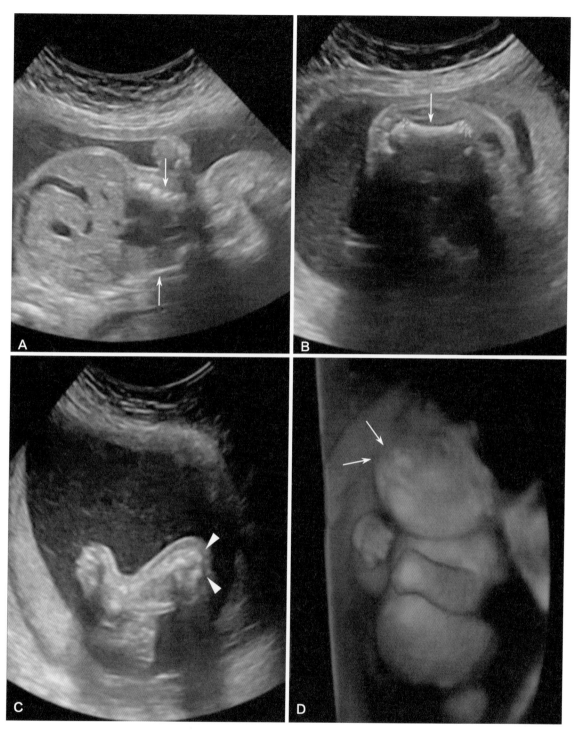

图 5-1-34 A，B，C，D

胎儿点状软骨发育不良超声图

妊娠 25 周，A. 胎儿胸腹部矢状切面，箭示胸廓狭小；B. 胎儿股骨长轴切面，箭示股骨弯曲、短小；C. 胎儿胫腓骨长轴切面，箭头示干骺端粗大伴强回声斑点；D. 三维超声图，箭示胎儿面部扁平，鼻梁低平；本例患者胎儿携带 *EBP* 基因的一个杂合已知致病新发突变 c.440G>A（p.Arg147His），诊断为 X- 连锁显性点状软骨发育不良 2 型（X-linked dominant chondrodysplasia punctata 2，CDPX2）

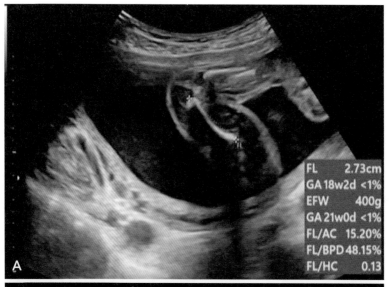

FL	2.73cm
GA 18w2d	<1%
EFW	400g
GA 21w0d	<1%
FL/AC	15.20%
FL/BPD	48.15%
FL/HC	0.13

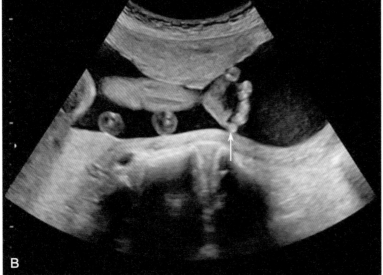

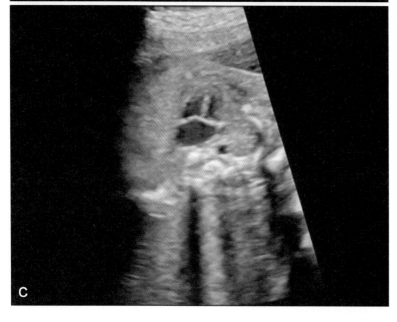

图 5-1-35 A，B，C
胎儿短肋多指／趾综合征超声图

妊娠 25 周，A. 胎儿股骨长轴切面测量股骨短，FL：股骨长；B. 胎儿手及与前臂关系切面，箭示轴后多指；C. 胎儿心脏四腔心切面示房室间隔缺损

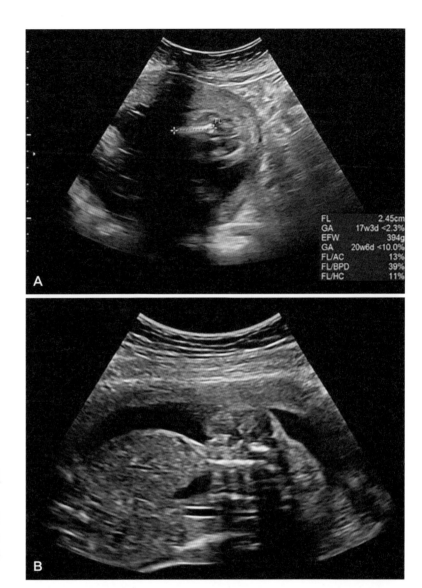

图 5-1-36 A，B
胎儿窒息性胸廓发育不良超声图

筛查孕周，A.胎儿股骨长轴切面测量胎儿股骨短，FL：股骨长；B.胎儿胸部矢状切面示胎儿胸廓狭小

图 5-1-21 A
胎儿致死性骨发育不全Ⅰ型超声图

筛查孕周，胎儿股骨长轴切面，箭头示胎儿四肢长骨短小，呈"电话听筒样"改变

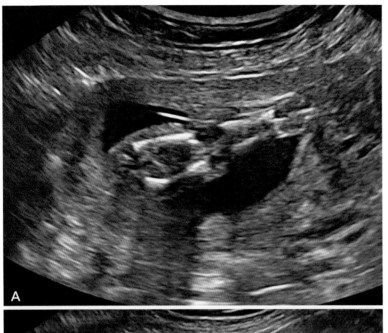

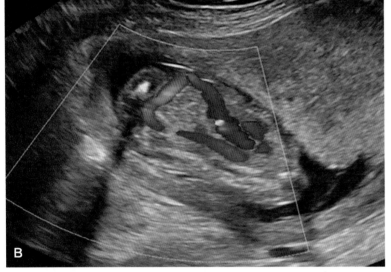

图 5-1-37 A，B
胎儿人体鱼序列征超声图
妊娠 17 周，A. 胎儿下肢切面示双下肢融合；B. 彩色多普勒超声图示双下肢血流

2. **长骨成角/骨折** 可见于成骨不全，Antley-Bixler 综合征 - 双侧股骨成角（图 5-1-33 A）。

3. **长骨融合见于人体鱼序列征**（图 5-1-37） 表现为双下肢融合，足缺如或发育不良，形似鱼尾，双下肢可完全融合、部分融合，可仅有软组织融合，也可有下肢骨性融合，骨盆骨发育不全，腰骶、尾椎骨发育不全或缺如。其他合并畸形有：肛门闭锁，直肠不发育，双肾发育不全，膀胱、输尿管及子宫缺如，内外生殖器异常，腹部可检出畸形粗大的盗血血管。

（三）骨化异常

骨化异常分为骨化减弱和肢体钙化异常两方面。

1. **骨化减弱** 见于低磷酸酯酶症（hypophosphatasia）、软骨生成不全（图 5-1-25 E）。

2. 肢体钙化异常 表现为点状软骨发育不良 – 干骺端钙化，与代谢相关的骨发育不全或发育不良有关（图 5-1-34 C）。

（四）骨骼数目异常

1. 先天性肢体缺失

（1）胎儿肢体横向缺失：见于肢体末端横向缺陷，这类畸形上肢发生率高于下肢，血管损伤被认为是造成这种情况的可能原因，而且这种缺陷与凝血缺陷以及引起胎儿低氧血症的疾病如 α– 地中海贫血纯合子状态或绒毛膜绒毛取样有关（图 5-1-38）。

（2）胎儿肢体纵向缺失

1）先天性桡骨发育不全 / 缺失：桡骨远端缺损，桡骨远端（主要是拇指）发育不良或发育不全，可发生于单侧或者双侧。表现为桡骨弯曲或完全缺如，尺骨也可以弯曲、缩短或者缺如，手向桡侧翻转、拇指可缺如（图 5-1-27）。多合并先天性心脏缺损，可出现于多种综合征（如 Carncliade Lange 综合征、Fanconi 综合征、Holt-Oram 综合征、血小板减少伴桡骨缺如综合征或者 VATER 综合征；也可见于非整倍体胎儿：13– 三体综合征、18– 三体综合征）中。

2）下肢长骨缺失（图 5-1-39）

3）先天性四肢切断综合征 – 海豹肢症（tetra-amelia syndrome）：也称海豹肢畸形，多表现为上臂或前臂、大腿 / 小腿缺失或缩短，手或脚可能正常或异常（图 5-1-40）。它可以单独发生，如沙利多胺致畸；也可合并其他基因紊乱，如罗伯特综合征、血小板减少症综合征、TAR 综合征（血小板减少伴桡骨缺如）、Grebe 综合征。

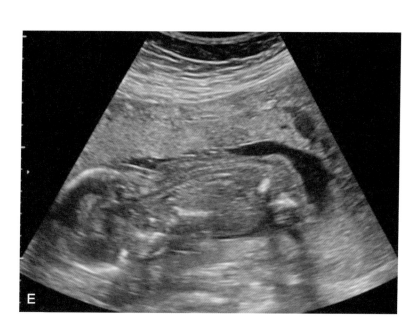

图 5-1-25 E
胎儿软骨生成不全超声图
妊娠 18 周，胎儿脊柱矢状切面
显示脊柱椎骨钙化差

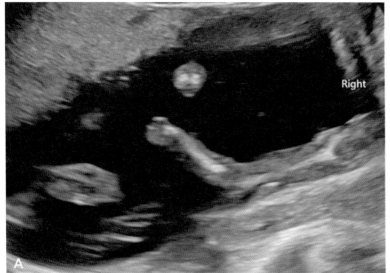

图 5-1-38 A，B
胎儿肢体末端横向缺失超声
图及流产胎儿大体病理照片
妊娠 18 周，A. 胎儿上肢切面
显示胎儿右上肢肢体末端横向缺
失，Right：右侧；B. 流产胎儿
大体病理照片显示胎儿上肢肢体
末端横向缺失

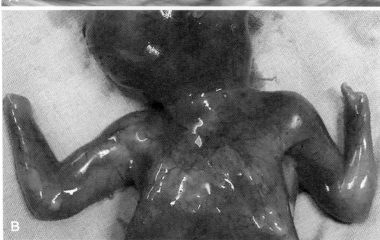

图 5-1-27 A，B，C
胎儿双上肢发育异常超声
图、流产胎儿大体病理照片
及 X 线表现
筛查孕周，A. 胎儿上肢切面显
示桡骨缺失，腕部桡偏畸形；
B. 流产胎儿大体病理照片显示
前臂明显缩短，腕部桡偏畸形；
C. 流产胎儿 X 线片显示桡骨缺
失，腕关节屈曲畸形；此例胎儿
为 18- 三体综合征

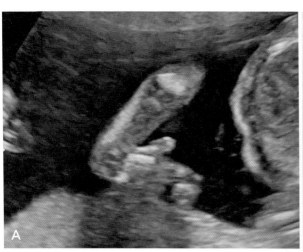
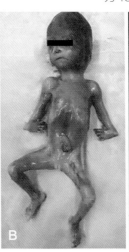
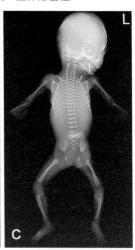

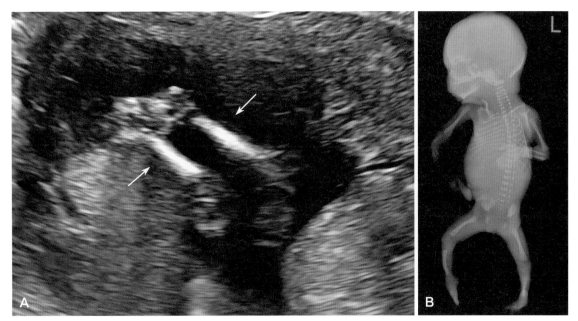

图 5-1-39 A，B

胎儿下肢长骨缺失超声图及 X 线表现

妊娠 17 周，A. 胎儿胫腓骨长轴切面双侧小腿均仅见一根长骨（箭）；B. 流产胎儿 X 线检查证实双侧小腿均仅一根长骨

图 5-1-40 A，B，C

胎儿先天性四肢切断综合征超声图及流产胎儿大体病理照片

妊娠早期，A、B. 胎儿冠状切面及矢状切面，箭示双侧上肢及下肢缺失；C. 流产胎儿大体病理照片示胎儿四肢均缺失

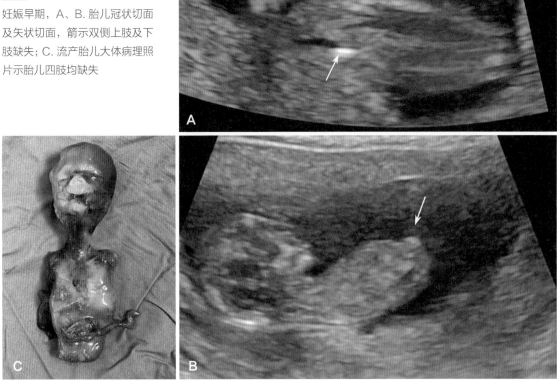

2. 多指 / 趾

（1）轴后多指 / 趾（图 5-1-35）：多出的指 / 趾连于尺侧 / 腓骨侧称为轴后多指 / 趾，多为常染色体显性遗传，为 13- 三体综合征的特征之一，也可见于短肋多指 / 趾综合征。

（2）轴前多指 / 趾（图 5-1-41）：多出的指 / 趾连于桡侧 / 胫骨侧称为轴前多指 / 趾，常为单侧发生或散发。额外的指 / 趾大小可正常或者很小。

3. 少指 / 趾

见于裂手 / 脚。裂手 / 脚，也被称为龙虾爪手 / 脚、手 / 足裂，可能与其他异常相关，如 EEC 综合征（缺指 / 趾畸形，外胚层发育不良、唇裂 / 腭裂）及残留指 / 趾骨发育不全（图 5-1-42）。遗传可以表现为常染色体隐性遗传，常染色体显性或 X 连锁相关遗传。

4. 并指 / 趾

并指 / 趾多由于手指或脚趾未能分离独立，造成两个或两个以上的指 / 趾融合在一起，是最常见的先天性肢体畸形（图 5-1-43）。复杂的并指畸形可能与多指畸形、少指畸形、重复指骨以及异常形状的骨头等其他肢体末端畸形有关。可以是单独存在或与其他异常相关，常见尖头并指 / 趾［又称阿佩尔综合征（Apert's syndrome）］、Fraser 综合征和 Holt-Oram 综合征。单纯性并指 / 趾多见于第三、四指与第二、三趾之间。

（五）姿势异常

姿势异常（内翻，外翻，关节挛缩）鉴别诊断如下：

1. 手 / 足内外翻

（1）双侧桡骨缺失，双手腕部桡偏畸形（图 5-1-27）。

（2）胎儿足内翻（图 5-1-28）

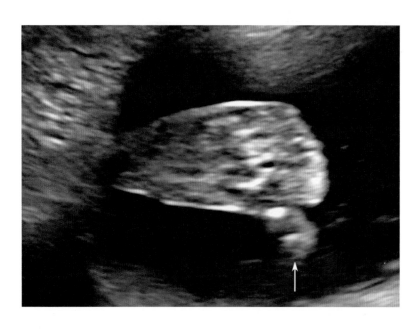

图 5-1-41
胎儿轴前多趾超声图
筛查孕周，胎儿足底切面，箭示轴前多趾

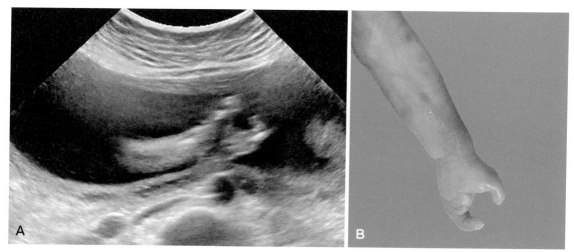

图 5-1-42 A，B

胎儿裂手超声图及流产胎儿大体病理照片

妊娠 25 周，A. 胎儿手及与前臂关系切面显示手分裂成两部分；B. 流产胎儿大体病理照片证实手分裂

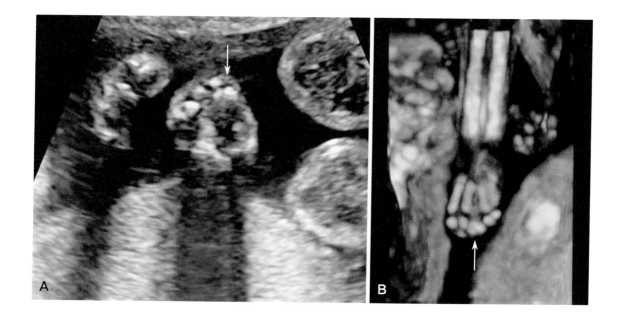

图 5-1-43 A，B

胎儿并指畸形超声图

筛查孕周，A. 二维超声图手指横截面显示并指（箭）；B. 三维超声图显示并指（箭）

2. 先天性关节挛缩 为两个或两个以上肢体关节的挛缩，主要表现为髋关节、膝关节及肘关节的过度弯曲，肩关节过度内收，双侧腕关节及踝关节内翻。肢体固定于一个姿势，手臂弯曲，腿伸直或弯曲，胎儿运动受限。常见原因：胎儿运动不能畸形序列征；先天性关节挛缩症。

胎儿双侧下肢呈过度伸直状，姿势固定，胎动时双腿膝关节不能屈曲，伴足内翻（图 5-1-44）。

3. 胎儿肢体异常及常见原因见表 5-1-3

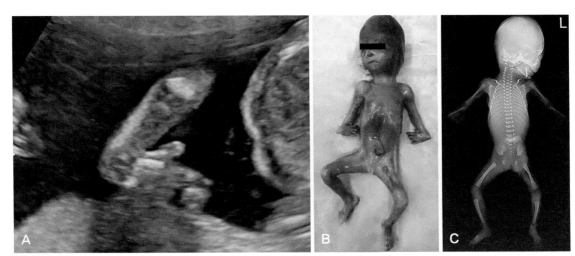

图 5-1-27 A，B，C

胎儿双上肢发育异常超声图、流产胎儿大体病理照片及 X 线表现

筛查孕周，A. 胎儿上肢切面显示桡骨缺失，腕部桡偏畸形；B. 流产胎儿大体病
理照片显示前臂明显缩短，腕部桡偏畸形；C. 流产胎儿 X 线片显示桡骨缺失，
腕关节屈曲畸形；此例胎儿为 18- 三体综合征

表 5-1-3

胎儿肢体异常及常见原因

肢体异常		常见原因
骨骼数目异常	增多	并指 / 趾，多指 / 趾
	减少	缺指，裂手 / 足
骨骼长度异常	长骨短	FGR，染色体异常，严重骨骼发育不良
	长骨长	马方综合征
骨骼回声异常	骨骼回声减弱	成骨不全
		低磷酸酯酶血症
		软骨生成不全
		软骨发育低下
	干骺端强回声	点状软骨发育不良
骨骼形状异常	长骨弯曲	肢体弯曲发育异常
		成骨不全
		致死性骨发育不全
	成角 / 骨折	成骨不全
		Antley-Bixler 综合征 - 双侧股骨成角
	融合	人体鱼序列征
姿势异常	手 / 足内外翻	18- 三体综合征
		骨骼异常综合征
	关节挛缩	胎儿运动不能畸形序列征
		致死性挛缩症
		多发性翼状胬肉综合征

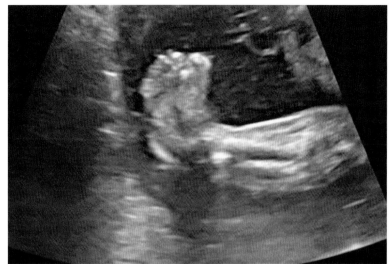

图 5-1-28

胎儿足内翻超声图

筛查孕周，胎儿足底切面可同时
显示胎儿足底及胫腓骨长轴

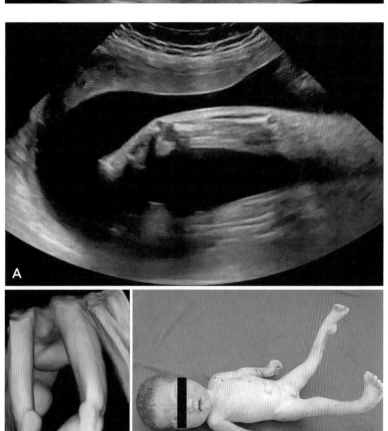

图 5-1-44 A，B，C

胎儿先天性关节挛缩超声图
及流产胎儿大体病理照片

妊娠 31 周，A. 胎儿下肢切面示
胎儿下肢过度伸直，伴足内翻；
B. 胎儿下肢三维超声图示胎儿
双下肢过度伸直伴右足内翻；
C. 流产胎儿大体病理照片证实
双下肢过度伸直及右足内翻。本
例胎儿携带 GLDN 基因的复合
杂合突变，c.1240（exon10）
C>T 及 c.1027（exon8）
G>A，分别遗传于表型正常的
父母，诊断为先天性关节挛缩症

（刘　妍　康　丽　吴青青）

1. MAHONY B S, CALLEN P W, FILLY R A. The distal femoral epiphyseal ossification center in the assessment of third-trimester menstrual age: sonographic identification and measurement [J]. Radiology, 1985, 155（1）: 201-204.

2. BAUMGART M, WISNIEWSKI M, GRZONKOWSKA M, et al. Quantitative anatomy of the primary ossification center of the femoral shaft in human fetuses [J]. Surg Radiol Anat, 2017, 39（11）: 1235-1242.

3. MERIZ E, KIM-KEM M S, PEHL S. Ultrasonic mensuration of fetal limb bones in the second and third trimesters [J]. J Clin Ultrasound, 1987, 15（3）: 175-183.

4. JEANTY P, ROMERO R. Obstetrical Ultrasound [M]. New York: McGraw-Hill Book Company, 1984.

5. MERCER B M, SKLAR S, SHARIATMADAR A, et al. Fetal foot length as a predictor of gestational age [J]. Am J Obstet Gynecol, 1987, 156（2）: 350-355.

6. LIAO Y M, LI S L, LUO G Y, et al. Routine screening for fetal limb abnormalities in the first trimester [J]. Prenat Diagn, 2016, 36（2）: 117-126.

7. RUMACK C M, WILSON S R, CHARBONEAU J W. Diagnostic Ultrasound [M]. 3rd ed. St. Louis, MO: Elsevier Health Sciences, 2005.

8. GRAMELLINI D, FIENI S, VADORA E. Prenatal diagnosis of isolated limb defects: an updated review [J]. Fetal Diagn Ther, 2005, 20（2）: 96-101.

9. ROSANO A, BOTTO L D, OLNEY R S, et al. Limb defects associated with major congenital anomalies: clinical and epidemiological study from the International Clearinghouse for Birth Defects Monitoring Systems [J]. Am J Med Genet, 2000, 93（2）: 110-116.

10. TUDORACHE S. Congenital anomalies: From the embryo to the neonate [M/OL]. Intechopen, 2018. http://dx.doi.org/10.5772/intechopen.69423.

11. ELLIOTT A M, EVANS J A, CHUDLEY A E. Split hand foot malformation（SHFM）[J]. Clin Genet, 2005, 68（6）: 501-505.

12. TAYBI H, LACHMAN R. Radiology of syndromes, metabolic disorders and skeletal dysplasias [M]. 5th ed. St. Louis, MO: Mosby, 1996.

13. HUNTER A G. A pilot study of the possible role of familial defects in anticoagulation as a cause for terminal limb reduction malformations [J]. Clin Genet, 2000, 57（3）: 197-204.

14. CHITAYAT D, SILVER MM, O'BRIEN K, et al. Limb defects in homozygous alpha-thalassemia: report of three cases [J]. Am J Med Genet, 1997, 68（2）: 162-167.

15. GOLDEN C M, RYAN L M, HOLMES L B. Chorionic villus sampling: a distinctive teratogenic effect on fingers? [J]. Birth Defects Res A Clin Mol Teratol, 2003, 67（8）: 557-562.

16. DRVARIC D M, KUIVILA T E, ROBERTS J M. Congenital clubfoot. Etiology, pathoanatomy, pathogenesis, and the changing spectrum of early management [J]. Orthop Clin North Am, 1989, 20（4）: 641-647.

17. GORDIJN S J, BEUNE I M, THILAGANATHAN B, et al. Consensus definition of fetal growth restriction: a Delphi procedure [J]. Ultrasound Obstet Gynecol, 2016, 48（3）: 333-339.

第二节

脊 柱

◆ 评估胎儿脊柱时，扫查脊柱矢状切面、冠状切面及横切面，观察脊柱曲度、骨化中心形态、背部皮肤及脊髓圆锥位置，可发现开放性脊柱裂、骶尾部畸胎瘤、尾部退化综合征，注意对脊柱后方包块、椎体形成障碍、形态异常及脊柱异常弯曲的相关疾病进行鉴别。

一、动态扫查

ER5-2-1
胎儿脊柱矢状切面动态扫查

（一）胎儿脊柱矢状切面动态扫查（ER5-2-1）

扫查脊柱矢状切面时，声束从胎儿的背部进入，垂直于胎儿脊柱扫查，获得脊柱矢状切面。在此切面上可显示两条平行排列的高回声带，为颈段至骶尾段椎体与椎弓的骨化中心，一个椎体对应一个椎弓，连续整齐，骶尾部两排骨化中心逐渐合拢，略有上翘。两条高回声带之间为椎管，其内含有脊髓及脊髓圆锥。脊柱表面皮肤完整。在此切面上可判断脊髓圆锥的位置。

ER5-2-2
胎儿脊柱横切面动态扫查

（二）胎儿脊柱横切面动态扫查（ER5-2-2）

扫查脊柱横切面时，在矢状切面扫查的基础上，探头旋转90°，获得脊柱横切面。在此切面上脊柱表现为三个高回声骨化中心，包括一个椎体和两个椎弓，位于背部两侧的椎弓呈"八"字形排列。由上至下顺序扫查颈、胸、腰、骶尾部脊柱横切面。

（三）胎儿脊柱冠状切面动态扫查（ER5-2-3）

扫查脊柱冠状切面时，在矢状切面扫查的基础上，移动探头至胎儿脊柱的侧方，纵切扫查获得冠状切面。在近腹侧的冠状切面上可见三条高回声带，分别为位于中间的椎体及两侧椎弓的骨化中心。在近背侧的冠状切面上，脊柱仅表现为两条平行的高回声带，为椎弓的骨化中心，椎体不显示。

ER5-2-3
胎儿脊柱冠状切面动态扫查

通过脊柱标准切面扫查，可发现开放性脊柱裂、骶尾部畸胎瘤及尾部退化综合征。

二、标准切面

胎儿脊柱扫查切面包括脊柱矢状切面、冠状切面及横切面（图5-2-1）。

（一）胎儿脊柱矢状切面

胎儿脊柱矢状切面（图 5-2-2、图 5-2-3）显示两条平行排列

图 5-2-1 A，B，C

胎儿脊柱扫查标准切面模式图

探头置于孕妇腹壁扫查胎儿脊柱获得标准切面，A. 脊柱矢状切面；B. 脊柱横切面；C. 脊柱冠状切面

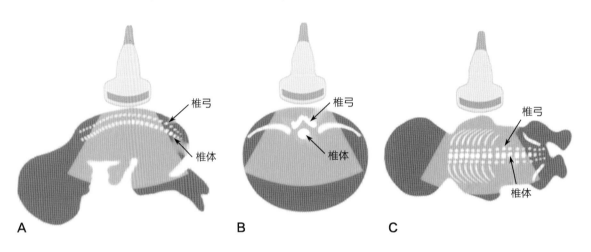

A   B   C

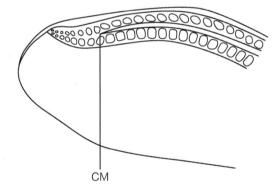

CM

图 5-2-2

胎儿脊柱矢状切面模式图

可显示两排平行高回声骨化中心、椎管及其内的脊髓和脊髓圆锥。

CM：脊髓圆锥

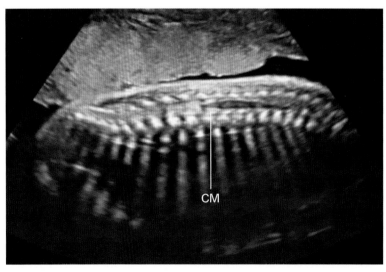

CM

图 5-2-3

胎儿脊柱矢状切面超声图

可显示两排平行高回声骨化中心、椎管及其内的脊髓和脊髓圆锥。

CM：脊髓圆锥

的高回声带，为颈段至骶尾段椎体与椎弓的骨化中心，骶尾部两排骨化中心逐渐合拢，略有上翘。两条高回声带之间为椎管，其内含有脊髓及脊髓圆锥（conus medullaris，CM）。脊柱表面皮肤完整。

脊髓圆锥的定位如下：

（1）胎儿脊柱矢状切面显示腰段及骶尾段脊柱，两条平行排列的骨化中心，椎管内含脊髓及脊髓圆锥，骶尾部两排骨化中心逐渐合拢，略有上翘。脊柱表面皮肤完整。

（2）常用腰骶关节法或胸椎椎体定位法。腰骶关节法通过成角的腰骶关节确定椎体位置，该关节靠近头侧的椎体为第 5 腰椎（L_5），靠近尾侧的椎体为第 1 骶椎（S_1）（图 5-2-4）。胸椎椎体定位法是通过与第 12 肋骨相连的第 12 胸椎向下顺数。

（3）正常范围：正常情况下，胎儿脊髓圆锥末端位置随孕周逐渐上升，目前认为 20 周后脊髓圆锥可位于第 2 腰椎（L_2）或第 3 腰

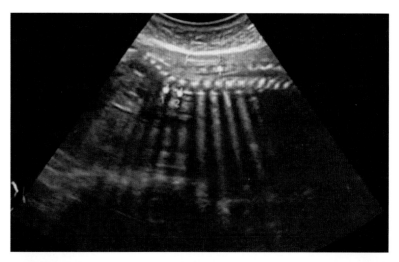

图 5-2-4
胎儿脊髓圆锥定位（腰骶关节法）超声图
胎儿脊柱矢状切面从左至右分别示 S_1 椎体、L_5 椎体及 L_2 椎体

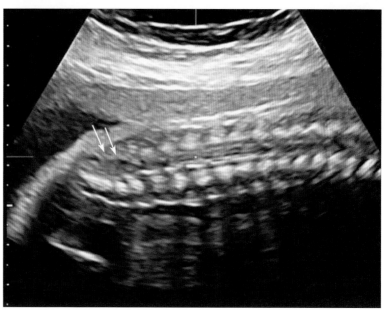

图 5-2-5
胎儿脊髓圆锥低位，椎管内脂肪瘤，脊柱裂超声图
胎儿脊柱矢状切面，箭示圆锥低位及椎管内脂肪瘤

椎（L$_3$）椎体以上，低于 L$_3$ 时应引起注意（图 5-2-5）。当出现脊柱、脊髓发育异常时，如显性或隐性脊柱裂（脊髓脊膜膨出、硬膜内脂肪瘤、椎管内囊肿等）可造成脊髓圆锥上升受限，低于正常位置，严重者出生后可能导致一系列神经功能障碍，表现为双下肢感觉、运动功能障碍及大小便失禁等，统称为脊髓拴系综合征。

（二）胎儿脊柱横切面

胎儿脊柱横切面（图 5-2-6、图 5-2-7）上脊柱表现为三个高回声骨化中心，包括一个椎体（vertebral body，VB）和两个椎弓（vertebral arch，VA），位于背部两侧的椎弓呈"八"字形排列。分别扫查并留存颈、胸、腰、骶尾部脊柱横切面图像。

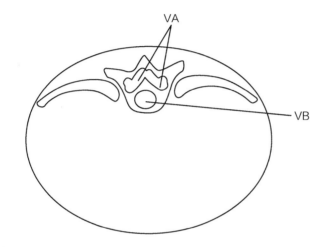

图 5-2-6

胎儿脊柱横切面模式图

显示由一个椎体和两个椎弓形成的骨化中心。

VA：椎弓，VB：椎体

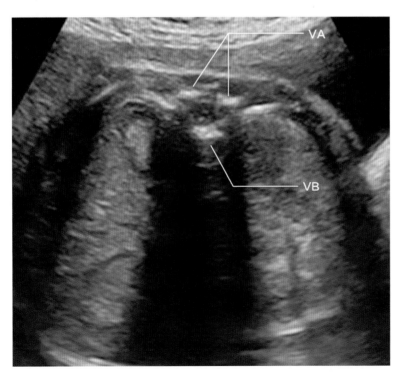

图 5-2-7

胎儿脊柱横切面超声图

显示由一个椎体和两个椎弓形成的骨化中心。

VA：椎弓，VB：椎体

（三）胎儿脊柱冠状切面

胎儿脊柱冠状切面（图 5-2-8、图 5-2-9）上显示中间的椎体及两侧椎弓的骨化中心形成的三条高回声带。在近背侧的冠状切面上，脊柱仅表现为两条平行的高回声带，为椎弓的骨化中心，椎体不显示。

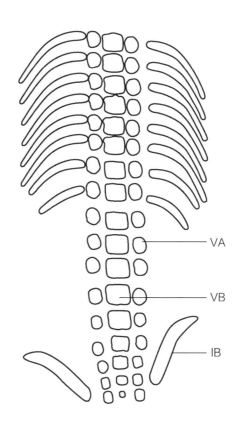

图 5-2-8

胎儿脊柱冠状切面模式图
显示中间的椎体及两侧椎弓的骨化中心形成的三条高回声带。
VA：椎弓，VB：椎体，IB：髂骨

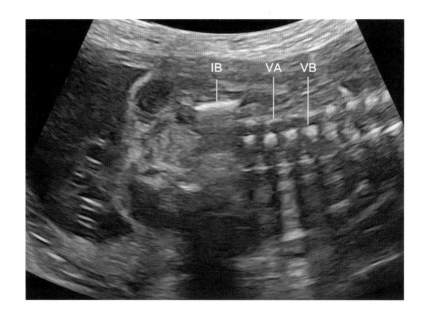

图 5-2-9

胎儿脊柱冠状切面超声图
显示中间的椎体及两侧椎弓的骨化中心形成的三条高回声带。
VA：椎弓，VB：椎体，IB：髂骨

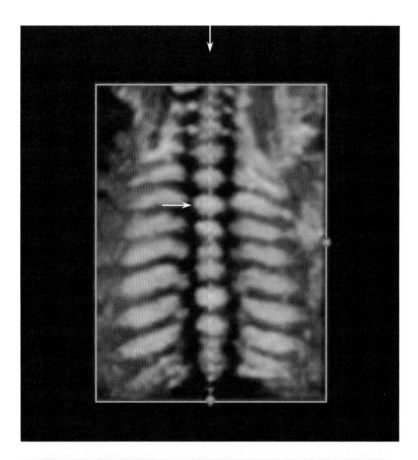

图 5-2-10
胎儿脊柱椎体冠状面三维超
声图
箭示脊柱椎体

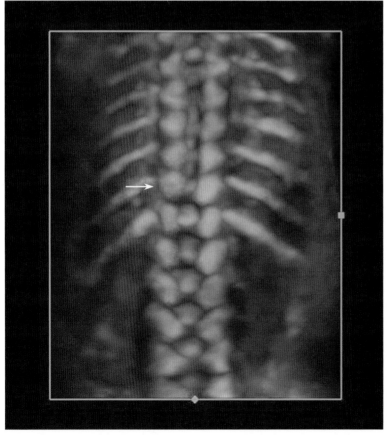

图 5-2-11
胎儿脊柱椎弓三维超声图
箭示脊柱两排椎弓

常规二维超声受胎儿体位影响，显示脊柱全程冠状面难度较大。当二维超声显示困难时，可借助三维超声获得冠状面图像（图 5-2-10、图 5-2-11），图像处理显示椎体及两排椎弓。

三、异常征象

通过标准切面扫查，可发现开放性脊柱裂、骶尾部畸胎瘤、尾部退化综合征。

（一）开放性脊柱裂

开放性脊柱裂（spina bifida）：可在扫查脊柱三个切面时发现（ER5-2-4）。脊柱裂是由于胚胎发育过程中后神经孔闭合障碍所致，常发生于腰骶尾段。脊柱裂有多种分类方式，根据背部皮肤是否完整可分为开放性脊柱裂和闭合性脊柱裂，或根据病变部位有无明显体征分为显性脊柱裂和隐性脊柱裂。

1. **脊柱矢状切面** 开放性脊柱裂的脊柱棘突及椎板有不同程度的缺如，严重者脊柱弯曲，脊柱椎弓连续性中断，皮肤及软组织连续性中断，椎管向背侧开放，椎管内容物向后膨出。根据膨出内容物的不同，可分为脊膜膨出、脊膜脊髓膨出和脊髓外露。脊膜膨出内容物不含神经组织，脊膜脊髓膨出内容物含神经组织（图 5-2-12）。

2. **脊柱横切面** 脊柱椎弓板缺失，脊柱横切呈"V"或"U"字形。

3. **脊柱冠状切面** 两条平行排列的椎弓局部椎弓板缺失、增宽。

4. **伴发其他异常** 开放性脊柱裂常伴颅内结构异常，如"柠檬头""香蕉小脑"、枕大池消失、脑积水、胼胝体发育异常等。

ER5-2-4
胎儿脊柱裂脊膜膨出动态扫查

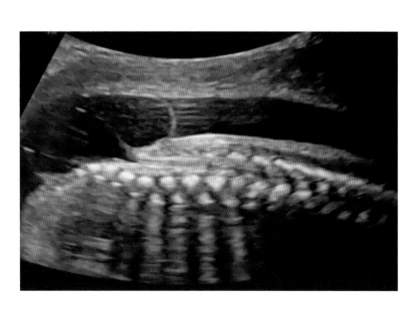

图 5-2-12
胎儿开放性脊柱裂，脊膜膨出超声图
筛查孕周，胎儿脊柱矢状切面显示脊柱椎弓、皮肤及软组织连续性中断，椎管开放，向背侧膨出无回声为脊膜膨出

（二）骶尾部畸胎瘤

骶尾部畸胎瘤（sacrococcygeal teratoma）可在脊柱矢状切面发现（ER5-2-5）。骶尾部畸胎瘤是发生在骶尾部的生殖细胞肿瘤，肿瘤可由脊柱骶尾部位向外、向后生长，也可向盆腔内延伸。

1. **脊柱矢状切面** 超声可见骶尾部畸胎瘤的脊柱椎体、椎弓结构完整，包块内可呈囊性、囊实混合性或实性回声（图 5-2-13）。

2. **伴发其他异常** 可伴发胎儿心功能不全、胎儿水肿甚至胎死宫内。

（三）尾部退化综合征 / 骶骨缺失

尾部退化综合征 / 骶骨缺失（sacral agenesis）：可在扫查脊柱三切面时发现（ER5-2-6）。尾部退化综合征，又称为骶尾发育不良综合征，是一种罕见的先天性畸形。

1. **脊柱矢状切面、横切面及冠状切面** 超声可见脊柱较正常短，尾端椎体（骶椎、下段腰椎）和脊髓不同程度缺如（图 5-2-14）。

ER5-2-5
胎儿骶尾部畸胎瘤动态扫查

ER5-2-6
胎儿尾椎退化伴椎体发育形成障碍动态扫查

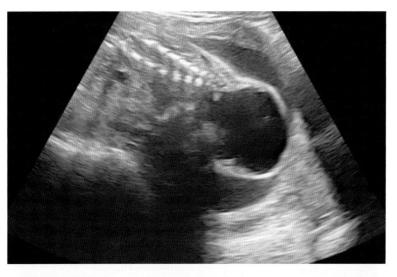

图 5-2-13
胎儿脊柱骶尾部畸胎瘤超声图

妊娠 31 周，胎儿脊柱矢状切面显示脊柱骨化中心完整、排列整齐，骶尾部可见囊性膨出包块

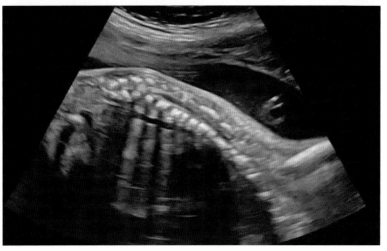

图 5-2-14
胎儿尾部退化综合征超声图

筛查孕周，胎儿脊柱矢状切面显示胎儿脊柱短，下段腰椎及骶椎缺如

2. **伴发其他异常** 常伴泌尿生殖系统、肛门直肠及双下肢异常。

四、鉴别诊断

当发现脊柱后方包块、椎体形成障碍、椎体形态异常及脊柱异常弯曲时，需要对相关疾病进行鉴别。

（一）脊柱后方包块突出

脊柱后方包块突出主要见于脊柱裂、骶尾部畸胎瘤。

1. 脊柱裂

（1）脊柱矢状切面：脊柱棘突及椎板有不同程度的缺如，严重者脊柱弯曲，脊柱椎弓连续性中断，皮肤及软组织连续性中断，椎管向背侧开放，椎管内容物向后膨出（图5-2-12）。

（2）脊柱横切面：表现为脊柱椎弓板缺失，脊柱横切呈"V"或"U"字形。

（3）脊柱冠状切面：表现为两条平行排列的椎弓局部椎弓板缺失、增宽。

（4）常伴颅内结构异常。

2. 骶尾部畸胎瘤 脊柱矢状切面：表现为脊柱椎体、椎弓结构完整，包块内可呈囊性、囊实混合性或实性回声（图5-2-13）。

（二）椎体形成障碍、形态异常

椎体形成障碍、形态异常主要为半椎体、椎体融合、蝴蝶椎和冠状椎体裂。

1. 半椎体

（1）脊柱矢状切面（图5-2-15）：表现为椎弓回声排列整齐，

图 5-2-15
胎儿椎体排列不整齐，半椎体超声图
筛查孕周，胎儿脊柱矢状切面显示椎体排列不整齐，病变椎体有部分缺失，箭示病变椎体

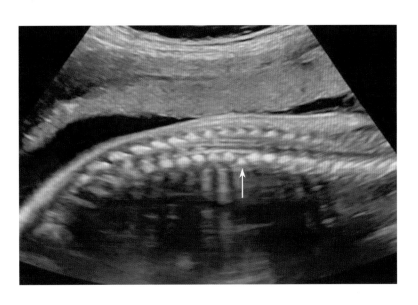

椎体排列不整齐，病变椎体有部分缺失，可呈圆形、卵圆形、楔形、三角形。

（2）脊柱横切面：病变椎体较正常椎体小，形态异常。

（3）脊柱冠状切面：病变椎体呈圆形、卵圆形、楔形、三角形，较正常椎体小（图5-2-16）。

2. 椎体融合 脊柱矢状切面：表现为受累椎体异常增大，形态异常（图5-2-17）。

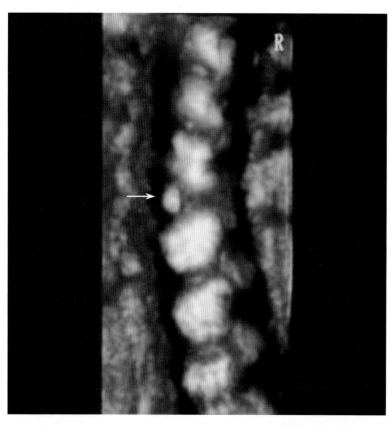

图 5-2-16

胎儿脊柱冠状切面半椎体三维超声图

筛查孕周，胎儿脊柱冠状切面三维超声图像，箭示病变椎体较正常椎体小，形态异常

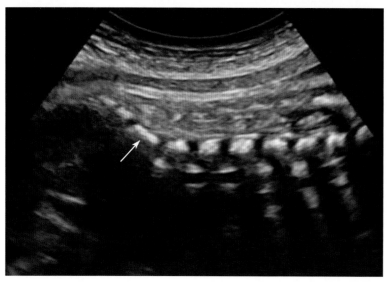

图 5-2-17

胎儿椎体形态异常椎体融合超声图

筛查孕周，胎儿脊柱矢状切面显示椎体异常增大，箭示形态异常椎体

3. 蝴蝶椎

（1）脊柱矢状切面：表现为受累椎体多呈楔形（图5-2-18）。

（2）脊柱横切面：表现为椎体中部裂缝，病变椎体分离成左右两部分，两部分大小多相等。

（3）脊柱冠状切面：病变椎体呈两个尖端相对的楔形和三角形。

4. 椎体冠状裂

（1）脊柱矢状切面：表现为椎体回声不连续，分离成前后两部分。

（2）脊柱横切面：表现为椎体中部冠状裂缝，病变椎体分离为前后两部分（图5-2-19）。

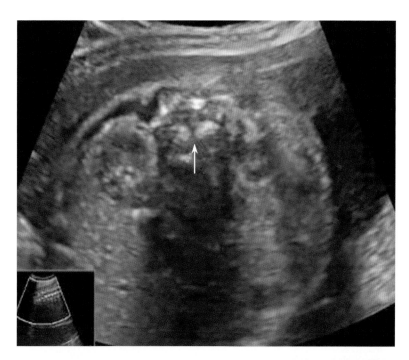

图 5-2-18

胎儿椎体矢状裂缝，蝴蝶椎超声图

筛查孕周，胎儿脊柱横切面显示病变椎体分裂成左右两部分，箭示病变椎体矢状裂缝

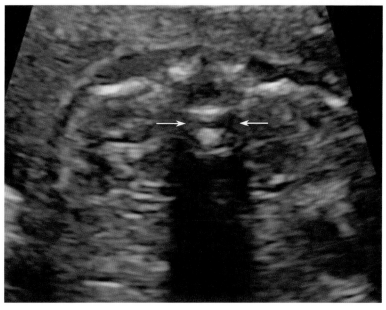

图 5-2-19

胎儿椎体冠状裂超声图

筛查孕周，胎儿脊柱横切面显示病变椎体分裂成前后两部分，箭示病变椎体冠状裂缝

（三）脊柱异常弯曲

脊柱异常弯曲主要见于脊柱裂、椎体形成障碍和尾部退化综合征。

1. 脊柱裂（ER5-2-7）

（1）脊柱矢状切面：表现为椎弓缺失，严重时可形成脊柱弯曲。脊柱棘突及椎板有不同程度的缺如，脊柱椎弓连续性中断，皮肤及软组织连续性中断，椎管向背侧开放，椎管内容物向后膨出。脊髓圆锥低位（图5-2-20）。

（2）脊柱横切面：表现为脊柱椎弓板缺失，脊柱横切呈"V"或"U"字形。

（3）脊柱冠状切面：表现为两条平行排列的椎弓局部椎弓板缺失、增宽。

（4）常伴颅内结构异常。

2. 椎体形成障碍
脊柱矢状切面：表现为脊柱侧弯或后凸，椎弓排列整齐，形态正常，椎体排列不整齐，病变椎体有部分缺失（图5-2-21、图5-2-22）。

3. 尾部退化综合征

（1）脊柱矢状切面、横切面及冠状切面：表现为脊柱较正常短，尾端椎体（骶骨、下段腰椎）和脊髓不同程度的缺如（图5-2-14）。

（2）常伴泌尿生殖系统、肛门直肠及双下肢异常。

ER5-2-7
胎儿脊柱裂脊柱弯曲动态扫查

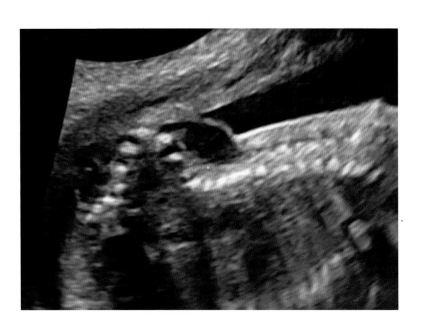

图5-2-20
胎儿脊柱裂脊柱异常弯曲超声图

筛查孕周，胎儿脊柱矢状切面显示脊柱弯曲，椎弓连续性中断，椎管开放向后膨出囊性包块

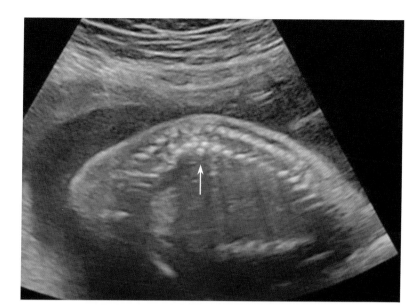

图 5-2-21
胎儿半椎体脊柱异常弯曲超声图

筛查孕周，胎儿脊柱矢状切面显示脊柱后凸，椎体排列不整齐，箭示病变椎体部分缺失

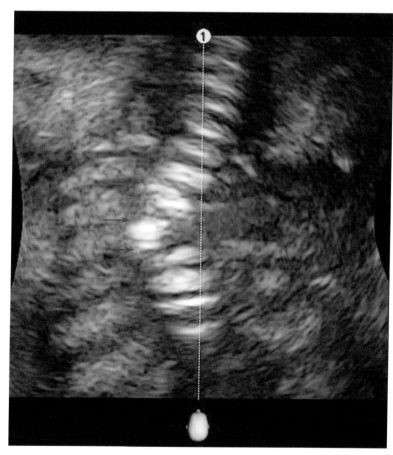

图 5-2-22
胎儿脊柱冠状面半椎体伴脊柱侧弯超声图

筛查孕周，胎儿脊柱冠状切面三维超声图像显示脊柱侧弯，病变椎体较正常椎体小，形态异常，箭示病变椎体

（蔡爱露　董　岚）

参考文献

1. 严英榴, 杨秀雄. 产前超声诊断学［M］. 2版. 北京: 人民卫生出版社, 2012.

2. 陈卉品, 李琦, 吴青青. 胎儿超声图解［M］. 北京: 科学技术文献出版社, 2009.

3. 李胜利, 顾莉莉, 文华轩. 胎儿开放性与闭合性脊柱裂的产前诊断及分类［J/CD］. 中华医学超声杂志（电子版）, 2011, 08（8）: 3-9.

4. GHI T, PILU G, FALCO P, et al. Prenatal diagnosis of open and closed spina bifida［J］. Ultrasound in Obstetrics and Gynecology, 2006, 28（7）: 899-903.

5. COLEMAN B G, LANGER J E, HORII S C. The Diagnostic Features of Spina Bifida: The Role of Ultrasound［J］. Fetal Diagnosis and Therapy, 2014, 37（3）: 179-196.

6. 中国医师协会超声医师分会. 产前超声检查指南（2012）［J/CD］. 中华医学超声杂志（电子版）, 2012, 9（7）: 574-580.

7. 辛忠秋, 蔡爱露, 李婷, 等. 应用三维超声诊断胎儿半椎体畸形［J］. 中国超声医学杂志, 2009, 25（12）: 1189-1191.

8. ZHAO D, WEI Q, CAI A, et al. Prenatal Assessment of the Position of Fetal Conus Medullaris as a Predictor of Fetal Spinal Lesions［J］. J Ultrasound Med, 2018, 37（1）: 201-207.

9. ZHAI J, CAI A, WEI Q, et al. A method for quantitative 2-dimensional sonographic analysis of the fetal conus medullaris position［J］. J Ultrasound Med, 2019, 38（4）: 929-934.

10. WEI Q, CAI A, WANG X, et al. Value of 3-dimensional sonography for prenatal diagnosis of vertebral formation failure［J］. J Ultrasound Med, 2013, 32（4）: 595-607.

11. 周昌荣, 粟河舟, 杨坡, 等. 尾部退化综合征的产前超声诊断价值分析［J］. 中国超声医学杂志, 2018, 34（4）: 369-371.

12. RODRIGUEZ M A, PRATS P, MUNOZ A, et al. Sonographic evaluation of the fetal conus medullaris［J］. Prenat Diagn, 2014, 34（11）: 1111-1114.

13. ZALEL Y, LEHAVI O, AIZENSTEIN O, et al. Development of the fetal spinal cord: time of ascendance of the normal conus medullaris as detected by sonography［J］. J Ultrasound Med, 2006, 25（11）: 1397-1401.

14. VARRAS M, AKRIVIS C. Prenatal diagnosis of fetal hemivertebra at 20 weeks' gestation with literature review［J］. Int J Gen Med, 2010, 3（4）: 197-201.

15. GRIGORE M, ILIEV G. Diagnosis of sacrococcygeal teratoma using two and three-dimensional ultrasonography: two cases reported and a literature review［J］. Med Ultrason, 2014, 16（3）: 274-277.

第六章

胎儿生长发育监测

◆ 胎儿宫内的生长发育监测主要依靠超声检查，不同孕周、不同妊娠情况，测量指标有所不同。

一、正常胎儿的超声监测指标

（一）胚胎胎芽长

妊娠 10 周前，超声对孕龄的估计准确性误差不超过 1 周，测量胚胎胎芽长可核对孕周（图 6-0-1）。将包含完整妊娠囊的图像局部放大后，经过多切面扫查，在胚胎胎芽显示清晰完整时进行测量。

（二）顶臀长

顶臀长（crown rump length，CRL）是指胎儿头顶至骶尾部的距离。测量 CRL 时，显示胎儿矢状切面，胎儿呈水平位（与超声声束呈 90°），胎儿位置自然，不过度屈曲或仰伸，胎儿头顶及骶尾部显示清晰，躯干部显示脊柱矢状面全长，图像适当放大，游标置于胎儿头顶皮肤外缘至骶尾部皮肤外缘测量距离。测量顶臀长可用于核对孕周，当孕妇月经不规律或忘记具体日期时确定孕周十分重要，结果将直接影响唐氏综合征风险筛查的准确性。当末次月经与超声估测孕周差异≤7 天时，选择末次月经确定孕周，当末次月经与超声估测孕周差异 >7 天时，选择超声估测孕周确定孕周（图 6-0-2）。

（三）妊娠中期胎儿生长测量指标

妊娠中期，通过超声测量胎儿的双顶径（biparietal diameter，BPD）、头围（head circumference，HC）、腹围（abdominal

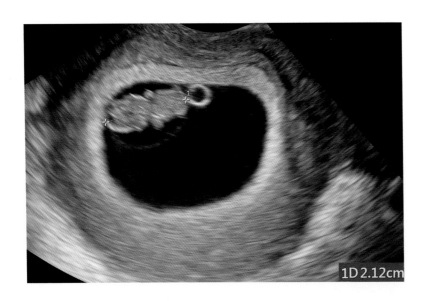

图 6-0-1

胚胎胎芽长测量超声图

妊娠早期测量胚胎胎芽长切面，游标示测量胚胎胎芽长 2.12cm

circumference，AC）、股骨长（femur length，FL）可用于评估胎儿的生长情况（图6-0-3）。测量BPD和HC时，获得经丘脑横切面，显示透明隔腔、丘脑等结构，图像放大，垂直脑中线游标放置近场颅骨外缘及远场颅骨内缘最宽处测量BPD，用电子求积仪（椭圆功能键）沿胎儿颅骨外缘包络测量HC。测量FL时，获得股骨长轴切面显示单侧股骨长轴，放大图像，股骨干两端显示清晰，游标放置于骨干两端斜面中点测量股骨干的最长长度。测量AC时，获得

图6-0-2

胎儿顶臀长测量超声图

妊娠12周6天，测量顶臀长切面，游标示测量胎儿顶臀长为6.44cm

图6-0-3 A，B，C，D

正常胎儿生物测量超声图

妊娠中期胎儿生长测量切面，A~D游标测量胎儿双顶径（BPD）、头围（HC）、腹围（AC）、股骨长（FL）

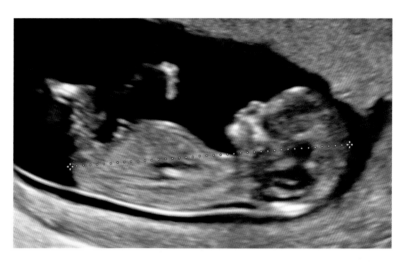

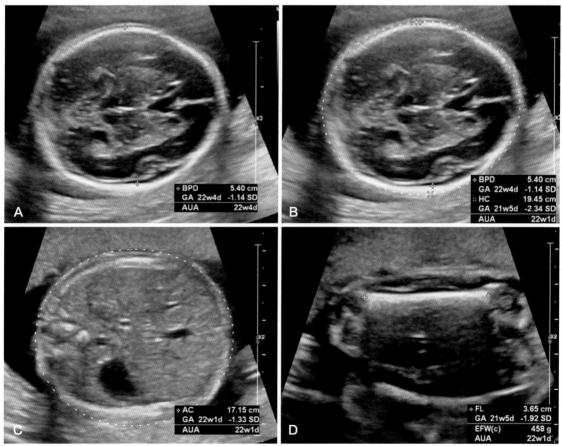

腹围横切面，显示肝脏、胃泡、门静脉窦部，图像放大，沿胎儿腹部皮肤外缘包络测量 AC。

一旦预产期被确认，胎儿的生物学参数可以用于评估胎儿的生长速度、胎儿的大小及体重，测量不能被用于重新确定预产期。至少间隔 2 周才能进行再次测量。

（四）生长曲线

当估测的胎儿体重小于相应孕龄正常胎儿体重第 10 百分位数时考虑胎儿小于相应孕周。当发现胎儿小于相应孕周时，可动态观察胎儿的生长速度，绘制生长曲线。至少间隔两周复查，绘制最近两次或多次胎儿各项超声测量参数的生长曲线（图 6-0-4）来观察胎儿的生长趋势。

图 6-0-4 A，B，C，D 正常胎儿生长曲线图

妊娠中期胎儿双顶径（BPD）、头围（HC）、腹围（AC）及股骨长（FL）生长曲线

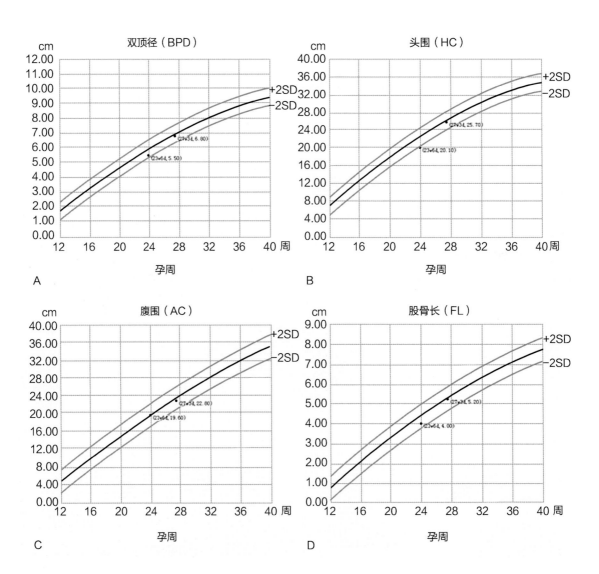

（五）估测胎儿体重

超声仪器可根据配置的软件包公式自动估测胎儿体重（estimated fetal weight，EFW）。目前临床使用的超声仪器中估测胎儿体重最常用的是 Hadlock 方法，公式根据 BPD、HC、AC、FL 计算胎儿体重（图6-0-5）。1984 年 Hadlock 等对 361 名来自美国休斯敦地区的高加索中产阶级孕妇通过超声评估胎儿体重，但由于病例数相对较少，研究范围局限，对于我国孕妇的应用具有一定的局限性。因此应用超声估测胎儿体重仅供临床参考。

$$Log_{10}EFW=1.335-0.003\ 4\ (AC)(FL)+0.031\ 6\ (BPD)+0.045\ 7\ (AC)+0.162\ 3\ (FL)$$

（六）其他测量参数

1. 多普勒血流频谱　妊娠合并高血压、可疑胎儿生长受限等情况时，可通过多普勒超声监测母体及胎儿血管血流频谱参数的变化评价胎儿宫内安危（详见第七章）。包括子宫动脉、脐动脉、大脑中动脉、静脉导管等。

2. 皮肤软组织厚度　可疑巨大儿时，可通过超声测量胎儿皮下软组织厚度来确认，参数包括：肱骨软组织厚度 >13mm，肩部软组织厚度 >12mm，腹部软组织厚度 >11mm，股骨软组织厚度 ≥20mm。

二、胎儿生长异常

（一）小于胎龄儿与胎儿生长受限

1. 定义　有关小于胎龄儿（small for gestational age，SGA）

图 6-0-5

正常胎儿超声测量参数及估测胎儿体重报告图

LMP：末次月经，EDD（LMP）：预产期，GA：临床孕周，BPD：双顶径，HC：头围，AC：腹围，FL：股骨长，AUA：超声孕周，EFW：估测胎儿体重，Pctl.（EFW）：百分位数，SD（EFW）：标准差，w：周，d：天

[OB]

LMP	2020-06-30				EDD(LMP)	2021-04-06		
GA(LMP)	23w1d				AUA	22w4d		
EDD(AUA)	2021-04-10				EFW	542g		
EFW Author	Hadlock4(BPD,HC,AC,FL)				GA(EFW)	22w5d		
Pctl.(EFW)	29.85				SD(EFW)	-0.53		
Pctl. Criteria	GA(LMP)							

Fetal Biometry	Last	1	2	3		GA		SD	
BPD	5.34	5.34			cm	22w2d±12d	Hadlock	-1.04s	Hadlock
HC	20.05	20.05			cm	22w1d±10d	Hadlock	-1.42s	Hadlock
AC	18.33	18.33			cm	23w1d±14d	Hadlock	-0.21s	Hadlock
FL	3.96	3.96			cm	22w5d±13d	Hadlock	-0.63s	Hadlock

Ratio	Value		Normal Range
FL/AC	21.61	%	(20.0~24.0%, >21w)
FL/BPD	74.18	%	(71.0~87.0%, >23w)
FL/HC	19.76	%	(18.29~21.66%, 23w1d)
HC/AC	1.09		(1.05~1.21, 23w1d)

和胎儿生长受限（fetal growth restriction，FGR）的诊断定义不同国家和地区文献报道存在差异。2019 年 6 月，中华医学会围产医学分会发布的最新 FGR 专家共识，将 SGA 定义为 EFW 或腹围（abdominal circumference，AC）小于同胎龄第 10 百分位数的胎儿（图 6-0-6、图 6-0-7）。SGA 包含部分健康的小胎儿和 FGR。FGR 是指受母体、胎盘、胎儿等病理因素影响，胎儿生长未达到其应有的遗传潜能，多表现为 EFW 或 AC 小于同胎龄第 10 百分位数的胎儿，部分合并多普勒血流频谱异常。

严重的 FGR 是指胎儿超声估测体重低于相应胎龄第 3 百分位或伴有血流异常的胎儿。2020 年国际妇产超声学会（ISUOG）推荐用德尔菲法制订的国际专家共识提出的标准作为 FGR 定义。早发型和晚发型 FGR 定义见表 6-0-1。

2. 意义　SGA 包括 10% 的正常人群，该人群结构正常不伴有营养不良，围生儿无不良结局。FGR 由于自身健康受到遗传疾病、感染、子宫胎盘功能不全等因素影响，未能达到生长潜能，围产儿死亡率为正常胎儿的 4~6 倍。

3. FGR 分类

（1）早发型和晚发型 FGR：根据多普勒超声诊断 FGR 时胎龄

图 6-0-6 A，B，C，D
胎儿生长受限超声测量参数及报告图

A~C. 妊娠 32 周胎儿双顶径、头围、腹围、股骨长测量图；D. 超声报告图，妊娠 33 周剖宫产时新生儿体重 1 380g；LMP：末次月经，EDD（LMP）：预产期，GA：临床孕周，AUA：超声孕周，BPD：双顶径，HC：头围，AC：腹围，FL：股骨长，EFW：估测胎儿体重，Pctl.（EFW）：百分位数，SD（EFW）：标准差，w：周，d：天

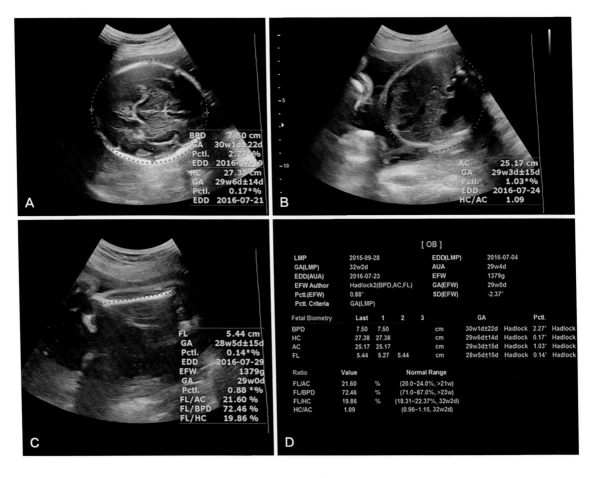

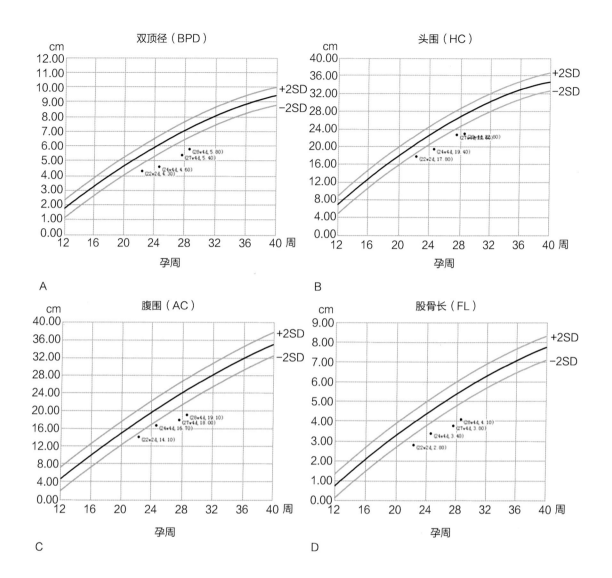

图 6-0-7 A，B，C，D
胎儿生长受限超声测量参数
生长曲线

胎儿妊娠早期已核对孕周，妊娠中、晚期双顶径（A）、头围（B）、腹围（C）及股骨长（D）生长曲线；BPD：双顶径，HC：头围，AC：腹围，FL：股骨长

的大小分为早发型和晚发型。以 32 周和 34 周作为早发型和晚发型 FGR 分界点的研究均有报道，2020 年 ISUOG 指南推荐以 32 周作为分界点。超声监测脐动脉血流参数评估早发型 FGR 预后时，需要考虑早产的风险和继续妊娠造成的不良结局。充分评估后选择适当的孕周与方式终止妊娠。晚发型 FGR 预后较好，但通常多次测量脐动脉血流频谱未见明显异常改变，临床未能察觉从而引发不良妊娠结局。更多种类的血流频谱参数可用于监测胎儿宫内安危。

（2）均称性与非均称性 FGR：由于营养缺陷的发生时期及持续时间不同，FGR 呈现不同的生长模式，即均称性及非均称性 FGR。均称性 FGR 指胎头及躯体等各测值均小于相应孕周，常在中孕早期发现，常出现在遗传性疾病（如 18- 三体综合征等染色体异常）、胚胎感染（如风疹病毒、巨细胞病毒感染）、先天性畸形和一系列综合征。非均称性 FGR 指胎儿躯体测量值小而胎头仅轻度或未见生长迟

表 6-0-1 早发型和晚发型 FGR 定义

早发型 FGR（＜32 周，不合并先天异常）	晚发型 FGR（≥32 周，不合并先天异常）
1. AC/EFW＜第 3 百分位数或 UA-AEDF	1. AC/EFW＜第 3 百分位数
2. AC/EFW＜第 10 百分位数 +UtA-PI＞第 95 百分位数	2. 以下三项中至少满足两项
3. AC/EFW＜第 10 百分位数 +UA-PI＞第 95 百分位数	（1）AC/EFW＜第 10 百分位数 （2）AC/EFW 生长曲线下降 2 个四分位数（下降 50 百分位）
4. AC/EFW＜第 10 百分位数 +UtA-PI＞第 95 百分位数 +UA-PI＞第 95 百分位数	（3）CPR＜第 5 百分位数或 UA-PI＞第 95 百分位数

注：改编自 LEES CC，Stampalija T，Baschat AA，et al. ISUOG Practice Guidelines：diagnosis and management of small-for-gestational-age fetus and fetal growth restriction. Ultrasound Obstet Gynecol，2020，56（2）：298-312.

* 生长曲线为非个体化生长曲线。AC，腹围；AEDF，舒张末期血流缺失；CRP，脑胎盘比；EFW，估计胎儿体重；PI，搏动指数；UA，脐动脉；UtA，子宫动脉。

图 6-0-8 A，B，C，D

<u>巨大儿超声参数测量及估测胎儿体重</u>

A~C. 妊娠 39 周胎儿双顶径、头围、腹围、股骨长测量图；D. 超声报告图，出生前超声估测胎儿体重 4 117g，新生儿出生体重 4 010g，LMP：末次月经，EDD（LMP）：预产期，GA：临床孕周，AUA：超声孕周，BPD：双顶径，HC：头围，AC：腹围，FL：股骨长，EFW：估测胎儿体重，w：周，d：天

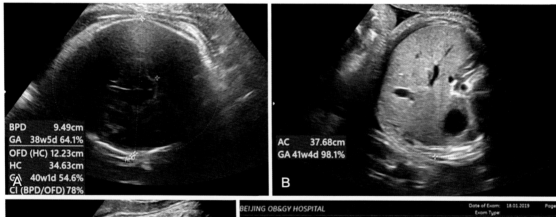

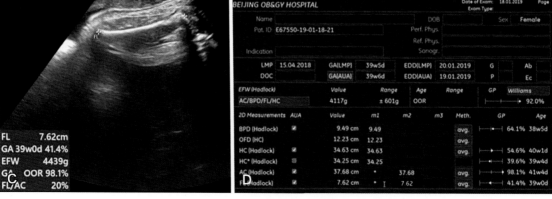

缓，头体比例不称，腹围较头围显著小于同孕龄儿。这种非均称性 FGR 一般出现于妊娠晚期，由相对营养和供氧不足导致，主要为母体病因（妊娠期高血压疾病、妊娠水肿、蛋白尿、糖尿病）、胎盘功能紊乱（胎盘早剥、前置胎盘、胎盘局部 16- 三体综合征嵌合体、脐带帆状附着或边缘附着及原发胎盘功能紊乱）导致子宫胎盘供血不足。现在这种分类方法使用较少。

4. **超声监测方法** 临床可疑胎儿生长受限时，可通过超声测量胎儿的双顶径、头围、腹围、股骨长来确认，超声仪器可根据配置的软件包公式自动估测胎儿体重、体重相当于该孕周正常胎儿体重的第几百分位数及其标准差（图 6-0-6）。对于可疑生长受限的胎儿，也可以在整个孕期通过超声监测 BPD、HC、AC、FL 的生长曲线来评价其生长趋势（图 6-0-7）。

（二）巨大儿

1. **定义** 巨大儿（macrosomia）是指胎儿或新生儿出生 1 小时内体重达到或超过 4 000g 者。

2. **意义** 孕妇糖尿病和肥胖是导致巨大儿的最重要危险因素。巨大儿常导致产道撕裂、子宫脱垂、子宫膀胱破裂，甚至难产死亡。巨大儿易发生窒息、低血糖、神经麻痹甚至伤亡，长大后可能是高血压、糖尿病易患病人群。

3. **超声监测方法** 妊娠晚期，通过超声测量胎儿的双顶径、头围、腹围、股骨长，超声仪器可根据配置的软件包公式自动估测胎儿体重（图 6-0-8）。

图 6-0-9

部分大腿容积测量超声图

妊娠 40 周，出生前估测胎儿体重 4 336g，新生儿为巨大儿，体重 4 660g

Circumference：围度，Area：面积，TVol：部分大腿容积，EFW：估测胎儿体重

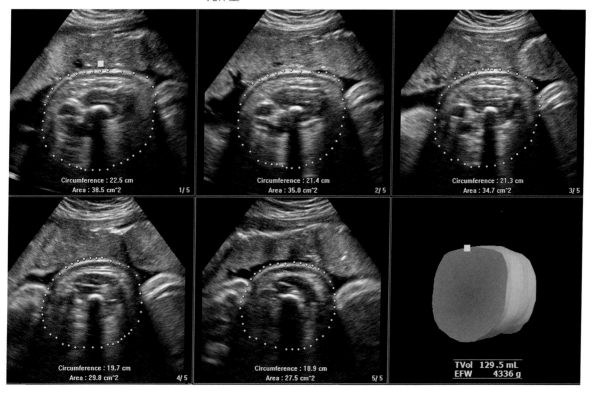

4. 超声新技术 巨大儿的预测准确性较低。由于胎儿营养状态不同，皮下软组织厚度差异大，影响胎儿体重。因此 LEE 教授等学者提出，应用三维超声技术测量胎儿部分大腿容积（fractional thigh volume，TVol）等软组织径线，并将其添加到传统二维超声测量值预测胎儿体重的公式中，从而提高胎儿体重预测的准确性（图 6-0-9）。

测量方法：

（1）获取肱骨或股骨骨干长度，要求骨干尽可能与声束垂直，超声波束的入射角度应为 90°，根据胎龄设置扫描角度为 55°~80°，当胎儿不动时获取图像，不能挤压肢体，胎儿肢体的横切面至少占显示器屏幕的 30%。

（2）优化图像后，获取容积数据。激活系统 5D 容积测量包，根据提示将标识点放在骨干中间，程序将自动测量骨干的长度（可以手动调整），应用三维超声仪器自带的"部分肢体容积测量组件"，系统自动将肢体中段 50% 截取为 5 个等距的横切面，手工描记每个横切面的肢体皮肤边缘，系统自动计算出体积参数。

（张丽娜　康　丽　吴青青）

参考文献

1. 中华医学会国产医学分会胎儿医学学组，中华医学会妇产科学分会产科学组. 胎儿生长受限专家共识 [J]. 中华国产医学杂志，2019，22（6）：361-380.

2. 谢幸，苟文丽. 妇产科学 [M]. 8 版. 北京：人民卫生出版社，2013.

3. Hadlock F P, Deter R L, Harrist R B, et al. Estimating Fetal Age: Computer-Assisted Analysis of Multiple Fetal Growth Parameters. Radiology, 1984, 152（2）：497-501.

4. 韩玉环，林红，刘映舞. B 型超声测量胎儿股骨皮下组织厚度预测胎儿体重. 中华妇产科杂志，1998，33（5）：277-279.

5. SAVCHEV S, FIGUERAS F, SANZ-CORTES M, et al. Evaluation of an optimal gestational age cut-off for the definition of early- and late-onset fetal growth restriction [J]. Fetal Diagn Ther, 2014, 36（2）：99-105.

6. LEES C C, Stampalija T, Baschat A A, et al. ISUOG Practice Guidelines: diagnosis and management of small-for-gestational-age fetus and fetal growth restriction. Ultrasound Obstet Gynecol, 2020, 56（2）：298-312.

7. GORDIJIN S J, BEUNE I M, THILAGANATHAN B, et al. Consensus definition of fetal growth restriction: a Delphi procedure. Ultrasound Obstet Gynecol, 2016, 48（3）：333-339.

8. CARADEUX J, MARTINEZ-PORTILLA R J, BASUKI T R, et al. Risk of fetal death in growth-restricted fetuses with umbilical and/or ductus venosus absent or reversed end-diastolic velocities before 34 weeks of gestation: A systematic review and meta-analysis [J]. Am J Obstet Gynecol, 2018, 218（2S）：S774-782.

9. LEE W, DETER R, SANGI-HAGHPEYKAR H, et al. Prospective validation of fetal weight estimation using fractional limb volume. Ultrasound Obstet Gynecol, 2013, 41（2）：198-203.

第七章

胎儿血流动力学

◆ Satomura 在 1957 年首次提出运用多普勒技术可以评估血流状况。多普勒血流频谱的改变反映胎儿、母体及胎盘的某些生理或病理变化。目前，常用的母体－胎儿多普勒血流指标有胎儿脐动脉、大脑中动脉、静脉导管、母体子宫动脉和胎儿心肌做功指数。本章节对上述多普勒指标的测量平面及测量方法、参考值及临床意义分别进行讨论。

一、标准切面

（一）脐动脉

1. **测量平面及主要解剖标记**　脐动脉（umbilical artery，UA）多普勒测量值与测量部位选择有关，在胎儿脐带腹壁入口处、脐带游离段及脐带胎盘入口处所获得的数值有显著差异。在胎儿脐带腹壁入口处测得的脐动脉阻力指数最高，同时也可显示舒张末期的血流缺失或反向。多数研究推荐测量脐带游离段内的脐动脉血流（图 7-0-1）。

2. **测量方法**　调节取样门大小和多普勒角度，测量频谱轮廓清晰的波形，最好选取与声束夹角小于 30° 的节段测量，获得 3 个或 3 个以上心动周期频谱图像后停帧进行测量。可用自动描记功

图 7-0-1 A，B

正常胎儿脐动脉测量超声图

脐带游离段长轴切面显示胎儿脐动脉，A. 测量切面；B. 脐动脉血流频谱，UA：脐动脉

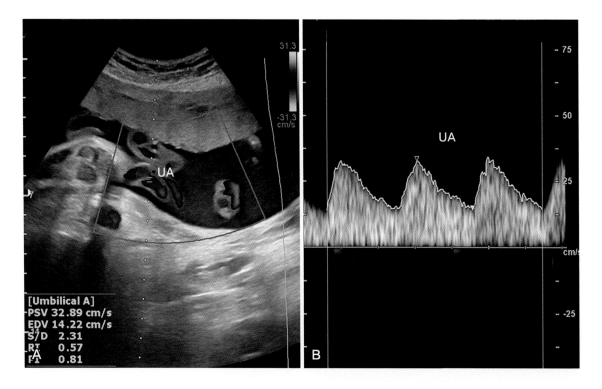

[Umbilical A]
PSV 32.89 cm/s
EDV 14.22 cm/s
S/D 2.31
RI 0.57
PI 0.81

能自动获得或手动获得所需数据，记录收缩期峰值流速（peak systolic velocity，PSV）、舒张末期流速（end-diastolic velocity，EDV）、S/D 值、阻力指数（resistance index，RI）、搏动指数（pulsatility index，PI）和心率（图 7-0-1）。其中 S/D（peak systolic velocity/end diastolic velocity）为收缩期最大峰值流速与舒张末期流速比值；阻力指数（RI）为（收缩期最大峰值流速 - 舒张末期流速）/ 收缩期最大峰值流速，即（S-D）/S；搏动指数（PI）为（收缩期最大峰值流速 - 舒张末期流速）/ 时间平均流速。测量过程中应避免在胎儿呼吸样运动时进行测量。

3. **参考值范围** 随着妊娠的进展，胎盘血管床不断增加，血管阻力降低，胎盘灌注量增加，脐动脉血流 S/D 值随孕周的增加逐渐下降。目前，已有文献报道了脐动脉多普勒指数参考值范围，见表 7-0-1 和表 7-0-2。1978 年 Abramowicz 等依据大量的统计学数据，首先提出脐动脉 S/D 值的正常标准是妊娠晚期 S/D 值 <3.0。目前临床多将妊娠晚期 S/D 值 >3.0、RI>0.6 或 S/D 值高于相应孕周第 95 百分位作为异常判定标准。

表 7-0-1
各孕周胎儿脐动脉 RI 参考值范围

孕周	脐动脉 RI								
	2.5%	5%	10%	25%	50%	75%	90%	95%	97.5%
19	0.64	0.66	0.68	0.72	0.77	0.81	0.85	0.88	0.90
20	0.63	0.65	0.67	0.71	0.75	0.80	0.84	0.87	0.89
21	0.62	0.64	0.66	0.70	0.74	0.79	0.83	0.85	0.88
22	0.60	0.62	0.65	0.68	0.73	0.78	0.82	0.84	0.87
23	0.59	0.61	0.63	0.67	0.72	0.76	0.81	0.83	0.86
24	0.58	0.60	0.62	0.66	0.71	0.75	0.80	0.82	0.85
25	0.56	0.58	0.61	0.65	0.69	0.74	0.79	0.81	0.84
26	0.55	0.57	0.59	0.64	0.68	0.73	0.78	0.80	0.83
27	0.54	0.56	0.58	0.62	0.67	0.72	0.77	0.79	0.82
28	0.53	0.55	0.57	0.61	0.66	0.71	0.76	0.78	0.81
29	0.51	0.53	0.56	0.60	0.65	0.70	0.75	0.77	0.80
30	0.50	0.52	0.54	0.59	0.64	0.69	0.74	0.76	0.79
31	0.49	0.51	0.53	0.58	0.63	0.68	0.73	0.76	0.78
32	0.47	0.50	0.52	0.56	0.61	0.67	0.72	0.75	0.77
33	0.46	0.48	0.51	0.55	0.60	0.66	0.71	0.74	0.77
34	0.45	0.47	0.50	0.54	0.59	0.65	0.70	0.73	0.76
35	0.44	0.46	0.48	0.53	0.58	0.64	0.69	0.72	0.75
36	0.42	0.45	0.47	0.52	0.57	0.63	0.68	0.71	0.74
37	0.41	0.43	0.46	0.51	0.56	0.62	0.67	0.70	0.73
38	0.40	0.42	0.45	0.50	0.55	0.61	0.66	0.70	0.73
39	0.39	0.41	0.44	0.48	0.54	0.60	0.65	0.69	0.72
40	0.38	0.40	0.43	0.47	0.53	0.59	0.65	0.68	0.71
41	0.36	0.39	0.41	0.46	0.52	0.58	0.64	0.67	0.70

表 7-0-2

各孕周胎儿脐动脉 S/D 参考值范围

孕周	脐动脉 S/D								
	2.5%	5%	10%	25%	50%	75%	90%	95%	97.5 %
19	2.73	2.93	3.19	3.67	4.28	5.00	5.75	6.26	6.73
20	2.63	2.83	3.07	3.53	4.11	4.80	5.51	5.99	6.43
21	2.51	2.70	2.93	3.36	3.91	4.55	5.22	5.67	6.09
22	2.43	2.60	2.83	3.24	3.77	4.38	5.03	5.45	5.85
23	2.34	2.51	2.72	3.11	3.62	4.21	4.82	5.22	5.61
24	2.25	2.41	2.62	2.99	3.48	4.04	4.63	5.02	5.38
25	2.17	2.33	2.52	2.88	3.35	3.89	4.45	4.83	5.18
26	2.09	2.24	2.43	2.78	3.23	3.75	4.30	4.66	5.00
27	2.02	2.17	2.35	2.69	3.12	3.63	4.15	4.50	4.83
28	1.95	2.09	2.27	2.60	3.02	3.51	4.02	4.36	4.67
29	1.89	2.03	2.20	2.52	2.92	3.40	3.89	4.22	4.53
30	1.83	1.96	2.13	2.44	2.83	3.30	3.78	4.10	4.40
31	1.77	0.90	2.06	2.36	2.75	3.20	3.67	3.98	4.27
32	1.71	1.84	2.00	2.29	2.67	3.11	3.57	3.87	4.16
33	1.66	1.79	1.94	2.23	2.60	3.03	3.48	3.77	4.06
34	1.61	1.73	1.88	2.16	2.53	2.95	3.39	3.68	3.96
35	1.57	1.68	1.83	2.11	2.46	2.87	3.30	3.59	3.86
36	1.52	1.64	1.78	2.05	2.40	2.80	3.23	3.51	3.78
37	1.48	1.59	1.73	2.00	2.34	2.74	3.15	3.43	3.69
38	1.44	1.55	1.69	1.95	2.28	2.67	3.08	3.36	3.62
39	1.40	1.51	1.64	1.90	2.23	2.61	3.02	3.29	3.54
40	1.36	1.47	1.60	1.85	2.18	2.56	2.96	3.22	3.48
41	1.33	1.43	1.56	1.81	2.13	2.50	2.90	3.16	3.41

（二）大脑中动脉

1. **测量平面及主要解剖标记** 探头由胎儿颅脑横切面测量双顶径水平向颅底方向移动，显示丘脑及蝶骨翼并放大，彩色多普勒血流成像明确 Willis 动脉环及大脑中动脉（middle cerebral artery，MCA）近端（图 7-0-2）。

2. **测量方法** 脉冲多普勒取样框应放置于大脑中动脉近 1/3 处接近颈内动脉。超声声束与血流方向间的夹角尽可能接近 0。值得注意的是在测量胎儿大脑中动脉时不要向胎儿头部施加压力，在测量过程中应描记 3~10 个连续波动周期，频谱的最高点为收缩期峰值（图 7-0-2）。测量收缩期峰值可使用手动或自动测量，有研究指出自动测量所获数据与手动测量数据相比明显低于两数据的中位数，但更接近于在临床上公认的数据。搏动指数的测量通常使用自动测量，但也可通过手动测量。

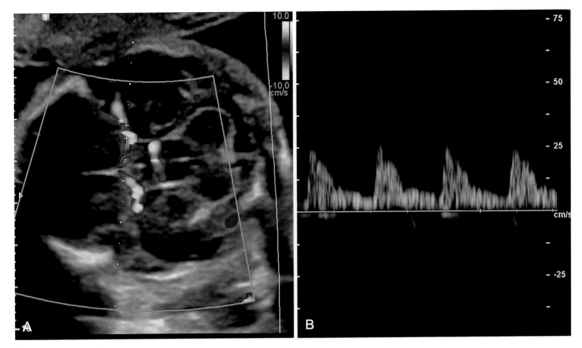

图 7-0-2 A，B

正常胎儿大脑中动脉测量超声图

胎儿颅底切面显示胎儿大脑中动脉，A. 测量切面；B. 大脑中动脉血流频谱

表 7-0-3

不同孕周胎儿大脑中动脉峰值流速参考值范围

孕周	单胎大脑中动脉收缩期峰值流速 /（cm/s）				孕周	单胎大脑中动脉收缩期峰值流速 /（cm/s）			
	1.00MoM	1.29MoM	1.50cMoM	1.55MoM		1.00MoM	1.29MoM	1.50MoM	1.55MoM
18	23.2	29.9	34.8	36.0	30	40.5	52.2	60.7	62.8
20	25.5	32.8	38.2	39.5	32	44.4	57.3	66.6	68.9
22	27.9	36.0	41.9	43.3	34	48.7	62.9	73.1	75.6
24	30.7	39.5	46.0	47.5	36	53.5	69.0	80.2	82.9
26	33.6	43.3	50.4	52.1	38	58.7	75.7	88.0	91.0
28	36.9	47.6	55.4	57.2	40	64.4	83.0	96.6	99.8

注：MoM. 中位数倍数。

3. 参考值范围

（1）大脑中动脉收缩期最高峰值流速的参考值见表 7-0-3。

（2）大脑中动脉搏动指数的参考值见表 7-0-4。

表 7-0-4

不同孕周胎儿大脑中动脉 PI、RI、S/D 参考值范围

孕周	例数	PI			RI			S/D		
		5%	50%	95%	5%	50%	95%	5%	50%	95%
20	61	1.18	1.61	1.92	0.69	0.80	0.88	3.22	4.59	8.52
21	102	1.44	1.67	2.00	0.75	0.83	0.89	4.19	5.82	7.67
22	214	1.37	1.68	2.00	0.76	0.83	0.88	4.20	6.00	8.00
23	116	1.40	1.70	2.02	0.77	0.84	0.88	4.33	6.22	8.67
24	80	1.19	1.73	2.24	0.72	0.82	0.90	3.51	5.60	9.63
25	81	1.29	1.73	2.17	0.70	0.81	0.89	3.29	5.29	8.42
26	90	1.16	1.73	2.39	0.65	0.81	0.90	3.20	5.33	8.64
27	83	1.17	1.82	2.37	0.67	0.82	0.90	3.01	5.43	9.32
28	106	1.33	1.82	2.43	0.71	0.83	0.92	3.57	5.60	11.00
29	129	1.35	1.81	2.31	0.73	0.83	0.91	3.65	5.83	9.65
30	101	1.12	1.73	2.27	0.64	0.82	0.89	2.99	5.29	8.84
31	100	1.30	1.77	2.36	0.71	0.82	0.92	3.32	5.47	9.03
32	107	1.11	1.77	2.36	0.68	0.82	0.91	3.11	5.50	11.23
33	101	1.09	1.68	2.34	0.67	0.81	0.89	3.00	5.18	9.12
34	105	1.03	1.61	2.21	0.64	0.80	0.89	2.89	4.90	7.96
35	118	1.11	1.65	2.18	0.68	0.80	0.89	3.10	5.10	8.90
36	103	1.01	1.51	2.10	0.63	0.77	0.88	2.70	4.46	7.89
37	104	0.96	1.43	1.97	0.62	0.76	0.86	2.64	4.15	6.88
38	101	0.89	1.27	1.81	0.58	0.71	0.83	2.32	3.42	5.80
39	105	0.80	1.27	1.79	0.51	0.72	0.83	2.00	3.50	6.33
40	111	0.73	1.10	1.66	0.54	0.67	0.84	2.22	3.00	5.63

（三）脑胎盘比值

脑胎盘比值（cerebroplacental ratio，CPR）是大脑中动脉搏动指数（MCA-PI）与脐动脉搏动指数（UA-PI）之比。文献报道 MCA-PI>UA-PI，即脑胎盘比值 >1 为正常范围。当发生"脑保护效应"时，MCA 阻力下降，脑胎盘比值下降，主要见于胎儿宫内窘迫、胎儿生长受限及单绒毛膜双羊膜双胎中的选择性胎儿生长受限等疾病。测量平面及测量方法见脐动脉及大脑中动脉的测量方法。

（四）静脉导管

1. **测量平面及主要解剖标记**　沿脐静脉腹内段向胎儿头侧追踪，可见一细小管状结构连接于门静脉窦和下腔静脉之间，即为静脉导管（ductus venosus，DV），彩色多普勒证实为流入右心房的高速血流。

2. **测量方法** 利用二维超声技术在胎儿矢状切面或胎儿中上腹斜横切面即可显示静脉导管（图7-0-3）。应用彩色多普勒血流可显示静脉导管狭窄处的高速血流，可判断多普勒测量位置是否准确。妊娠早期或高危妊娠孕妇在测量胎儿静脉导管血流时需将取样容积缩小至合适的范围，以准确获得心房收缩时的最低血流速度。

3. **参考值** 胎儿静脉导管血流波形通常为三相波，S 波代表心室收缩，D 波代表心室舒张早期，A 波代表心房收缩。其中，S 峰流速最高，A 谷流速最低，特点为双峰、单向连续血流（图7-0-3）。各指标参考值随孕周进展而变化，峰值流速逐渐上升，而阻力指数则逐渐下降，血流量逐渐增加。其中，A 波出现消失或反向具有重要的临床意义（见本章"二、异常征象（三）"）。

（五）子宫动脉

1. 测量平面、主要解剖标记及测量方法

（1）妊娠早期子宫动脉血流评估

经腹部超声测量技术：孕妇无需充盈膀胱，经腹部超声于子宫正中矢状切面显示宫颈，移动探头显示子宫旁血管；应用彩色血流成像技术扫查沿子宫体上行的子宫动脉（uterine artery，UTA），在子宫动脉形成分支前行多普勒血流测量。同法测量对侧子宫动脉。

经阴道超声测量技术：将阴道探头放置于阴道前穹窿，测量方法同经腹部超声。注意鉴别宫颈阴道动脉或螺旋动脉，子宫动脉血

图 7-0-3 A，B

正常胎儿静脉导管矢状切面测量超声图

A. 测量切面；B. 静脉导管血流频谱，DV：静脉导管

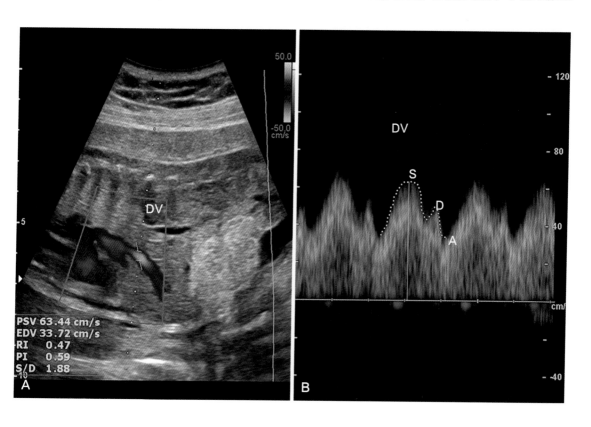

流流速应大于 50m/s，借此可进行鉴别。

（2）妊娠中晚期子宫动脉血流评估

经腹部超声测量技术：经腹部超声测量时，用彩色多普勒血流成像显示出子宫动脉与髂外动脉交叉，以识别子宫动脉。子宫动脉取样容积置于距交叉点约 1cm 处（图 7-0-4、图 7-0-5）。但有少数病例子宫动脉分叉出现在与髂外动脉血管交叉点之前，因此取样容积应置于子宫动脉分叉之前。同法测量对侧子宫动脉。值得注意的是随着孕周的增加，子宫右旋会造成左侧子宫动脉测量困难。

2. 参考值范围　不同孕周子宫动脉搏动指数（PI）的第 5 百分位、第 50 百分位和第 95 百分位参考值见表 7-0-5。

（六）胎儿心肌做功指数

胎儿心肌做功指数（myocardial performance index，MPI），

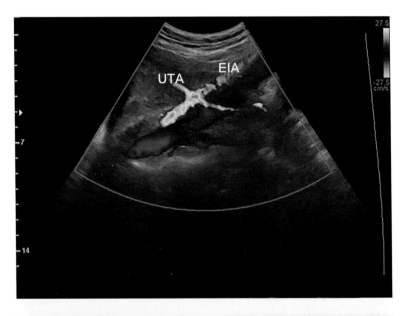

图 7-0-4

妊娠中晚期经腹部测量子宫动脉超声图

妊娠中晚期经腹部矢状切面彩色多普勒显示子宫动脉与髂外动脉交叉。

EIA：髂外动脉，UTA：子宫动脉

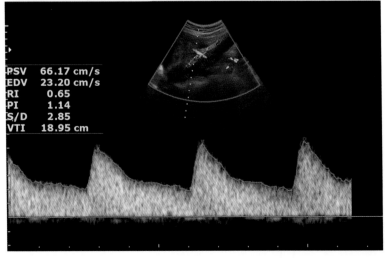

图 7-0-5

妊娠中晚期经腹部超声测量子宫动脉正常频谱

妊娠中晚期经腹部矢状切面测量子宫动脉频谱

表 7-0-5

不同孕周子宫动脉搏动指数的参考值范围

孕周	子宫动脉搏动指数			孕周	子宫动脉搏动指数		
	5%	50%	95%		5%	50%	95%
10	0.96	1.71	2.72	21	0.59	0.87	1.39
11	0.92	1.60	2.57	22	0.58	0.85	1.35
12	0.88	1.50	2.41	23	0.57	0.83	1.34
13	0.83	1.40	2.26	24	0.57	0.83	1.36
14	0.79	1.30	2.11	25	0.57	0.84	1.40
15	0.74	1.21	1.97	26	0.57	0.84	1.43
16	0.71	1.13	1.84	27	0.56	0.83	1.44
17	0.67	1.06	1.72	28	0.55	0.82	1.43
18	0.64	0.99	1.62	29	0.54	0.79	1.40
19	0.62	0.94	1.53	30	0.52	0.77	1.35
20	0.60	0.90	1.45	31	0.51	0.75	1.31

又叫 Tei 指数，是指心室等容收缩时间（isovolumetric contraction time，ICT）与等容舒张时间（isovolumetric relaxation time，IRT）之和与射血时间（ejection time，ET）的比值，即 MPI=（ICT+IRT）/ET，是全面评价心脏的整体收缩与舒张功能及反映胎儿宫内安危的指标之一。

1. **测量平面及主要解剖标记**　在心尖五腔心切面或心底四腔心切面测量 MPI（图 7-0-6）。

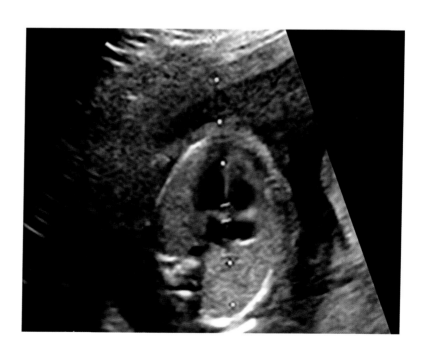

图 7-0-6

胎儿心尖五腔心切面测量 MPI 切面

胎儿心尖五腔心切面，多普勒取样容积置于左心室流入道与流出道交界处测量 MPI

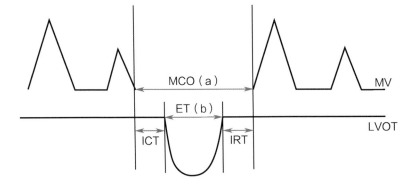

图 7-0-7
胎儿 MPI 频谱分开法测量模式图

ICT：等容收缩时间，IRT：等容舒张时间，ET（b）：射血时间，MCO（a）：二尖瓣关闭至开放时间，MV：二尖瓣频谱，LVOT：左室流出道频谱，MPI=（ICT+IRT）/ET=（a-b）/a

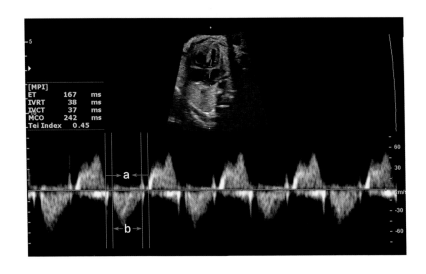

图 7-0-8
联合法测量胎儿 MPI 频谱图

心尖五腔心切面联合法测量胎儿 MPI。

IVCT：等容收缩时间，IVRT：等容舒张时间，ET（b）：射血时间，MCO（a）：二尖瓣关闭至开放时间

2. **测量方法**　在 PW 条件下，将多普勒取样容积设为 3~4mm，将取样容积置于左心室流入道与流出道交界处同时获得二尖瓣口及左心室流出道的血流频谱，角度 <15°，调高频谱速度（建议 480~540Hz），保证全屏显示 4~5 个心动周期频谱。可采用联合法及分开法对 MPI 进行测量（图 7-0-7、图 7-0-8）。

3. **参考值范围**　目前，国外关于 MPI 正常参考范围的研究差异较大，但 MPI 随孕周增长而升高这一点已达成共识。一项样本量为 557 例的国外研究显示胎儿改良心肌做功指数（modified myocardial performance index，Mod-MPI）随孕周增长略有升高，妊娠 19~39 周胎儿的 MPI 参考值见表 7-0-6。

二、异常征象

（一）脐动脉频谱异常

脐动脉血流异常的表现见图 7-0-9~ 图 7-0-11。

脐动脉血流异常升高表示胎儿 - 胎盘血管阻力升高。血管结构的改变，使胎儿 - 胎盘血液循环量减少，影响胎儿的发育，同时使胎盘

表 7-0-6
妊娠 19~39 周胎儿改良心肌做功指数参考值范围

孕周	心肌做功指数			孕周	心肌做功指数		
	5%	50%	95%		5%	50%	95%
19	0.28	0.35	0.43	30	0.29	0.36	0.44
20	0.28	0.35	0.43	31	0.29	0.37	0.44
21	0.28	0.35	0.43	32	0.29	0.37	0.44
22	0.28	0.35	0.43	33	0.29	0.37	0.44
23	0.28	0.36	0.43	34	0.29	0.37	0.44
24	0.28	0.36	0.43	35	0.29	0.37	0.45
25	0.28	0.36	0.43	36	0.30	0.37	0.45
26	0.28	0.36	0.44	37	0.30	0.37	0.45
27	0.28	0.36	0.44	38	0.30	0.37	0.45
28	0.29	0.36	0.44	39	0.30	0.37	0.45
29	0.29	0.36	0.44				

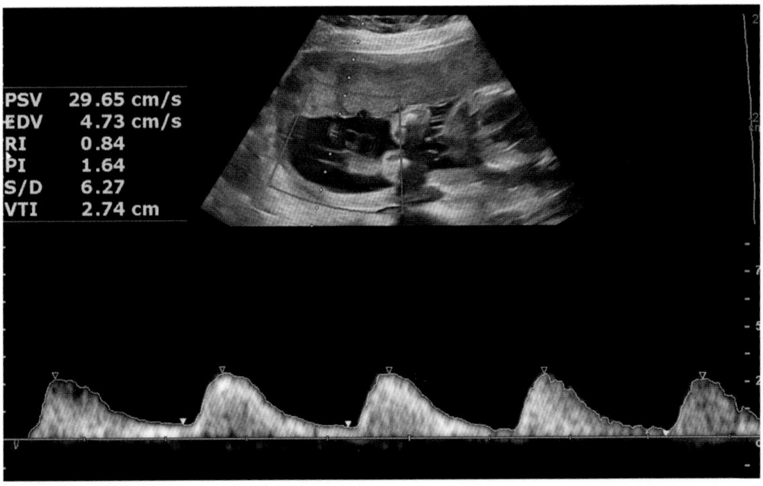

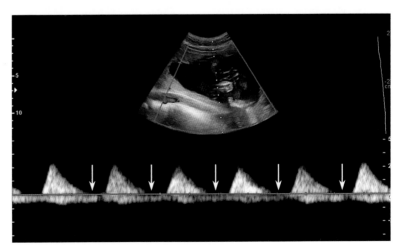

图 7-0-9
脐动脉血流阻力升高超声图
妊娠 26^{+6} 周胎儿生长受限，脐动脉血流阻力升高

图 7-0-10
脐动脉舒张期血流消失超声图
妊娠 28^{+4} 周胎儿生长受限，箭示脐动脉舒张期血流消失

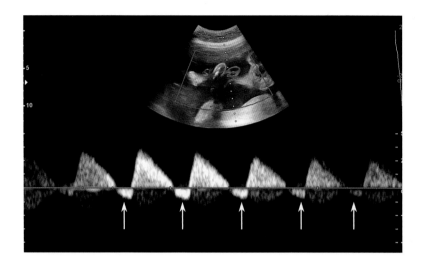

图 7-0-11
脐动脉舒张期血流反向超声图
妊娠 27^{+5} 周胎儿宫内生长受限，箭示脐动脉舒张期血流反向

血管阻力增加，S/D 值增高，进一步恶化可以出现脐动脉血流舒张末期缺失（absent end-diastolic velocity，AEDV）和反向（reversed end-diastolic velocity，REDV），二者统称为 AREDV。

脐动脉血流阻力异常升高的常见原因为妊娠高血压综合征，胎儿生长受限，胎儿窘迫，妊娠糖尿病，妊娠肝内胆汁淤积症，羊水异常，脐带异常，单绒毛膜双羊膜双胎并发症，胎盘病变，胎儿畸形等。

1. **妊娠高血压综合征**（pregnancy-induced hypertension syndrome，PIH） 是严重威胁母婴安全的产科并发症，其基本病理变化为全身小动脉痉挛、组织缺血、血管通透性增加、血液浓缩。母体的高血压继发性引起急性坏死性动脉炎和血管栓塞，因而减少有效交换面积，导致胎儿－胎盘的循环障碍。患有子痫或妊娠高血压的孕妇伴有脐动脉血流参数升高，发生胎儿生长受限、低体重儿、胎儿窘迫等不良妊娠结局的概率增加。

2. **胎儿生长受限**（fetal growth restriction，FGR） 当胎盘发生病理改变时，胎儿的营养和供氧不足影响胎儿生长发育，造成 FGR。

3. **胎儿窘迫**（fetal distress） 当胎儿宫内缺氧时，其血流动力学经历代偿期、血流再分配早期、血流再分配晚期、失代偿期 4 个阶段。早期表现为脐动脉阻力增加，大脑中动脉阻力减少，被称为"大脑保护效应"。晚期到失代偿期，脐动脉阻力进一步增加，大脑中动脉阻力进一步减少，以致出现脐动脉和大脑中动脉的血流逆流。国内有学者指出彩色多普勒超声监测胎儿脐血流可对胎儿窘迫进行早期诊断，对临床诊断观察和选择合适的处理方式提供参考，对优生优育具有重要的临床意义。

4. **妊娠糖尿病**（gestational diabetes mellitus，GDM） 是一种影响母儿健康的妊娠并发症，可伴有脐动脉的阻力升高。

5. **妊娠肝内胆汁淤积症**（intrahepatic cholestasis of pregnancy，

ICP）是发生在妊娠中、晚期，以瘙痒为主要特征的疾病，母体中高浓度的甘胆酸可以通过胎盘进入胎儿体内，或沉积在胎盘绒毛板上，造成绒毛间隙狭窄、绒毛水肿、胎盘出现缺血、缺氧并进行性加重，导致脐动脉阻力升高，可出现早产、胎儿窘迫、FGR 及围生儿死亡。

6. 羊水异常　羊水过少时脐带及其内部的脐动脉受压，导致舒张末期血流速度下降甚至消失，脐动脉阻力升高。

7. 脐带异常　脐带过度螺旋、脐带缠绕及脐带真结节均可导致脐血流异常。

此外，单绒毛膜双羊膜双胎并发症，如双胎输血综合征（twin-twin transfusion syndrome，TTTS）中的"供血儿"、选择性胎儿生长受限（selective fetal growth restriction，sFGR）、胎盘病变、胎儿畸形等病理状态均可发生胎儿脐血流异常。

（二）大脑中动脉频谱异常

1. 大脑中动脉阻力指数与搏动指数　当胎儿宫内缺氧时，机体为保证心、脑等重要脏器供血，血流重新分布，使腹部器官、周围血管处于收缩状态，而脑血管阻力下降，形成缺氧早期高灌注，脑血流量代偿性增加，即所谓胎儿自身的"脑保护效应"。临床主要见于胎儿窘迫、胎儿生长受限及单绒毛膜双羊膜双胎中的选择性胎儿生长受限等疾病。MCA 阻力下降只限于缺氧的早期（图 7-0-12），一旦缺氧进一步加重，脑血管失代偿，胎儿出现脑水肿，脑保护效应则消失，因此出现 MCA 搏动指数正常而围生期胎儿死亡的矛盾现象。

2. 大脑中动脉收缩期峰值流速　胎儿大脑中动脉收缩期峰值流速（middle cerebral artery peak systolic velocity，MCA-PSV）随孕周的增长而递增。胎儿贫血时，因血容量不足，机体通过血流加速提高携氧量代偿，胎儿处于高动力循环状态，胎心则处于高动力状态，红细胞比积降低，血液黏稠度降低，因而 MCA-PSV 升高（图 7-0-13）。多普勒超声诊断标准为：MCA-PSV>1.5MoM 提示胎儿重度贫血，临床主要见于新生儿自身免疫性溶血性贫血、双胎输血综合征（TTTS）、双胎贫血 - 红细胞增多序列征（twin anemia-polycythemia sequence，TAPS）、微小病毒 B19 等导致的宫内感染、胎盘绒毛膜血管瘤等情况。

（三）静脉导管频谱异常

胎儿静脉导管 A 波消失或反向见于如下情况：

1. 胎儿心脏异常或右心功能下降　由于 DV 与胎儿心脏之间联系密切，胎儿期心血管发育异常导致的血流动力学改变常可反映为导管频谱异常，在诸多心脏畸形中，又以右心系统畸形容易影响导管频谱。

2. 胎儿生长受限（fetal growth restriction，FGR）　Figueras 等研究发现在 FGR 中，右心的血流动力学改变早于左心，舒张期早于收缩期，而 DV 频谱正是反映右心舒张功能的良好指标，常表现为流速下降（尤其是 A 波），静脉搏动指数（pulsatility index of vein，PIV）上升，出现间歇性并逐渐发展为持续性的舒张末期血流消失（图 7-0-14）。此外，通过 DV 频谱还可预估 FGR 胎儿的预后。

3. 胎儿染色体异常　临床常利用 DV、胎儿颈项透明层厚度（NT）及血清学检查共同筛查染色体异常。当染色体发生异常时，DV 波形的异常主要体现为导管流速减低。

此外，还可出现在双胎输血综合征（TTTS）、妊娠高血压综合征、妊娠糖尿病、胎儿贫血及静脉导管缺失等疾病中。

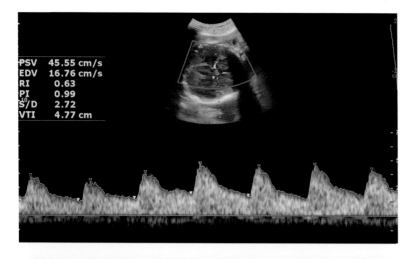

PSV	45.55 cm/s
EDV	16.76 cm/s
RI	0.63
PI	0.99
S/D	2.72
VTI	4.77 cm

图 7-0-12

胎儿大脑中动脉阻力降低超声图

妊娠 36 周胎儿生长受限，胎儿大脑中动脉阻力降低（缺氧早期）

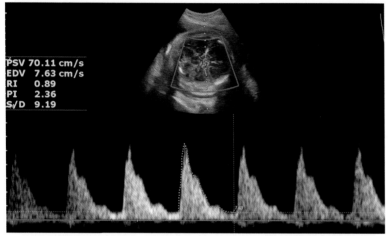

PSV	70.11 cm/s
EDV	7.63 cm/s
RI	0.89
PI	2.36
S/D	9.19

图 7-0-13

胎儿大脑中动脉收缩期峰值流速升高超声图

妊娠 31^{+3} 周胎盘绒毛膜血管瘤胎儿大脑中动脉收缩期峰值流速升高，胎儿 MCA-PSV > 1.5MoM，提示胎儿贫血

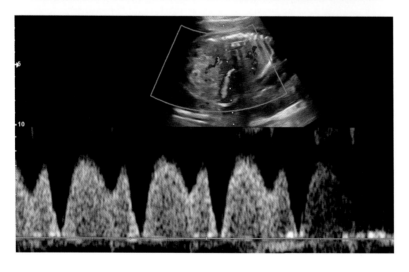

图 7-0-14

胎儿静脉导管 A 波消失超声图

妊娠 27^{+1} 周胎儿生长受限，静脉导管 A 波消失

（四）子宫动脉频谱异常

子宫动脉频谱异常的常见原因为子痫前期、胎儿生长受限等。

在非孕期子宫动脉正常血流频谱表现为收缩期的急速升高和下降，舒张早期存在切迹。正常妊娠时，随着孕周增加子宫动脉逐渐变直增粗，管腔扩大，血流速度增快，尤以舒张期为明显，子宫动脉阻力逐渐下降，舒张早期切迹逐渐变浅甚至完全消失。妊娠期子宫动脉血流频谱变化主要是由于螺旋动脉肌层及弹性纤维消失，外周阻力下降，使舒张末期血流速度增加、舒张期切迹消失（图7-0-15）。

（五）胎儿心肌做功指数异常

MPI异常升高（图7-0-16）的常见原因如下：

1. 胎儿因素 双胎并发症、胎儿心律不齐、胎儿胸腔肿瘤挤压心脏移位、胎儿其他部位肿瘤导致胎儿血流动力学改变、胎儿生长受限、胎儿畸形、胎儿较大量心包积液及胸腹腔积液、胎儿脐动脉血流舒张期血流缺失或反向、胎儿水肿、贫血、胎盘绒毛膜血管瘤导致的胎儿血流动力学改变等。

2. 母体因素 妊娠高血压综合征、妊娠糖尿病、孕妇甲状腺功能异常、妊娠合并自身免疫性溶血性贫血等。

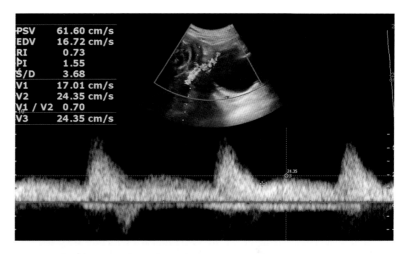

图 7-0-15

子宫动脉频谱异常超声图

妊娠 27^{+1} 周胎儿生长受限，子宫动脉存在舒张早期切迹、血流阻力参数值增高

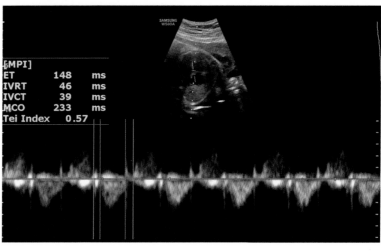

图 7-0-16

胎儿 MPI 异常升高超声图

妊娠 33^{+2} 周胎儿宫内生长受限，胎儿 MPI 异常升高

（孙丽娟　吴青青）

参考文献

1. SHAHINAJ R, MANOKU N, KROI E, et al. The value of the middle cerebral to umbilical artery Doppler ratio in the prediction of neonatal outcome in patient with preeclampsia and gestational hypertension [J]. J Prenat Med, 2010, 4 (2): 17-21.

2. BHIDE A, ACHARYA G, BILARDO C M, et al. ISUOG practice guidelines: use of Doppler ultrasonography in obstetrics [J]. Ultrasound Obstet Gynecol, 2013, 41 (2): 233-239.

3. ACHARYA G, WILSGAARD T, BERNTSEN G K, et al. Reference ranges for serial measurements of umbilical artery Doppler indices in the second half of pregnancy [J]. Am J Obstet Gynecol, 2005, 192 (3): 937-944.

4. ABRAMOWICZ M, COCICOV C. The danger of indiscriminate use of substances which provoke physical and psychological dependence [J]. Rev Assoc Paul Cir Dent, 1978, 32 (3): 210-215.

5. CUNNINGHAM FG. 威廉姆斯产科学 [M]. 21版. 段涛, 丰有吉, 译. 济南: 山东科学技术出版社, 2006.

6. 张欣荣. 胎儿宫内窘迫时彩色多普勒超声监测胎儿脐动脉血流的应用价值分析 [J]. 浙江临床医学, 2017, 19 (2): 236-238.

7. MARI G, DETER R L, CARPENTER R L, et al. Noninvasive diagnosis by Doppler ultrasonography of fetal anemia due to maternal red-cell alloimmunization. Collaborative Group for Doppler Assessment of the Blood Velocity in Anemic Fetuses [J]. N Engl J Med, 2000, 342 (1): 9-14.

8. 徐加英, 韩绯, 张亦青, 等. 胎儿脐动脉及大脑中动脉阻力参数正常参考值 [J]. 中华围产医学杂志, 2007, 10 (3): 166-169.

9. PATTERSON T M, ALEXANDER A, SZYCHOWSKI J M, et al. Middle cerebral artery median peak systolic velocity validation: effect of measurement technique [J]. Am J Perinatol, 2010, 27 (8): 625-630.

10. Society for Maternal-FetalMedicine (SMFM), MARI G, NORTON M E, et al. Society for Maternal-Fetal Medicine (SMFM) Clinical Guideline #8: the fetus at risk for anemia-diagnosis and management [J]. Am J Obstet Gynecol, 2015, 212 (6): 697-710.

11. CIOBANU A, WRIGHT A, SYNGELAKI A, et al. Fetal Medicine Foundation reference ranges for umbilical artery and middle cerebral artery pulsatility index and cerebroplacental ratio [J]. Ultrasound Obstet Gynecol, 2019, 53 (4): 465-472.

12. FIGUERAS F, PUERTO B, MARTINEZ J M, et al. Cardiac function monitoring of fetuses with growth restriction [J]. Eur J Obstet Gynecol Reprod Biol, 2003, 110 (2): 159-163.

13. WEICHERT A, HAGEN A, TCHIRIKOV M, et al. Reference Curve for the Mean Uterine Artery Pulsatility Index in Singleton Pregnancies [J]. Geburtshilfe Frauenheilkd, 2017, 77 (5): 516-523.

14. HERNANDEZ-ANDRADE E, FIGUEROA-DIESEL H, KOTTMAN C, et al. Gestational-age-adjusted reference values for the modified myocardial performance index for evaluation of fetal left cardiac function [J]. Ultrasound Obstet Gynecol, 2007, 29 (3): 321-325.

第八章

胎儿附属物的超声检查

胎 盘

◆ 胎盘为胎儿的生长发育提供重要的支持，具有营养、物质交换等作用。评估胎盘时，应对胎盘进行动态扫查和标准切面扫查，全面评估胎盘的数量、位置、内部回声、厚度、与子宫颈内口的关系及脐带插入点，当胎盘的形态、回声及胎盘下缘位置异常时，注意对相关疾病，如前置胎盘、胎盘植入及胎盘早剥等进行鉴别。

一、动态扫查

探头纵向置于孕妇右上腹，标识指向孕妇头侧，由孕妇头侧自上至下滑向耻骨联合，纵向扫查孕妇右侧腹部，同法扫查腹正中及左侧腹部，三条扫查线平行，可以较全面地评估胎盘的数量、位置、范围、回声、厚度及脐带插入点，发现前置胎盘、胎盘植入及胎盘早剥。（ER8-1-1）

ER8-1-1
胎盘动态扫查

二、标准切面

胎儿胎盘扫查切面包括胎盘（纵）切面（图8-1-1）及宫颈矢状切面（参见第十章）。

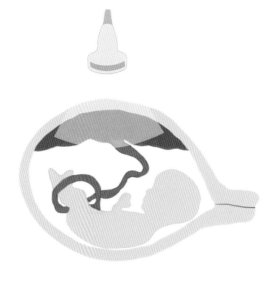

图8-1-1
胎盘扫查标准切面示意图
探头置于孕妇腹壁扫查胎盘获得胎盘标准切面

（一）胎盘（纵）切面

胎盘（纵）切面（图8-1-2、图8-1-3）显示胎盘组织（placenta，PLA）附着于子宫的位置以及脐带插入点。于此切面观察胎盘的位置、回声及脐带插入点。

（二）宫颈矢状切面

宫颈矢状切面（图8-1-4、图8-1-5）清晰显示子宫颈内口（orificium internum isthmus，OI）、子宫颈外口（orificium externum isthmus，OE）及宫颈管（cervical canal，CC），观察

图 8-1-2

胎盘纵切面模式图

显示前壁胎盘及脐带插入点，箭示脐带插入点。

PLA：胎盘

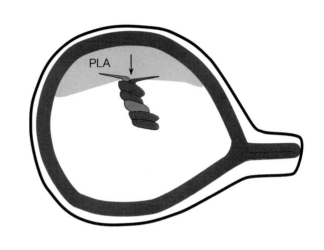

图 8-1-3 A，B

胎盘纵切面超声图

A. 二维超声图显示前壁胎盘及脐带插入点；B. 彩色多普勒超声图，箭示脐带插入点。

PLA：胎盘

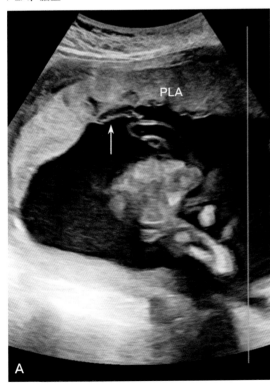
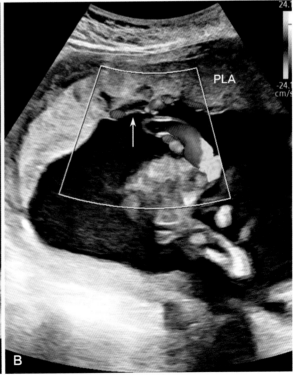

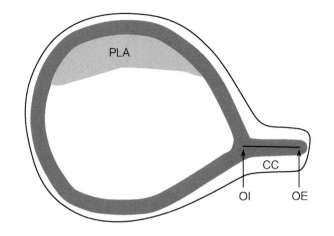

图 8-1-4

经腹部胎盘宫颈矢状切面模式图

宫颈矢状切面显示子宫颈内口、子宫颈外口、宫颈管及子宫颈内口周边区域。

OI：子宫颈内口，OE：子宫颈外口，CC：宫颈管，PLA：胎盘

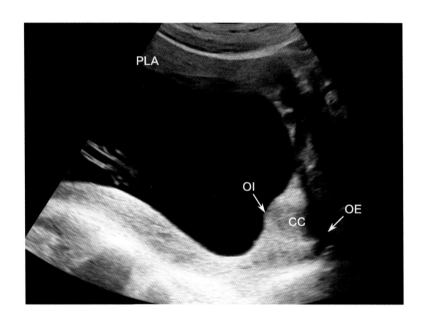

图 8-1-5

经腹部胎盘宫颈矢状切面超声图

宫颈矢状切面显示子宫颈内口、子宫颈外口、宫颈管及子宫颈内口周边区域。

OI：子宫颈内口，OE：子宫颈外口，CC：宫颈管，PLA：胎盘

子宫颈内口周边 2cm 区域是否存在胎盘组织。

观察胎盘与宫颈内口关系时，有时经腹部超声受膀胱充盈、患者肥胖、剖宫产瘢痕、子宫收缩等因素影响，可采用经阴道超声（图 8-1-6、图 8-1-7）。宫颈内口周边 2cm 区域未见胎盘组织则胎盘位置正常。

胎盘下缘至子宫颈内口距离（placental edge to internal cervical os distance）的测量方法（图 8-1-8、图 8-1-9）：

（1）宫颈矢状切面。

（2）测量胎盘下缘距子宫颈内口直线距离。

（3）参考值范围：胎盘下缘至子宫颈内口距离≥2cm，若胎盘下缘至子宫颈内口距离 <2cm，则判定为胎盘低置状态（妊娠 28 周前）。

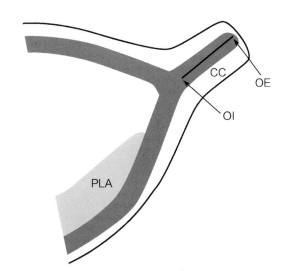

图 8-1-6

经阴道超声显示正常胎盘宫颈矢状切面模式图

经阴道超声显示子宫颈内口、子宫颈外口、子宫颈管及子宫颈内口周边区域。

OI：子宫颈内口，OE：子宫颈外口，CC：宫颈管，PLA：胎盘

图 8-1-7

经阴道超声显示正常胎盘宫颈矢状切面超声图

经阴道超声显示子宫颈内口、子宫颈外口、子宫颈管及子宫颈内口周边区域。

OI：子宫颈内口，OE：子宫颈外口，CC：宫颈管，PLA：胎盘

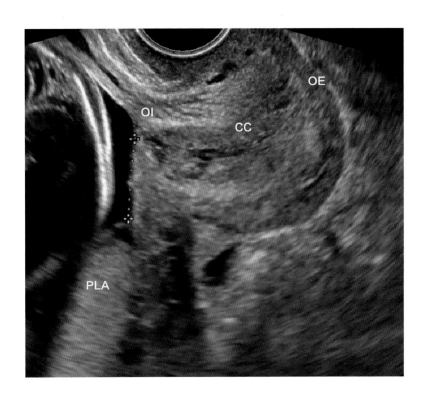

三、异常征象

通过标准切面扫查，可发现前置胎盘、胎盘植入及胎盘早剥。

（一）前置胎盘

前置胎盘（placenta praevia）可在宫颈矢状切面发现。

1. 定义 前置胎盘是指在妊娠 28 周以后，胎盘位置低于胎先露部，附着在子宫下段，下缘达到或覆盖子宫颈内口。

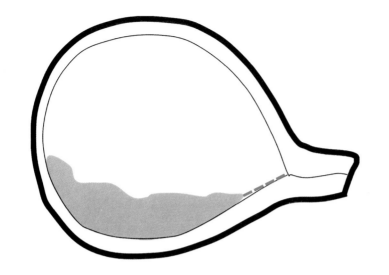

图 8-1-8

胎盘下缘至子宫颈内口距离
的测量模式图

宫颈矢状切面测量胎盘下缘至子
宫颈内口的距离，虚线示胎盘下
缘至子宫颈内口距离的测量方法

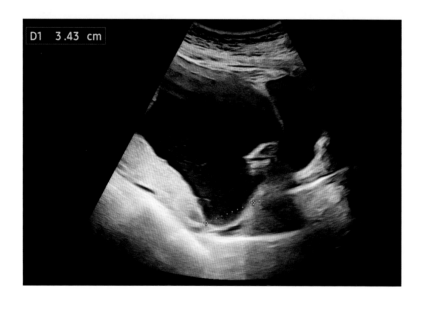

图 8-1-9

胎盘下缘至子宫颈内口距离
的测量超声图

宫颈矢状切面测量胎盘下缘至子
宫颈内口的距离，光标示胎盘下
缘至子宫颈内口距离的测量方法

    2. 分型   2020 年中华医学会妇产科学分会产科学组发布了
《前置胎盘的临床诊断与处理指南》，按照新的指南标准，推荐将前置
胎盘分为两种类型：

    （1）前置胎盘：胎盘完全或部分覆盖子宫颈内口，包括既往的
完全性前置胎盘（胎盘组织完全覆盖子宫颈内口，图 8-1-10）和部
分性前置胎盘（胎盘组织覆盖部分子宫颈内口，图 8-1-11）。

    （2）低置胎盘：胎盘附着于子宫下段，胎盘边缘距子宫颈内口
的距离 <20mm，包括既往的边缘性前置胎盘（胎盘附着于子宫下
段，下缘达子宫颈内口，图 8-1-12）和低置胎盘（胎盘附着于子宫
下段，边缘距子宫颈内口 <20mm，图 8-1-13）。

    3. 注意事项   对于怀疑胎盘位置异常的患者均推荐阴道超声检
查，显示子宫壁、胎盘、胎先露及宫颈的位置。

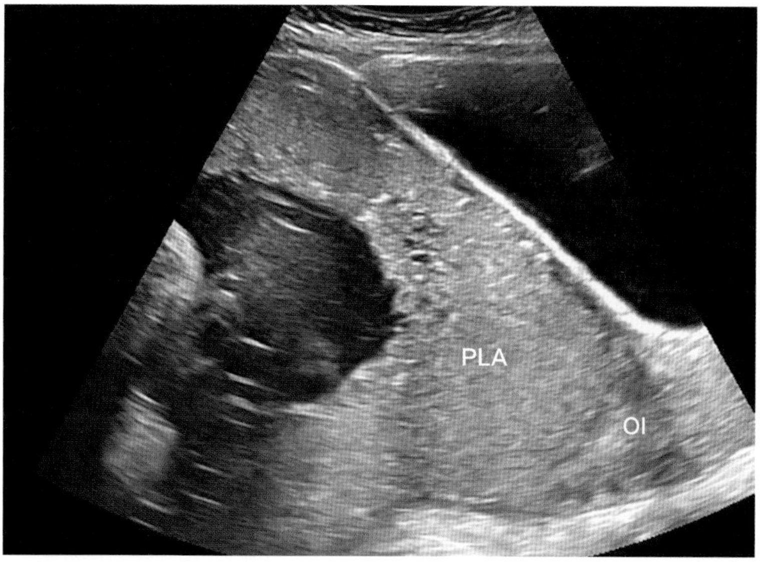

图 8-1-10

前置胎盘（完全性前置胎盘）

超声图

宫颈矢状切面显示胎盘完全覆盖
子宫颈内口。

OI：子宫颈内口，PLA：胎盘

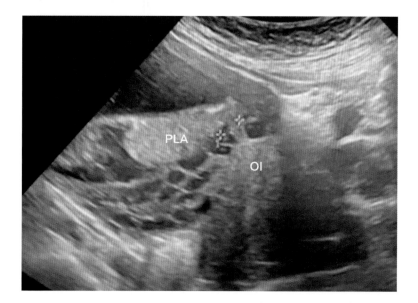

图 8-1-11

前置胎盘（部分性前置胎盘）

超声图

宫颈矢状切面显示胎盘部分覆盖
子宫颈内口。

OI：子宫颈内口，PLA：胎盘

图 8-1-12

低置胎盘（边缘性前置胎盘）

超声图

宫颈矢状切面显示胎盘附着于子
宫下段，下缘达子宫颈内口。

OI：子宫颈内口，PLA：胎盘

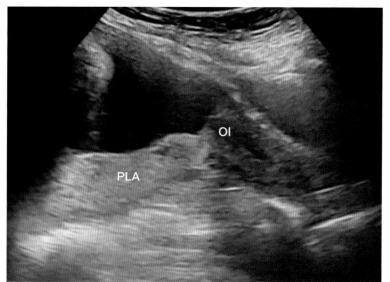

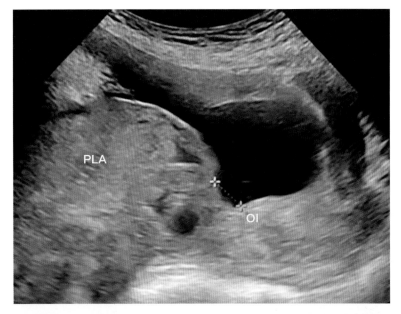

图 8-1-13

低置胎盘超声图

宫颈矢状切面显示胎盘附着于子宫下段，边缘距子宫颈内口<20mm。

OI：子宫颈内口，PLA：胎盘

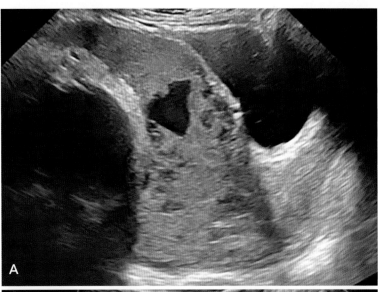

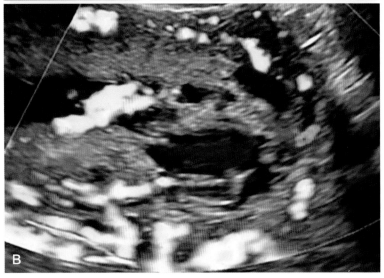

图 8-1-14 A，B

植入性胎盘超声图

胎盘矢状切面，A. 二维超声图显示子宫肌层变薄，胎盘与肌层分界不清，胎盘内存在腔隙；B. 彩色多普勒示子宫肌层血流丰富

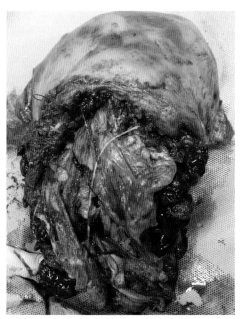

图 8-1-15

植入性胎盘大体病理照片

既往一次剖宫产史，子宫肌腺症，本次剖宫产术中见植入性胎盘广泛，无法人工剥离胎盘，行全子宫切除，术中出血3 500ml

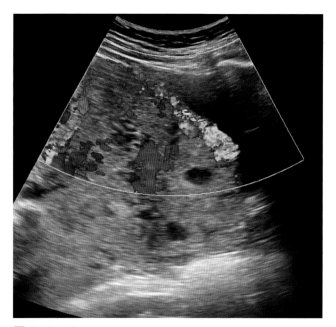

图 8-1-16

穿透性胎盘彩色多普勒超声图

胎盘矢状切面显示子宫肌层和膀胱后壁间显著的彩色多普勒血流信号，部分血流信号与子宫肌层垂直

（二）胎盘植入性疾病

胎盘植入性疾病（placenta accreta spectrum，PAS）：可在胎盘扫查切面发现。

1. 定义 胎盘植入性疾病是指胎盘组织不同程度地侵入子宫肌层的一组疾病。

2. 分型 依据胎盘绒毛侵入深度的不同分为粘连性胎盘（placental accreta，胎盘绒毛黏附于子宫肌层）、植入性胎盘（placenta increta，胎盘绒毛深入子宫肌壁间）和穿透性胎盘（placenta percreta，胎盘绒毛穿过子宫肌层到达或超过子宫浆膜面）。

不同类型的胎盘植入性疾病的超声征象有着较明显的差异（图8-1-14~图8-1-16）。

3. 植入性胎盘的超声表现 ①子宫肌层变薄甚至缺失；②胎盘床下无回声区局部甚至全部缺失；③胎盘腔隙：胎盘内存在大量腔隙，在二维或彩色多普勒超声扫查时可见湍流；④子宫肌层血流丰富：于子宫肌层和膀胱后壁之间出现显著的彩色多普勒信号，包括出现血管从胎盘延伸、穿过子宫肌层并超过浆膜延伸到膀胱或其他部位器官，经常与子宫肌层垂直；⑤膀胱壁中断：高回声膀胱壁的缺失或中断；⑥子宫旁血管增多；⑦子宫颈回声异常且血管增多。

4. 高危因素 凶险性前置胎盘，子宫肌壁间或黏膜下肌瘤剔除术史，子宫纵隔切除、宫腔粘连分离术史，宫腔息肉切除术史，两次及两次以上人工流产术等手术史。

5. **注意事项**　从 11~13^{+6} 周胎儿 NT 筛查阶段开始，联合使用二维和彩色多普勒超声仔细排查高危孕妇的胎盘与子宫肌层的异常附着以及血流情况。使用彩色多普勒超声时，脉冲频率为 PRF 设定在1.3kHz，当检查胎盘腔隙及其内血流时，可适当降低频率。

（三）胎盘早剥

胎盘早剥（placenta abruption）可在胎盘扫查切面发现。

1. **定义**　胎盘早剥是指妊娠 20 周以后，正常位置的胎盘在胎儿娩出前，部分或全部从子宫壁剥离。

2. **超声表现**　因剥离面积的不同、检查时剥离的时间不同，以及是否有外出血等因素的影响，胎盘早剥的超声声像图表现呈多样化，主要表现为胎盘后低 / 无回声区、胎盘增厚伴形态改变以及内部回声明显不均；但是，均存在胎盘剥离部位基底部血流缺失的现象（图 8-1-17、图 8-1-18）。

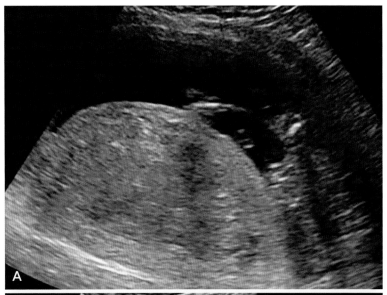

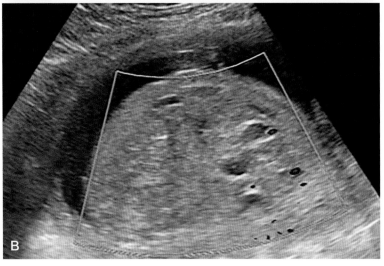

图 8-1-17 A，B
胎盘早剥超声图
胎盘切面，A. 二维超声图显示胎盘增厚，内部回声不均；
B. 彩色多普勒超声图示胎盘剥离部分基底部血流缺失

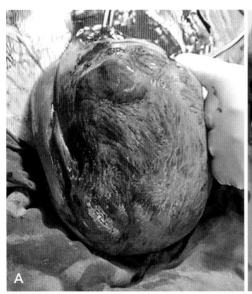

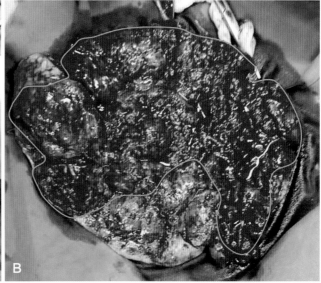

图 8-1-18 A，B
胎盘早剥大体病理照片
患者因胎盘早剥行紧急剖宫产，
A. 子宫卒中，子宫浆膜面可见
紫色瘀斑；B. 胎盘母面见胎盘
早剥，橙色线勾勒胎盘剥离面积

图 8-1-19
轮状胎盘超声图
胎盘边缘纵切面，箭示胎盘胎
儿面一条带状结构，连接胎盘
两端。
PLA：胎盘

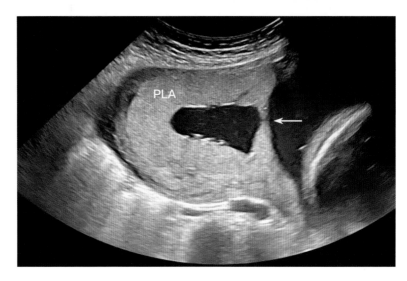

四、鉴别诊断

当胎盘形态、回声及胎盘下缘位置异常时，注意对相关疾病进行鉴别。

（一）胎盘形态异常

胎盘形态异常包括轮状胎盘、副胎盘、双叶胎盘、球拍状胎盘、帆状胎盘。

1. **轮状胎盘** 胎盘正中切面上、胎盘边缘处可见一隆起，凸向羊膜腔或在胎盘边缘切面可见胎盘胎儿面显示一条带状结构，连接胎盘两端（图 8-1-19）。

2. **副胎盘** 两叶胎盘的大小差异明显，较小的胎盘称为副胎盘；主胎盘与副胎盘之间有一定的距离，主胎盘和副胎盘之间的胎膜上大多有血管相连（图 8-1-20）。

3. **双叶胎盘** 两胎盘面积大小一致，两叶完全分离。双叶胎盘

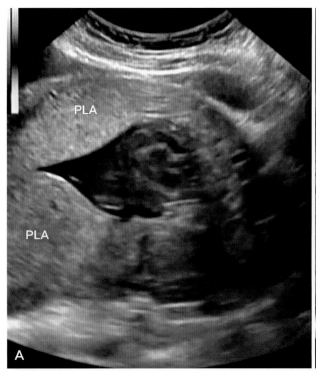

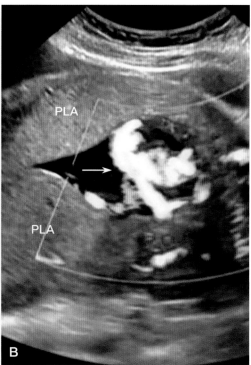

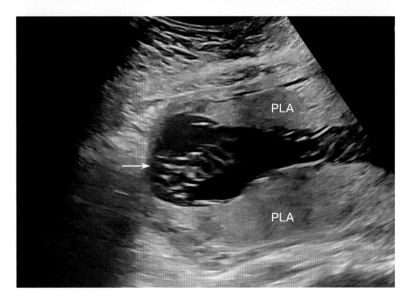

图 8-1-20 A，B

副胎盘超声图

胎盘切面，A. 二维超声图示两叶胎盘间无胎盘实质连接，PLA：胎盘；B. 彩色多普勒示主胎盘和副胎盘之间的胎膜上见血管相连（箭）。

PLA：胎盘

图 8-1-21

双叶胎盘超声图

胎盘切面见两胎盘面积大小一致，脐带附着于两胎盘之间的胎膜上，脐血管呈分支分别进入两叶胎盘

的脐带附着方式不同，一种情况是脐带附着于两胎盘之间的胎膜上，脐带血管呈分支分别进入两叶胎盘。另一种情况是脐带附着于两胎盘之一上，两胎盘之间存在血管分支。还有一种情况是脐带在进入胎盘前分叉，分别进入两胎盘（图 8-1-21）。

4. 球拍状胎盘　脐带插入点距离胎盘边缘的最短距离≤2cm（图 8-1-22）。

5. 帆状胎盘

（1）脐带入口处的脐血管不进入胎盘，而是附着于胎膜上，脐血管呈分支状沿胎膜走行后进入胎盘实质（图 8-1-23、图 8-1-24）。

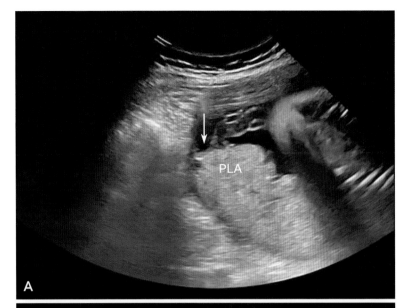

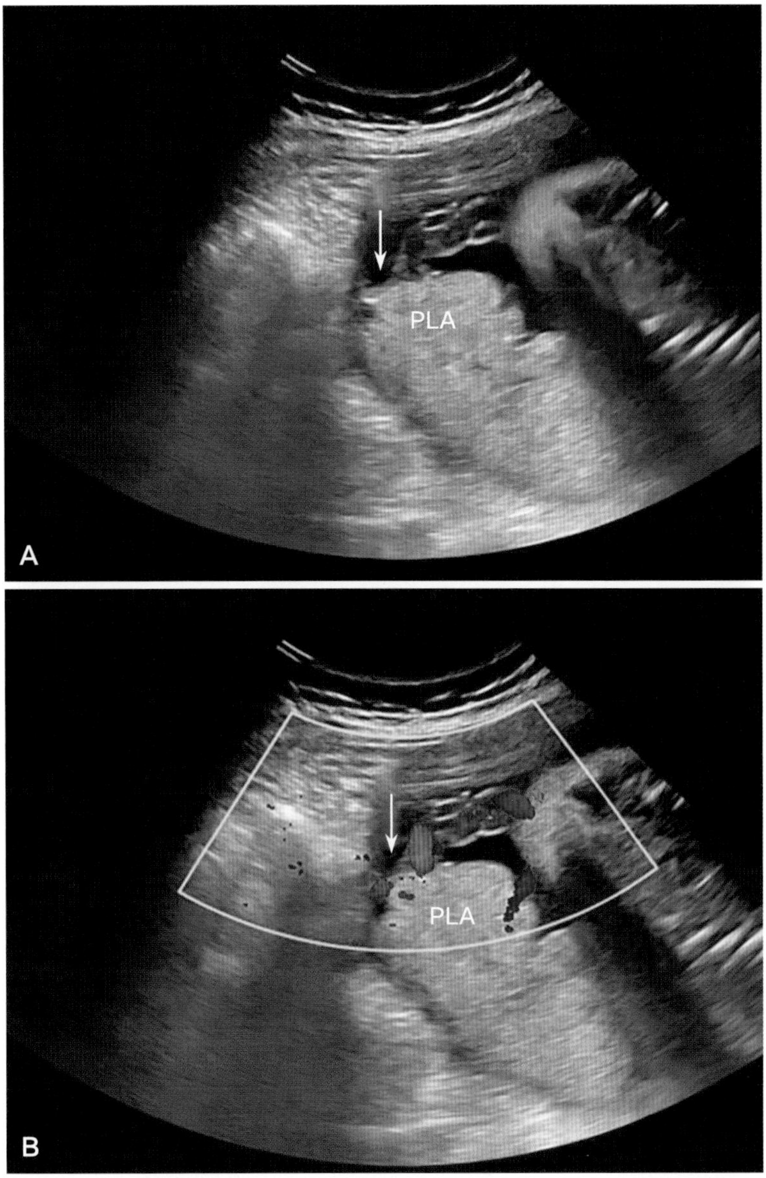

图 8-1-22 A，B
球拍状胎盘超声图
胎盘切面，A.二维超声图示脐
带插入点位于胎盘边缘（箭）；
B.彩色多普勒示脐带插入点处
脐血管直接进入胎盘边缘（箭）。
PLA：胎盘

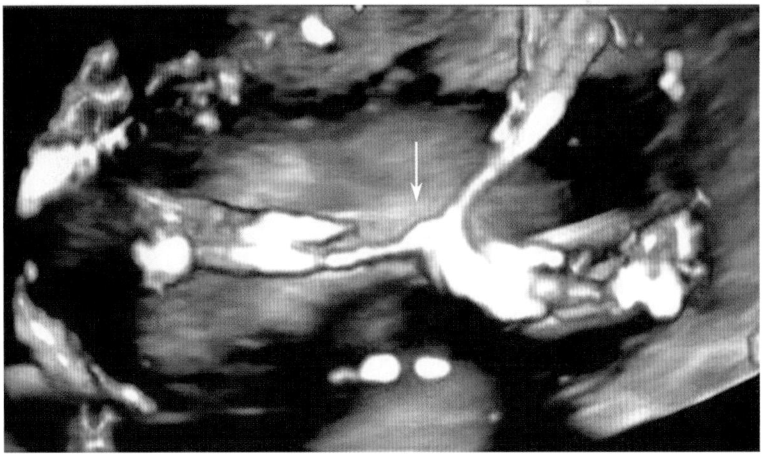

图 8-1-23
帆状胎盘超声图
三维彩色多普勒超声图示脐带插
入点位于胎膜上，脐血管呈分支
状沿胎膜走行后进入胎盘实质

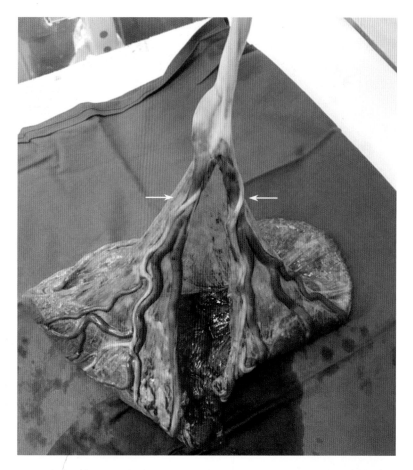

图 8-1-24

帆状胎盘大体病理照片

胎盘大体病理标本显示脐带插入点位于胎膜上，箭示脐血管呈分支沿胎膜走行后进入胎盘实质

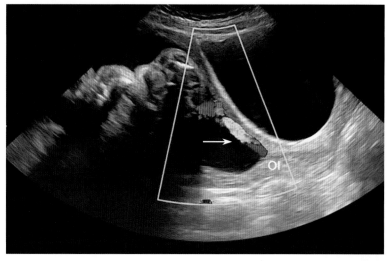

图 8-1-25

前置血管彩色多普勒超声图

宫颈矢状切面，彩色多普勒示子宫颈内口上方走行于胎膜下方的脐血管（箭）。

OI：子宫颈内口

（2）前置血管：是脐带帆状附着、副胎盘的危险合并症，主、副胎盘间的胎膜血管断裂引发大出血。孕期彩色多普勒超声于子宫颈内口上方及附近连续扫查见走行于胎膜下的脐血管（图 8-1-25）。

6. **其他胎盘形态异常**　包括胎盘增厚及膜状胎盘。胎盘增厚分为均质及不均质。均质胎盘增厚可能与胎盘子宫附着面积小相关，还可能与孕妇糖尿病、贫血及三倍体等染色体异常、胎儿生长受限相关。不均质胎盘增厚可由胎盘早剥胎盘内出血导致。

（二）胎盘回声异常鉴别诊断

除胎盘植入性疾病、胎盘早剥外，胎盘肿瘤、胎盘血池也可表现为胎盘回声异常。

1. 胎盘肿瘤

（1）胎盘绒毛膜血管瘤：实性、低回声较中高回声多见，与正常胎盘组织间界限清楚，内部回声不均匀，部分突向羊膜腔或位于胎盘实质内，肿瘤内部大多可见条状血流信号，常见单发，罕见多发（图 8-1-26）。

（2）胎盘羊膜囊肿：胎盘胎儿面囊性包块，突向羊膜腔，内常为回声均匀呈无回声区，边界清晰，囊壁及基底部无血流信号，较多位于脐带入口旁（图 8-1-27）。

2. 胎盘血池 属于生理性绒毛间隙扩张，形态规则，周围由正常胎盘组织包绕，数量少，提高增益内部可见液体流动，呈非搏动性静脉低速血流频谱或无血流信号（图 8-1-28）。

3. 其他胎盘回声异常 包括胎盘老化（胎盘过早钙化或早熟）、胎盘小叶间出血（梗死）、胎盘绒毛膜下积血。

图 8-1-26

胎盘绒毛膜血管瘤彩色多普勒超声图

胎盘切面，彩色多普勒超声显示胎盘内低回声，内回声不均，部分突向羊膜腔，内部可见条状血流信号。

C：胎盘绒毛膜血管瘤

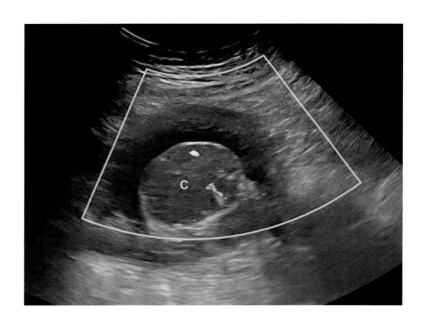

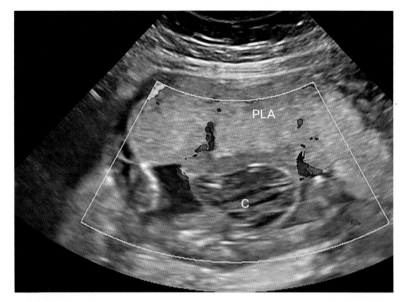

图 8-1-27

胎盘羊膜囊肿彩色多普勒超声图

胎盘切面显示胎儿面囊性包块，凸向羊膜腔。

C：胎盘羊膜囊肿，PLA：胎盘

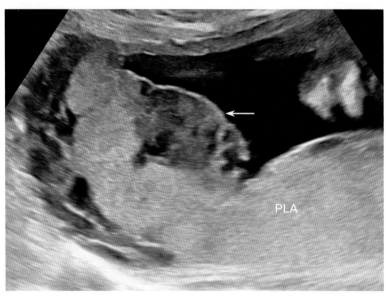

图 8-1-28

胎盘血池超声图

胎盘切面显示胎盘实质内低回声区，其内可见细点状回声流动。

PLA：胎盘

（王　莉）

参考文献

1. 谢幸，孔北华，段涛．妇产科学［M］．9 版．北京：人民卫生出版社，2018.

2. ABUHAMAD A，ZHAO Y，ABUHAMAD S，et al. Standardized Six-Step Approach to the Performance of the Focused Basic Obstetric Ultrasound Examination［J］. Am J Perinatol，2016，33（1）：90-98.

3. 邹丽，杨慧霞．前置胎盘的诊断与处理指南（2020）［J］．中华妇产科杂志，2020，55（1）：3-8.

4. 杨慧霞，闫婕，刘兴会，等．"胎盘植入性疾病"在中国进行规范化命名和分级的倡议［J］．中国妇产科杂志，2021，56（6）：377-379.

第二节

脐 带

◆ 脐带是胎儿与母体进行物质和气体交换的唯一通道。通过观察脐带胎盘入口切面、脐带游离段长轴切面、脐带腹壁入口切面及脐带横切面动态图，观察脐带内脐血管数目、脐带附着位置、脐带走行、是否存在赘生物，以排除单脐动脉、脐带绕颈，并对脐带赘生物、脐带走行异常及脐带附着异常进行鉴别诊断。脐带异常与围生期不良结局有关，主要表现为：

1. 合并胎儿其他系统结构畸形及染色体异常　此类胎儿预后依赖于其他系统结构畸形的严重程度以及染色体异常的类别。

2. 脐带异常可能导致胎儿脐血管运输氧气及营养物质的受阻，导致胎儿生长受限、宫内发育迟缓、胎死宫内及生后并发症的增多。

3. 脐带异常可能引起胎位的异常，引起分娩方式的改变，导致产钳助产或剖宫产率的增高。

一、动态扫查

（一）脐带胎盘入口动态扫查

扫查脐带胎盘入口时，首先明确胎盘位置，进行胎盘的整体扫查一般在胎盘正中或旁正中位置能够找到脐带胎盘插入点，获得脐带胎盘入口的切面。在此切面上，三条脐血管呈束状进入胎盘组织而非分散进入胎膜。在此切面上较常见的异常包括球拍状胎盘、帆状胎盘等。（ER8-2-1）

（二）脐带游离段动态扫查

获得脐带胎盘入口切面后，沿脐带走行方向进行扫查，声束方向与脐带走行方向垂直，获得脐带游离段切面（ER8-2-2）。在此切面上可显示三条血管呈螺旋状走行，一条较粗的血管为脐静脉，另外两条较细血管为脐动脉。在脐带纵切面的基础上，将超声探头旋转90°，即可获得脐带横切面。在此切面上可显示为"米老鼠"征，

ER8-2-1
正常脐带胎盘入口动态扫查

ER8-2-2
正常脐带游离段动态扫查

"头部"为较粗的脐静脉，"两只耳朵"为较细的两条脐动脉。在此切面上常见的异常包括单脐动脉等。

二、标准切面

（一）脐带胎盘入口切面

脐带胎盘入口切面（图8-2-1～图8-2-3）上显示附着于子宫壁的等回声胎盘组织，在胎盘中央可见脐血管插入。应用彩色多普勒评估胎盘脐带入口距胎盘边缘的距离，若小于2cm为球拍状胎盘；另外，还需判断脐带胎盘入口的插入方式，若脐血管分散插入胎膜而非胎盘实质，则为脐带帆状插入。

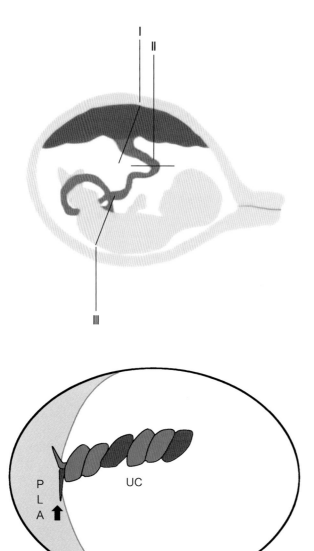

图 8-2-1

脐带扫查切面示意图

探头置于孕妇腹壁扫查脐带获得标准切面，切面Ⅰ：脐带胎盘入口切面，显示脐带胎盘入口；切面Ⅱ：脐带游离段切面，显示脐带横切面；切面Ⅲ：脐带腹壁入口切面，显示胎儿腹壁脐带入口处

图 8-2-2

脐带胎盘入口切面模式图

脐带胎盘入口切面显示胎盘侧脐带，箭示脐带胎盘入口位置。

PLA：胎盘，UC：脐带

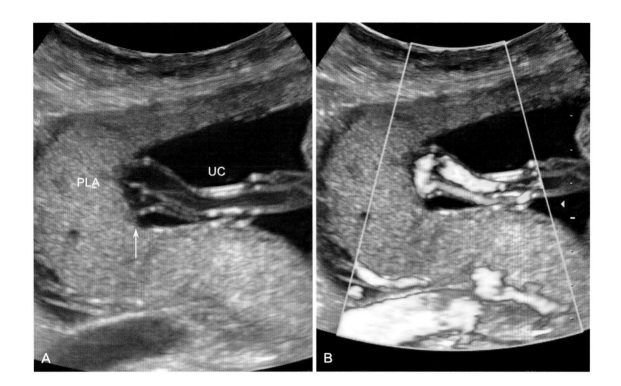

图 8-2-3 A，B

脐带胎盘入口切面

脐带胎盘入口切面显示胎盘侧脐带，A. 二维超声图，箭示胎盘脐带入口位置，UC：脐带，PLA：胎盘；B. 彩色多普勒超声图

（二）脐带游离段长轴切面

脐带游离段长轴切面（图 8-2-4、图 8-2-5）显示三条血管呈螺旋状走行，一条较粗的血管为脐静脉，另外两条较细的血管为脐动脉。

脐带螺旋指数（umbilical coiling index，UCI）即单位长度内脐带螺旋的数目，UCI=1/完整螺旋间距（单位：cm）（图 8-2-6）。

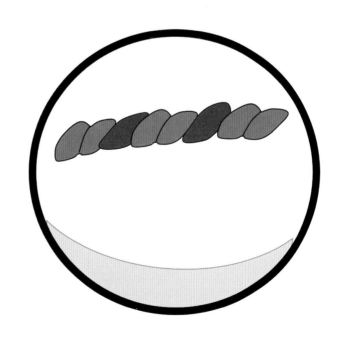

图 8-2-4

脐带游离段长轴切面模式图

显示游离段脐带，三条脐血管呈螺旋状走行

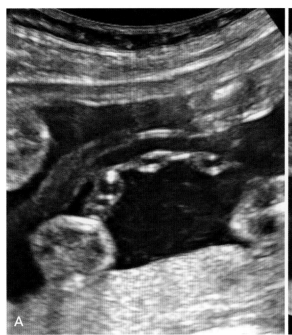
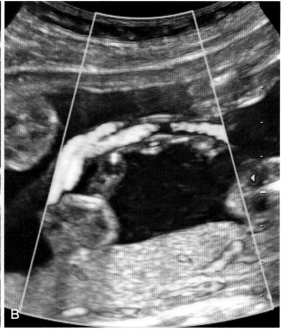

图 8-2-5 A，B

脐带游离段长轴切面

A. 二维超声图，显示游离段脐带，三条脐血管呈螺旋状走行；

B. 彩色多普勒切面超声图

图 8-2-6

测量脐带螺旋指数模式图

测量脐带螺旋指数时，显示游离段脐带长轴，虚线示脐动脉外缘到下一个螺旋的脐动脉血管壁外侧缘

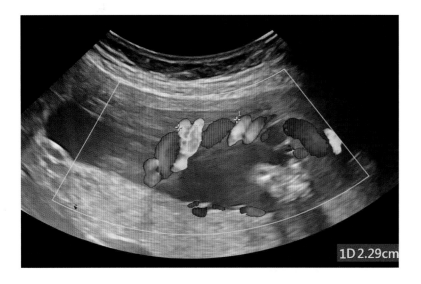

1D 2.29cm

图 8-2-7

测量脐带螺旋指数超声图

测量脐带螺旋指数时，显示游离段脐带彩色多普勒血流，测量游标置于脐动脉血管壁外侧缘到下一个螺旋的脐动脉血管壁外侧缘的距离，取其倒数，得出脐带螺旋指数

测量方法：

（1）扫查脐带长轴切面，图像适当放大。

（2）测量相邻两脐动脉节段之间的距离，测量标尺置于脐动脉血管壁外侧缘至下一个螺旋的脐动脉血管壁外侧缘，测量两者间的距离（图8-2-7）。

（3）UCI的参考值范围为0.2~0.6，UCI<0.2考虑为螺旋不良，UCI>0.6考虑为螺旋过度（仅供参考）。

（三）脐带横切面

脐带横切面（图8-2-8、图8-2-9）显示三个血管横截面（两条较细的脐动脉及一条较粗的脐静脉），呈现"米老鼠"征。

图8-2-8

脐带横切面模式图

显示一条较粗的脐静脉及两条较细的脐动脉

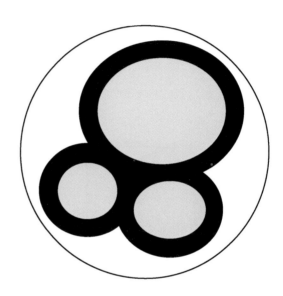

图8-2-9 A，B

脐带横切面

A. 二维超声图，显示一条较粗的脐静脉及两条较细的脐动脉，UV：脐静脉，UA：脐动脉；B. 彩色多普勒超声图，红色血流为脐静脉，蓝色血流为脐动脉

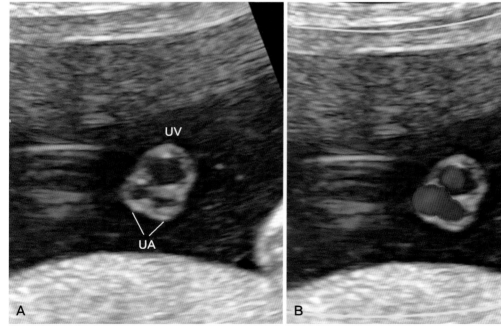

（四）脐带腹壁入口切面

脐带腹壁入口切面（图 8-2-10、图 8-2-11）可显示完整的胎儿腹部皮肤，显示脐带腹壁入口（动态扫查见第四章第二节）。

三、异常征象

通过标准切面扫查，可发现单脐动脉、脐带绕颈。

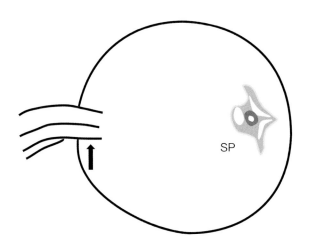

图 8-2-10
脐带腹壁入口切面模式图
显示脐带腹壁入口位置，SP：脊柱，箭示脐带腹壁入口位置

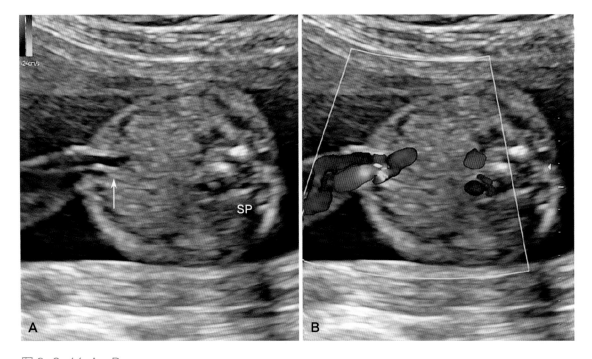

图 8-2-11 A，B
脐带腹壁入口切面
A. 二维超声图，箭示脐带腹壁入口，SP：脊柱；B. 彩色多普勒超声图

（一）单脐动脉

单脐动脉（single umbilical artery，SUA）可在脐带横切面及膀胱水平横切面发现，详细内容见第四章第四节胎儿盆腔。

（二）脐带绕颈

脐带绕颈（nuchal cord）：可在胎儿颈部脐带扫查时发现。

脐带绕颈是指脐带缠绕在胎儿颈部。脐带绕颈的发生随着孕周的增长而增加。

胎儿颈部脐带扫查切面（图8-2-12）：超声表现为胎儿颈部出现血管切迹，绕颈一周呈"U"字形，绕颈两周呈"W"字形，绕颈三周或以上则呈"波浪状"。彩色多普勒超声显示胎儿颈部出现脐血管环绕。

孕期脐带绕颈可引起胎动增多，在分娩时，脐带绕颈可与胎心减慢及胎粪的排出增多相关。

四、鉴别诊断

当脐带赘生物、脐带走行异常及脐带附着异常时，需要对疾病进行鉴别诊断。

（一）脐带赘生物

常见的脐带赘生物有脐带囊肿、脐带血肿两种。

1. 脐带囊肿 脐带囊肿位于脐带周围，囊肿为壁薄、透声好的无回声结构，脐带血管通常无受压改变，脐血流频谱未见明显异常（图8-2-13）。

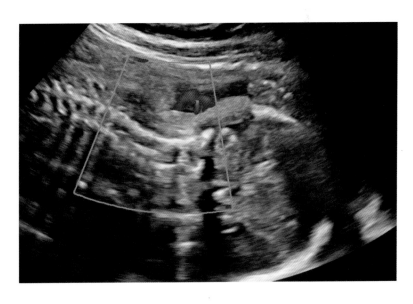

图 8-2-12

脐带绕颈彩色多普勒超声图

胎儿颈部矢状切面，彩色多普勒显示胎儿颈部脐带血流信号

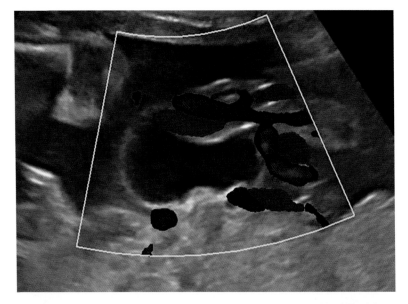

图 8-2-13

脐带囊肿彩色多普勒超声图

脐带游离段长轴切面显示脐带内囊性回声，边界清，透声好，彩色多普勒血流显示其内无明显血流信号，脐血管在其周边走行

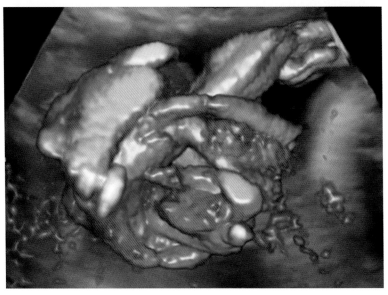

图 8-2-14

脐带真结三维超声成像

脐带游离段长轴切面彩色多普勒三维成像显示脐带走行迂曲呈团，追踪脐带为真结走行，且不随时间而改变

2. **脐带血肿**　脐带血肿位于血管壁内，脐带管壁明显水肿、增厚，血管内径狭窄，脐带血肿呈囊性回声，透声差，可见细密点状回声，脐血流阻力指数可能升高。

（二）脐带走行异常

常见的脐带走行异常有脐带真结、脐带假结两种。

1. **脐带真结**　脐带走行方向杂乱，扭曲成团，呈"麻花样"或"8"字形，CDFI 可显示脐带形成血管袢，反复观察后脐带结节无松解。若结节较紧，则可能出现脐血流阻力指数升高（图 8-2-14）。

2. **脐带假结**　脐带堆积成团，似形成结节样回声，反复观察后成团，脐带可松解。脐血流频谱一般不受影响（图 8-2-15）。

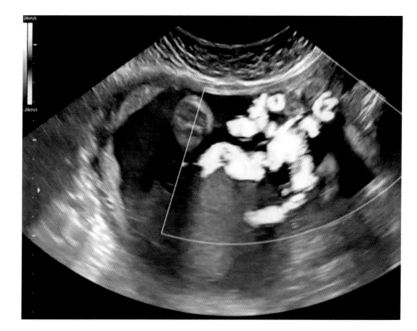

图 8-2-15

脐带假结彩色多普勒超声图
脐带游离段长轴切面彩色多普勒
血流超声图显示脐带走行迂曲，
间隔一段时间后可观察到脐带成
团现象消失

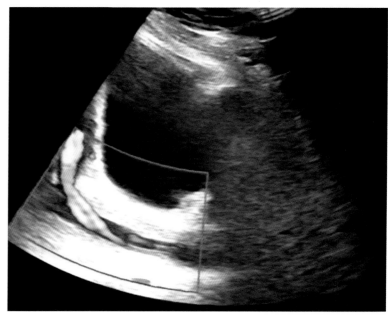

图 8-2-16

脐带脱垂彩色多普勒超声图
宫颈矢状切面彩色多普勒超声图
显示子宫颈管分离，脐血管脱入
其内

（三）脐带附着异常

　　常见的脐带附着异常有脐带先露或脐带脱垂、前置血管两种。

　　1. 脐带先露或脐带脱垂　胎盘位置、形态及胎盘脐带插入点位置正常，脐带位于子宫颈内口上方、胎先露下方，可随体位改变而改变，脐带螺旋结构存在，脐带脱垂者在子宫颈及阴道内可探及脐血管回声（图 8-2-16）。

　　2. 前置血管　前置血管是指脐带走行于胎膜内，与子宫颈内口关系密切。脐带胎盘插入点异常，常伴有帆状胎盘，子宫颈内口上方的脐带螺旋结构消失，随体位改变脐血管位置固定（图 8-2-17）。

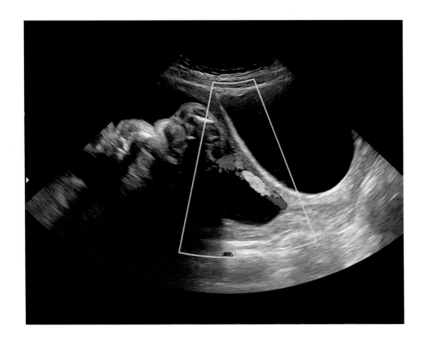

图 8-2-17

前置血管彩色多普勒超声图

宫颈矢状切面彩色多普勒超声图显示脐血管独立走行于前壁胎膜上并达子宫颈内口，位于胎先露下方

（张　娟　吴青青）

参考文献

1. DE CASTRO REZENDE G, ARAUJO JUNIOR E. Prenatal diagnosis of placenta and umbilical cord pathologies by three-dimensional ultrasound: pictorial essay [J]. Med Ultrason, 2015, 17 (4): 545-549.

2. AVENT H, SHEN O, MAZAKI E, et al. Four-vessel umbilical cord [J]. Ultrasound Obstet Gynecol, 2011, 38 (5): 604-606.

3. MOSHIRI M, ZAIDI S F, ROBINSON T J, et al. Comprehensive imaging review of abnormalities of the umbilical cord [J]. Radiographics, 2014, 34 (1): 179-196.

4. ZANGEN R, BOLDES R, YAFFE H, et al. Umbilical cord cysts in the second and third trimesters: significance and prenatal approach [J]. Ultrasound Obstet Gynecol, 2010, 36 (3): 296-301.

5. GUZIKOWSKI W, KOWALCZYK D, WIECEK J. Diagnosis of true umbilical cord knot [J]. Arch Med Sci, 2014, 10 (1): 91-95.

6. ABRAHAM A, RATHORE S, GUPTA M, et al. Umbilical Cord Haematoma Causing Still Birth-A Case Report [J]. J Clin Diagn Res, 2015, 9 (12): QD01-2.

7. RAMESH S, HARIPRASATH S, ANANDAN G, et al. Single umbilical artery [J]. J Pharm Bioallied Sci, 2015, 7 (Suppl 1): S83-84.

8. HASEGAWA J. Ultrasound screening of umbilical cord abnormalities and delivery management [J]. Placenta, 2018, 62: 66-78.

9. FENG D, HE W. Spontaneous umbilical artery haematoma diagnosed in the third trimester: a case report [J]. J Obstet Gynaecol, 2018, 38 (4): 576-577.

10. RUIZ CAMPO L, SAVIRON CORNUDELLA R, GAMEZ ALDERETE F, et al. Prenatal diagnosis of umbilical cord cyst: Clinical significance and prognosis [J]. Taiwan J Obstet Gynecol, 2017, 56 (5): 622-627.

11. SILVER R M. Abnormal Placentation: Placenta Previa, Vasa Previa, and Placenta Accreta [J]. Obstet Gynecol, 2015, 126 (3): 654-668.

12. KAGAN K O, HOOPMANN M, SONEK J. Vasa previa: easy to miss [J]. Ultrasound Obstet Gynecol, 2018, 51 (2): 283-284.

13. BOHILTEA R E, TURCAN N, CIRSTOIU M. Prenatal ultrasound diagnosis and pregnancy outcome of umbilical cord knot - debate regarding ethical aspects of a series of cases [J]. J Med Life, 2016, 9 (3): 297-301.

14. STRUBLE J, MYTOPHER K. Overt Cord Prolapse Diagnosed at Ultrasound [J]. J Obstet Gynaecol Can, 2018, 40 (3): 271.

15. CATANZARITE V, OYELESE Y. Diagnosis and management of vasa previa [J]. Am J Obstet Gynecol, 2016, 214 (6): 764.

16. SEPULVEDA W, ROJAS I, ROBERT J A, et al. Prenatal detection of velamentous insertion of the umbilical cord: a prospective color Doppler ultrasound study [J]. Ultrasound Obstet Gynecol, 2003, 21 (6): 564-569.

17. PREDANIC M, PERNI S C, CHERVENAK F A. Antenatal umbilical coiling index and Doppler flow characteristics [J]. Ultrasound Obstet Gynecol, 2006, 28 (5): 699-703.

羊 水

◆ 羊水在胎儿宫内发育过程中非常重要，有保护胎儿、维持母
胎物质交换及促进胎儿发育等作用。羊水量异常会影响胎
儿器官发育和胎儿生长，如羊水过少可影响胎儿的肺部成熟
等。而羊水过多则可能合并脐带脱垂等围生期风险。当发现
胎儿羊水量异常时，应仔细检查胎儿结构，当合并胎儿畸形
时，应注意合并染色体异常的可能性。

一、标准切面

（一）最大羊水池深度（maximal vertical pocket，MVP）

1. 妊娠 28 周前测量 MVP，选择宫内羊水深度最大的切面，垂
直于地平面。

2. 测量羊水的最大深度（图 8-3-1、图 8-3-2）。

3. 参考值范围：2cm≤MVP<8cm。

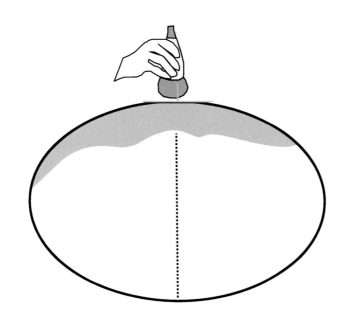

图 8-3-1

最大羊水池深度的测量模式图

测量最大羊水池深度时，显示最大羊水池深度并垂直于地面进行测量，虚线为测量路径

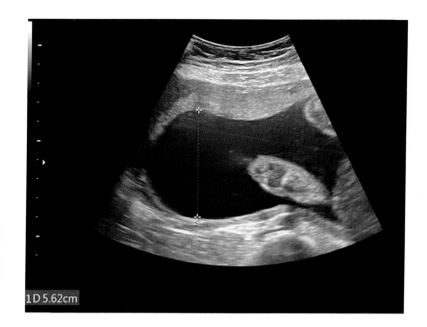

图 8-3-2

最大羊水池深度测量超声图

测量最大羊水池深度时，显示最大羊水池深度并垂直于地面测量，游标示测量路径

（二）羊水指数

1. 妊娠 28 周后测量羊水指数（amniotic fluid index，AFI），探头与母体矢状面平行，垂直于地面，将宫腔分为四个象限（右上、左上、右下、左下）。

2. 选择每个象限的最大羊水深度值进行测量，并将四个象限值相加，从而得出 AFI（图 8-3-3、图 8-3-4）。

3. 参考值范围：5cm≤AFI<25cm。

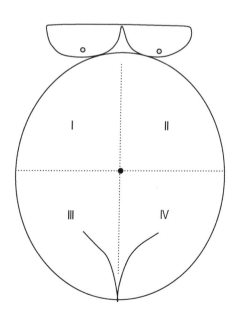

图 8-3-3

测量羊水指数模式图

以孕妇腹部中心取水平线及垂直线，将腹部分为四个象限Ⅰ、Ⅱ、Ⅲ、Ⅳ，测量四个象限的最大羊水池深度并相加即为羊水指数

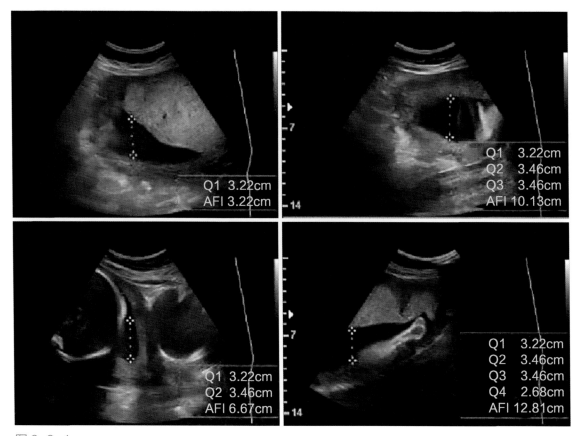

图 8-3-4

测量羊水指数超声图

测量羊水指数时，测量右上（Q1）、右下（Q2）、左上（Q3）、左下（Q4）四个象限的最大羊水池深度并相加获得羊水指数

二、异常征象

（一）羊水过多

羊水过多（polyhydramnios）是指羊水量多于相应孕周的参考值。当 MVP≥8cm 或 AFI≥25cm 时诊断为羊水过多（图 8-3-5）。

（二）羊水过少

羊水过少（oligohydramnios）是指羊水量少于相应孕周的参考值。当 MVP<2cm 或 AFI<5cm 时诊断为羊水过少（图 8-3-6），当整个宫腔内无可测量的羊水时，诊断为无羊水。

三、鉴别诊断

羊水量异常分羊水过多和羊水过少两种，病因鉴别如下：

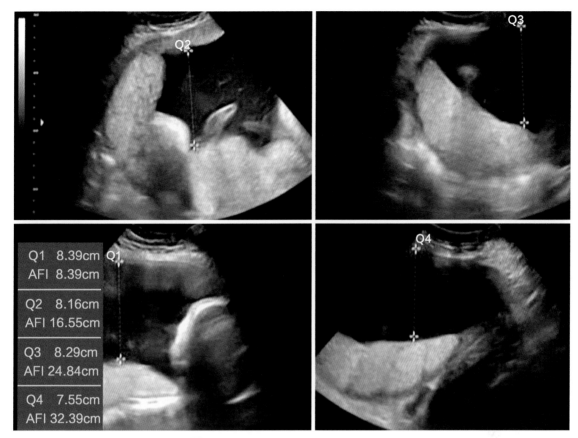

图 8-3-5

羊水过多超声图

妊娠 35 周 5 天，法洛四联症伴羊水过多、肝脾大、鼻骨缺如

（一）羊水过多的病因

1. **胎儿畸形** 神经管畸形（脑积水、脑膜脑膨出、脊柱裂、全前脑并心脏多发畸形、小脑发育不良等）、消化系统畸形（食管闭锁、十二指肠闭锁、下消化道梗阻等）、胎儿水肿、呼吸系统畸形等。

2. **母体疾病** 母儿血型不合、糖尿病、严重贫血等。

3. **多胎妊娠及巨大儿**

4. **胎盘脐带疾病** 胎盘绒毛血管瘤等。

5. **特发性羊水过多**

（二）羊水过少的病因

1. **胎儿畸形** 泌尿生殖系统异常，如肾脏缺如或功能异常、尿路梗阻、尿生殖膈发育异常。

2. **胎膜早破**

3. **过期妊娠**

4. **子宫胎盘功能不全、产妇脱水**

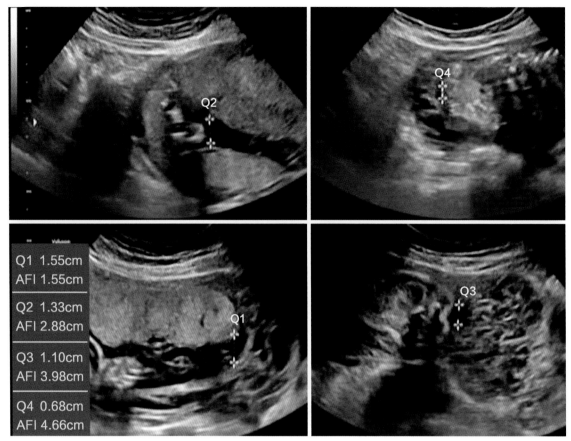

图 8-3-6

羊水过少超声图

妊娠 25 周 6 天，婴儿型多囊肾伴羊水过少

（张　娟　吴青青）

参考文献

1. OYELESE Y. Placenta, umbilical cord and amniotic fluid: the not-less-important accessories [J]. Clin Obstet Gynecol, 2012, 55（1）: 307-323.

2. MARINO T. Ultrasound abnormalities of the amniotic fluid, membranes, umbilical cord, and placenta [J]. Obstet Gynecol Clin North Am, 2004, 31（1）: 177-200.

3. ABUHAMAD A. Ultrasound in Obstetrics & Gynecology: A Practical Approach [M/OL]. 1st edition. 2014. [2020-12-28]. https://www.evms.edu/obstetrics_and_gynecology/ultrasound_in_obstetrics_and_gynecology/?utm_source=shorturl&utm_medium=shorturl&utm_campaign=ultrasoundbook.

4. HUGHES D S, MAGANN E F, WHITTINGTON J R, et al. Accuracy of the Ultrasound Estimate of the Amniotic Fluid Volume（Amniotic Fluid Index and Single Deepest Pocket）to Identify Actual Low, Normal, and High Amniotic Fluid Volumes as Determined by Quantile Regression [J]. J Ultrasound Med, 2020, 39（2）: 373-378.

5. BISCHOFF A, LEVITT M A, LIM F Y, et al. Prenatal diagnosis of cloacal malformations [J]. Pediatr Surg Int, 2010, 26（11）: 1071-1075.

第九章

剖宫产术后子宫前壁下段监测技术

◆ 超声是监测子宫前壁下段剖宫产切口的主要检查手段，操作简单安全。通过超声扫查监测不同时期子宫前壁下段剖宫产切口，可发现并诊断剖宫产切口憩室、剖宫产切口妊娠，辅助临床制定治疗方案、判断预后。

一、扫查标准

（一）不同妊娠期子宫前壁下段及子宫颈矢状切面

观察子宫前壁下段厚度及连续性时，适度充盈膀胱，矢状切面清晰显示子宫下段及宫颈（图9-0-1）。随着孕周增大，孕妇子宫前壁下段逐渐变薄（图9-0-2）。正常妊娠晚期子宫前壁下段厚度与膀胱的充盈程度有关。膀胱内尿量越多，子宫前壁下段厚度越薄。

（二）子宫前壁下段厚度的测量方法

国内外文献报道的子宫前壁下段的超声测量方法有两种。在膀胱适度充盈、子宫前壁下段局部放大的前提下，一种方法是测量子宫前壁下段的厚度，包括浆膜层，测量厚度包括外层的高回声带；另一种方法是测量子宫前壁下段的肌层厚度，测量厚度仅为低回声部分（图9-0-3）。鉴于膀胱充盈条件下，子宫浆膜层与变薄的膀

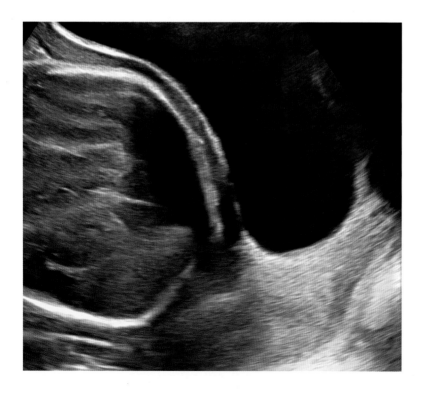

图 9-0-1
妇娠晚期子宫前壁下段及宫颈正中矢状切面超声图
显示子宫前壁下段连续性好

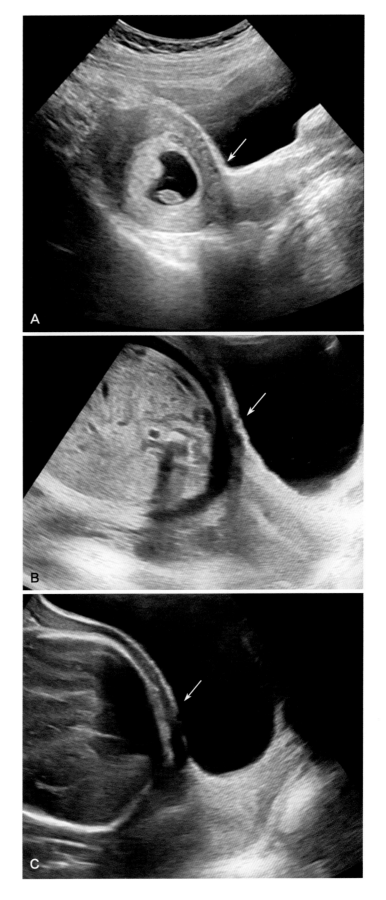

图 9-0-2 A, B, C
妊娠子宫前壁下段及宫颈矢状切面超声图

A~C. 妊娠早、中、晚期子宫前壁下段及宫颈矢状切面，箭示子宫前壁下段厚度随孕周增加逐渐变薄

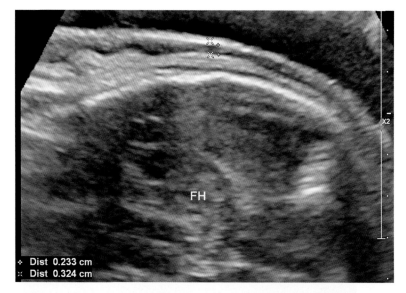

图 9-0-3

子宫前壁下段测量超声图

局部放大图像，游标放置于子宫前壁下段可视部分较薄处，游标测量子宫前壁下段厚度 0.324cm，测量包含高回声的浆膜层；游标测量子宫前壁下段肌层厚度 0.233cm，测量仅包含低回声。

FH：胎头

FH

＋ Dist 0.233 cm
✕ Dist 0.324 cm

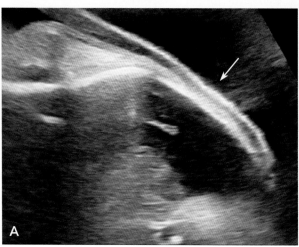

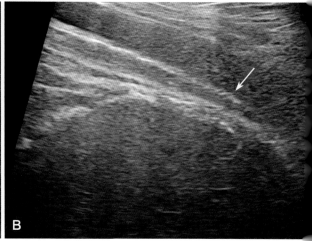

A

B

胱壁在超声下显示为线样高回声难以区分，推荐测量子宫前壁下段肌层的厚度。

　　子宫前壁下段厚度没有统一的参考值标准。妊娠晚期超声测量剖宫产再孕子宫前壁下段厚度的临床价值至今存在争议。腹部超声检查时，尿量的多少影响子宫前壁下段厚度；前壁下段肌层的厚薄也不代表肌层的弹性；具体前壁下段切口处的定位也是个难题。膀胱不充盈状态下，高频超声的观察可以作为适当补充（图 9-0-4）。注意：超声观察的重点是前壁下段连续性的存在，其厚薄不能作为预测子宫破裂的标准。

图 9-0-4 A，B

子宫前壁下段肌层厚度超声图

A、B. 低频和高频探头声像图，箭示子宫前壁下段较薄处

二、异常征象

　　通过标准切面扫查，可发现剖宫产术后子宫瘢痕憩室（cesarean scar diverticulum）、子宫瘢痕妊娠（cesarean scar pregnancy，CSP）。

（一）剖宫产术后子宫瘢痕憩室

剖宫产后切口处形成的腔隙，为剖宫产憩室。其大小形态及程度可随月经周期的变化而变化。超声表现为子宫前壁下段的不规则暗区，与宫腔相通（图9-0-5）。注意：超声检查时，不一定所有憩室都能显示，当憩室的两侧壁贴合时超声不易显示。

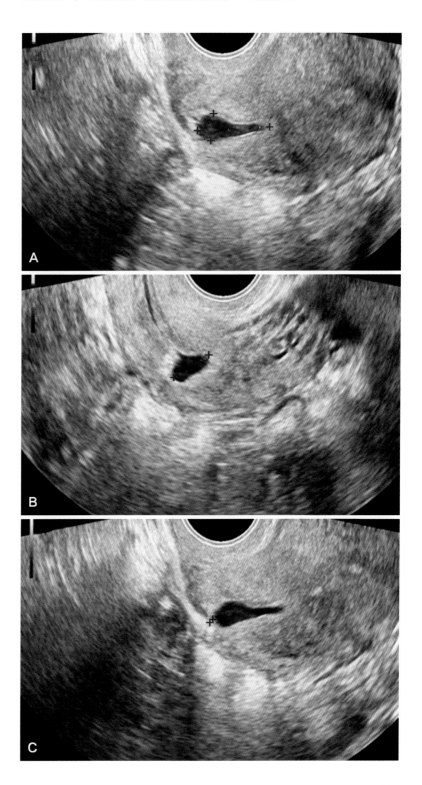

图9-0-5 A，B，C
剖宫产瘢痕憩室超声图
A、B. 游标测量憩室大小为2.3cm×1.2cm×0.7cm，三个径线分别为憩室的长度、宽度和深度；C. 游标测量1.3mm为憩室顶端距离浆膜层厚度

（二）剖宫产术后子宫瘢痕妊娠

胚胎着床于子宫前壁下段剖宫产瘢痕处，是一种特殊部位的异位妊娠，为剖宫产的远期并发症之一。剖宫产瘢痕妊娠为限时定义，仅限于妊娠早期（≤12 周）。随着剖宫产率的增加，此病的发病率呈上升趋势。CSP 的病因至今尚未阐明，可能是由剖宫产术后子宫切口愈合不良、切口宽大或者炎症等引起。在超声提示胚胎着床于子宫瘢痕位置的前提条件下，依据瘢痕部位子宫肌层的厚度以及妊娠囊外凸的程度可分为外生型及内生型，亦可分为 3 度。

1. 剖宫产瘢痕妊娠分型

（1）外生型（"on the scar"）：妊娠囊在愈合良好的瘢痕顶端植入（图 9-0-6）。

（2）内生型（"in the niche"）：妊娠囊在憩室内植入（图 9-0-7）。

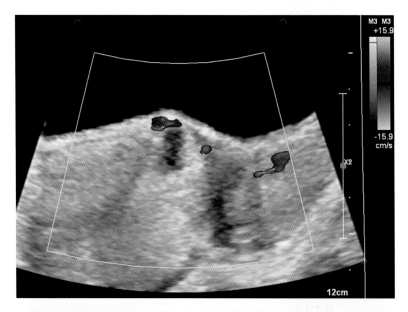

图 9-0-6
外生型剖宫产瘢痕妊娠超声图

彩色多普勒血流显示子宫前壁下段肌层内较丰富的血流信号

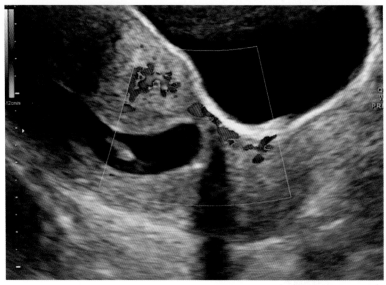

图 9-0-7
内生型剖宫产瘢痕妊娠超声图

彩色多普勒血流显示菲薄的肌层处较丰富的血流信号

2. **剖宫产瘢痕妊娠分度** 根据中华医学会妇产科学分会及计划生育学组《剖宫产术后子宫瘢痕妊娠诊治专家共识（2016）》，剖宫产瘢痕妊娠超声检查分为三度，主要依据瘢痕部位子宫肌层的厚度，以及妊娠囊外凸的程度。

（1）Ⅰ度：妊娠囊部分或大部分位于宫腔内，妊娠囊与膀胱间子宫肌层变薄，厚度 >3mm（图 9-0-8）。

（2）Ⅱ度：妊娠囊部分或大部分位于宫腔内，妊娠囊与膀胱间子宫肌层变薄，厚度≤3mm（图 9-0-9）。

（3）Ⅲ度：妊娠囊向膀胱方向外凸，妊娠囊与膀胱之间子宫肌层明显变薄甚至缺失（图 9-0-10）。

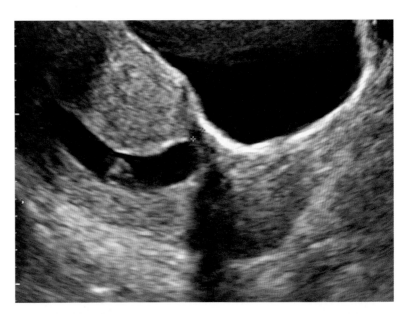

图 9-0-8

Ⅰ度剖宫产瘢痕妊娠超声图

放大图像测量子宫前壁下段肌层厚度 >3mm

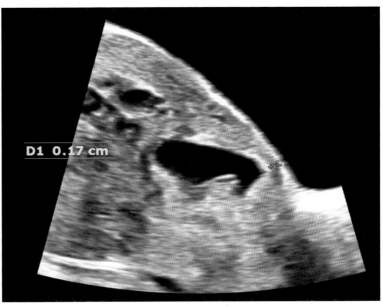

图 9-0-9

Ⅱ度剖宫产瘢痕妊娠超声图

放大图像测量子宫前壁下段肌层厚度为 1.7mm

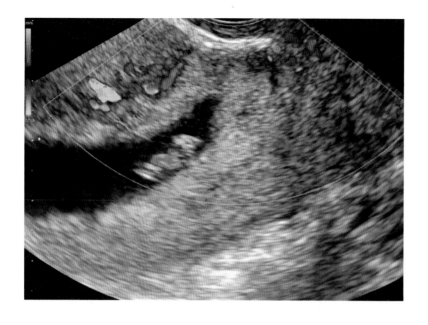

图 9-0-10
Ⅲ度剖宫产瘢痕妊娠超声图
放大图像显示子宫前壁下段，部分妊娠囊外缘达浆膜层

剖宫产后子宫瘢痕妊娠的不同分型、分度与妊娠的危险程度、终止妊娠的并发症发生率有关，也是选择治疗方案的最重要依据。

三、鉴别诊断

妊娠囊位置低主要分为瘢痕妊娠、子宫颈妊娠和单纯妊娠囊位置低。

（一）瘢痕妊娠

妊娠囊植入瘢痕和滋养血流来源于子宫前壁下段，注意妊娠囊与瘢痕的关系、滋养血流的来源部位和瘢痕处残余肌层的厚度（图9-0-11）。

（二）子宫颈妊娠

妊娠囊着床于子宫颈，周边见血流信号，而子宫前壁下段瘢痕处无滋养血流（图9-0-12）。

（三）单纯妊娠囊位置低

妊娠囊位于子宫腔下段，与瘢痕无关系。可通过超声复查鉴别是难免流产还是继续正常妊娠（图9-0-13）。

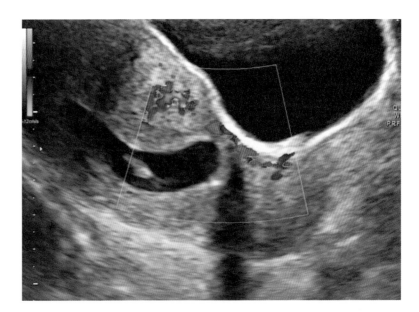

图 9-0-11
瘢痕妊娠超声图
彩色多普勒血流显示妊娠囊与前
壁下段瘢痕间血流信号

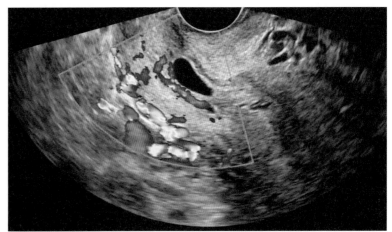

图 9-0-12
子宫颈妊娠超声图
彩色多普勒血流显示妊娠囊与宫
颈前唇间血流信号

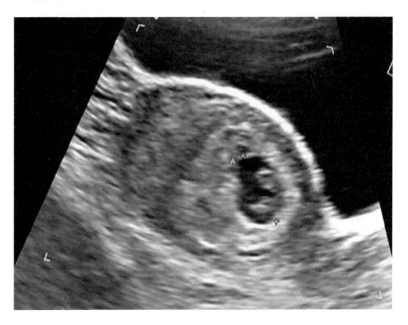

图 9-0-13
妊娠囊位置低超声图
妊娠囊位于宫腔下段，其下缘近
子宫颈内口

（张丽娜　吴青青）

参考文献

1. 谢幸，苟文丽．妇产科学［M］．8 版．北京：人民卫生出版社，2013.

2. 中华医学会妇产科学分会及计划生育学组．剖宫产术后子宫瘢痕妊娠诊治的专家共识［J］．中华妇产科杂志，2016，51（8）：568-572.

3. 马斌，王艺璇，冉婕，等．超声鉴别诊断瘢痕妊娠与宫腔下段非瘢痕妊娠［J］．2018，34，（5）：729-733.

4. 张惠，杨晔洁，孟佳岚，等．高频超声在剖宫产后瘢痕子宫孕妇分娩方式选择中的临床价值［J］．中国中西医结合影像学杂志，2018，16（3）：270-272.

5. KAELIN AA，CALI G，MONTEAGUDO A，et al. The clinical outcome of cesarean scar pregnancies implanted "on the scar" versus "in the niche" ［J］. Am J Obstet Gynecol，2017，216（5）：510. e1-e10.

第十章

孕妇宫颈超声监测

◆ 经阴道超声检查观察宫颈的形态及长度不仅能获得相对较客观的、定量的评估妊娠期子宫颈的指标，同时也可为预测孕期早产风险及疗效评估提供有力的依据。

一、标准切面

（一）扫查方式

对宫颈的扫查方式有经阴道超声（"金标准"）、经腹部超声、经会阴超声三种。

1. 经阴道超声（"金标准"）

（1）探头使用：经阴道超声探头。

（2）优点：探头距离宫颈近，分辨率较高，无需充盈膀胱，宫颈显像成功率可达 100%，更能准确客观地测量。

（3）缺点：阴道出血时需严格消毒。

2. 经腹部超声

（1）探头使用：经腹部超声探头。

（2）优点：阴道出血及胎膜早破患者等均可适用。

（3）缺点：宫颈显像成功率受膀胱充盈及胎头的影响，膀胱充盈可拉伸宫颈，影响宫颈长度测量的准确性。

3. 经会阴超声

（1）探头使用：线阵浅表超声探头或经腹部超声探头。

（2）优点：经会阴，无需充盈膀胱，不受胎儿肢体遮挡。

（3）缺点：直肠内的气体常干扰宫颈尤其是子宫颈外口的显示。

（二）标准切面（以经阴道超声为例）

宫颈正中矢状切面（图 10-0-1、图 10-0-2）：孕妇排空膀胱后取膀胱截石位经阴道超声获取宫颈正中矢状切面，同时清晰显示闭合段子宫颈内口（OI）、子宫颈外口（OE）、子宫颈管（cervical canal, CC）及其周围黏膜组织结构（surrounding cervical mucosa），放大宫颈图像占整个图像的 50%~75%，检查时尽可能减小施压。宫颈不是静态结构，长度可以变化，应观察宫颈变化 3~5 分钟。

（三）测量

测量包括闭合段宫颈长度（closed cervical length, CCL）、子宫颈内口漏斗宽度及长度（cervical funneling width and length, CFW, CFL）两方面（图 10-0-3）。

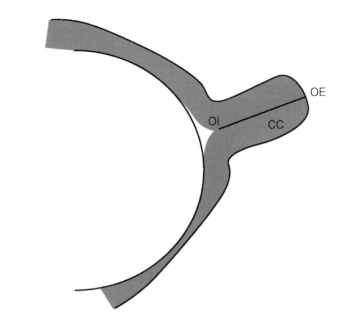

图 10-0-1

宫颈正中矢状切面模式图

清晰显示闭合段子宫颈内口、子宫颈外口、子宫颈管及周围黏膜组织结构。

OI：子宫颈内口，OE：子宫颈外口，CC：宫颈管

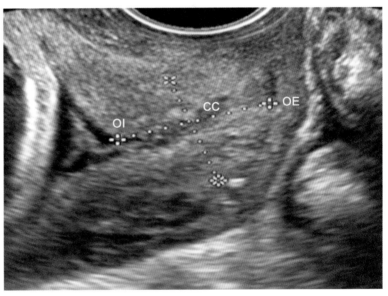

图 10-0-2

宫颈正中矢状切面超声图

宫颈正中矢状切面，清晰显示闭合段子宫颈内口、子宫颈外口、子宫颈管及周围黏膜组织结构。

OI：子宫颈内口，OE：子宫颈外口，CC：宫颈管

1. 闭合段宫颈长度（closed cervical length，CCL）

（1）孕妇排空膀胱后取膀胱截石位经阴道超声获取宫颈正中矢状切面，同时清晰显示闭合段子宫颈内口、子宫颈外口、子宫颈管及其周围黏膜组织结构。

（2）放大宫颈图像占整个图像的 50%~75%，检查时尽可能减小施压。

（3）宫颈不是静态结构，长度可以出现变化，应观察宫颈变化 3~5 分钟。

（4）测量闭合段子宫颈内口至子宫颈外口的直线距离（图 10-0-4），即宫颈长度（cervical length，CL，单位：cm），测量三次，存图并记录数据（精确至 0.1cm），以最小值作为评估宫颈长度的参数。

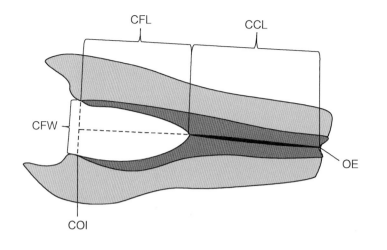

图 10-0-3

闭合段宫颈长度、子宫颈
内口漏斗宽度及长度测量
模式图

宫颈正中矢状切面，测量闭合段
宫颈长度、宫颈内口漏斗宽度及
长度。

COI：闭合段子宫颈内口，OE：
子宫颈外口，CCL：闭合段宫
颈长度，CFW：子宫颈内口漏
斗宽度，CFL：子宫颈内口漏
斗长度

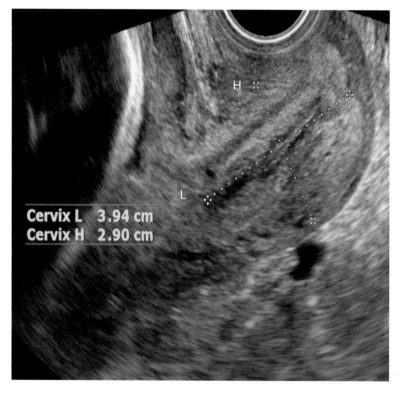

图 10-0-4

闭合段宫颈长度测量超声图

宫颈正中矢状切面，测量闭合段
宫颈长度。

Cervix L：闭合段宫颈长度，
Cervix H：闭合段宫颈宽度

（5）参考值范围：妊娠期闭合段宫颈长度 <2.5cm 通常被认为
是早产高风险因素之一。

2. 子宫颈内口漏斗宽度及长度（cervical funneling width and
length，CFW，CFL）

（1）在宫颈正中矢状切面上，显示闭合段子宫颈内口、子宫颈
外口、子宫颈管及其周围黏膜组织结构。

（2）宫颈张开部分的长度为漏斗的长度，宫颈张开部分内口
的宽度为漏斗宽度，测量时将测量线垂直于宫颈管轴并连接两端
即为标准的漏斗宽度（图 10-0-5），测量三次，存图并记录数据

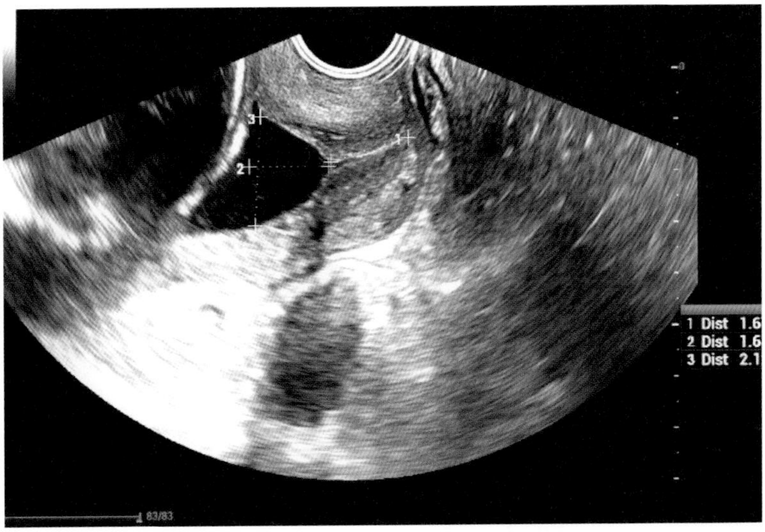

図 10-0-5

子宫颈内口漏斗宽度及长度测量超声图

宫颈正中矢状切面，测量闭合段宫颈长度（1）、子宫颈内口漏斗长度（2）及子宫颈内口漏斗宽度（3）

（单位：cm，精确至 0.1cm），同时可计算宫颈漏斗比例，即漏斗的长度与宫颈总长度的比值。

（3）正常情况下子宫颈内口闭合无漏斗，或子宫颈内口结构显示不清，无法明确漏斗的形态。

二、异常征象

（一）与早产相关的宫颈超声监测

1. **早产的预测** 大量临床实践发现，过早的宫颈缩短是导致早产的主要因素，宫颈长度低于 10mm 的早产率达 91.67%，宫颈长度是衡量早产的因素之一。

宫颈正中矢状切面：足月前，宫颈漏斗比例大于 25%，或宫颈长度 <25mm，提示早产的可能性大。超声测量的宫颈长度较临床指检平均长 11mm。因此，当孕妇早期无临床症状时可以通过超声识别早产迹象（图 10-0-6）。

宫颈变短或宫颈漏斗形成得越早，发生早产的风险越大。妊娠中期经阴道超声检查发现宫颈漏斗比例大于 75%，或宫颈长度 <25mm 的孕妇，约有 50% 以上于 34 周之前分娩。宫颈长度 <15mm，7 日内分娩的可能性可达 49%，宫颈长度 >15mm，7 日内分娩的可能性则 <1%。然而，评估早产风险的依据不能仅限于上述两项超声指标的异常，我们仍然需要考虑孕妇是否具有其他早产高危因素：例如孕妇年龄过小或过大：孕妇 ≤17 岁或 >35 岁；晚期流产及 / 或早产史；宫颈手术史：宫颈锥切术、环形电极切除术（LEEP）治疗后等；子宫发育异常；多胎妊娠；胎儿及羊水量异常；妊娠并发症或合并症等多方面因素综合考虑，才能获得较为客观、准确的评估结果。

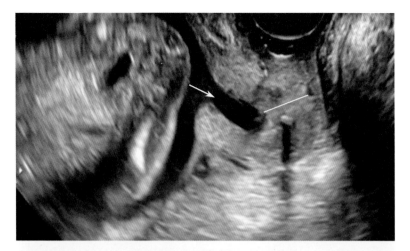

图 10-0-6
早产征象超声图

宫颈正中矢状切面，箭示子宫颈内口呈"U"形，白线示闭合段宫颈短

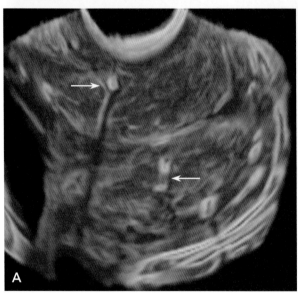
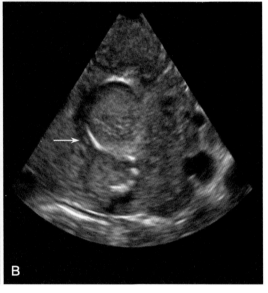

2. **宫颈功能不全** 宫颈功能不全亦称宫颈机能不全、宫颈内口松弛症等（uterine cervical incompetence，CI），指妊娠足月前，出现宫颈无痛性扩张导致妊娠中晚期流产或早产。目前宫颈功能不全缺乏客观的诊断标准，通过超声技术诊断宫颈功能不全也仅能通过参考子宫颈内口的开放及宫颈长度进行推断。妊娠期可疑宫颈功能不全的孕妇可以给予宫颈环扎术预防妊娠中晚期流产或早产。

3. **环扎术后** 多数宫颈环扎术病例经阴道环扎的部位在子宫颈内口处，理论上，环扎位置越高，越接近子宫颈内口，预防早产的效果越好。通过评价环扎前后宫颈的情况显示，环扎后通常可经阴道超声测量宫颈长度（图 10-0-7），如若增加则意味足月产的概率会相应增加。根据超声测量宫颈长度是否大于 25mm、环扎处上方闭合的宫颈长度是否大于 10mm 可能是预测能否足月生产的最佳参数。

4. **宫颈托（pessary）** 针对产前诊断宫颈功能不全的孕妇，除预防性宫颈环扎外，临床中有时选择宫颈托（图 10-0-8）预防自发

图 10-0-7 A，B
宫颈环扎术后超声图

A. 宫颈环扎术后三维超声成像，箭示宫颈矢状切面前唇与后唇环扎线位置；B. 宫颈横切面，箭示完整的环扎线及宫颈管回声

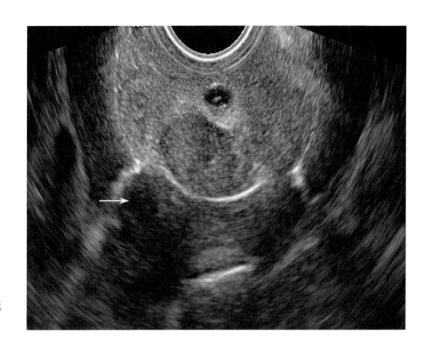

图 10-0-8

宫颈托超声图

宫颈横切面，箭示宫颈托环状低回声

性早产。阴道宫颈托可通过改变宫颈与宫体的角度以减小宫颈的负重，还能帮助子宫颈内口闭合，防止上行感染而发挥作用。超声用于监测宫颈托，多采用经腹部超声，而较少采用经阴道超声。由于受到宫颈托干扰的影响，超声监测宫颈结构受到一定的限制，且通常仅显示宫颈托的存在，表现为环状低回声。

（二）其他相关的超声监测

经阴道超声观察宫颈形态的同时，我们可以获得其他相对更有临床意义的异常的超声征象，例如：宫颈占位性病变、前置或低置胎盘及宫颈形态异常等。

1. **常见的宫颈占位性病变** 包括孕期宫颈恶性病变、宫颈良性病变（宫颈息肉和宫颈腺体囊肿）。

（1）孕期宫颈恶性病变：目前，针对妊娠早期的宫颈恶性病变筛查及诊断主要依靠宫颈细胞学检查，以防止宫颈恶性病变的发展扩散；随着病变的发展、生长方式及浸润程度的不同，可呈现出不同的超声征象，包括：宫颈形态改变、宫颈前后唇不对称、宫颈肌层非均质实性低回声、宫颈管结构消失、宫旁非均质低回声、彩色多普勒超声显示病变内部可呈现丰富的血流信号等。

（2）宫颈息肉：属慢性宫颈炎症常见疾病，主要来源于宫颈黏膜和宫颈阴道部分，由于长期慢性炎症刺激导致宫颈管黏膜增生和堆积而形成。妊娠期孕妇宫颈息肉可增加胎儿不良结局的风险（难免流产或早产等），多数孕妇表现为阴道出血，部分患者则无症状，直至分娩时发现。关于妊娠期的宫颈息肉是否立即行息肉摘除术，目前临床尚存在争议。

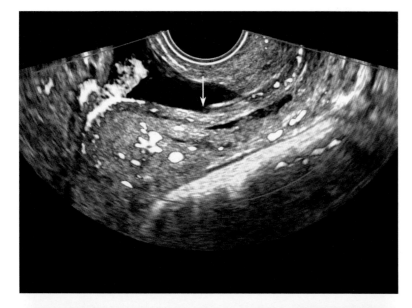

图 10-0-9

孕期宫颈息肉超声图

宫颈矢状切面，箭示宫颈息肉走行于宫颈管内，彩色多普勒显示息肉与宫颈后唇近子宫颈内口间血流信号

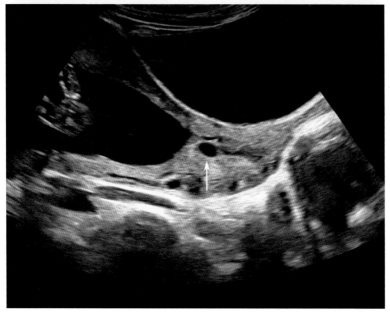

图 10-0-10

子宫颈腺囊肿超声图

宫颈正中矢状切面，箭示宫颈后唇囊性回声

孕期宫颈息肉超声主要征象：与非孕期相似，宫颈管内可见带蒂的长条状或团状中等低回声，部分肿物可脱出至阴道内，CDFI可见蒂中及内部条形血流信号（图 10-0-9）。

（3）子宫颈腺囊肿：又称宫颈纳氏囊（Nabothian cyst），也是慢性宫颈炎的一种表现，其形成原因是新生的鳞状上皮覆盖宫颈腺管口或伸入腺管，将腺管口阻塞，腺体分泌物引流受阻滞留而形成囊肿。多数患者无症状，经阴道超声检查时发现，且不需要积极治疗。孕期如若发现宫颈纳氏囊，其治疗原则同非孕期。

子宫颈腺囊肿超声主要征象：与非孕期相似，宫颈可见囊性回声（图 10-0-10）。

2. 宫颈形态异常 孕期宫颈监测中,经阴道超声于宫颈横切面有时可发现两个宫颈管回声(图 10-0-11)。此种情况,有合并子宫完全纵隔或双子宫的可能,因此在进行宫颈超声检查前尽量询问孕妇的病史(是否孕前已诊断相关子宫形态异常),同时还需结合临床阴道内诊检查,以排除阴道纵隔等发育异常的存在。通常提示有阴道纵隔时常合并双子宫颈。孕期超声对于鉴别宫颈纵隔或双宫颈同样比较困难,但监测方法及监测指标(宫颈长度等)目前可参照单宫颈进行观察与评估。

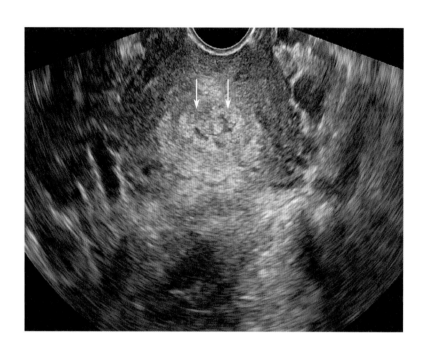

图 10-0-11
宫颈纵隔超声图
宫颈横切面,箭示两个宫颈管回声,两者间可见低回声带

(李菁华 吴青青)

参考文献

1. AMERICAN COLLEGE OF OBSTETRICIANS AND GYNECOLOGISTS. Incidentally detected short cervical length. Committee Opinion No. 522［J］. Obstet Gynecol, 2012, 119（4）: 879-882.

2. KAGAN K, SONEK J. How to measure cervical length［J］. Ultrasound Obstet Gynecol, 2015, 45（3）: 358-362.

3. 中华医学会妇产科学分会产科学组. 早产的临床诊断与治疗指南（2014）［J］. 中华妇产科杂志, 2014, 49（7）: 481-484.

4. LIM K, BUTT K, CRANE J M, et al. SOGC Clinical Practice Guideline. Ultrasonographic cervical length assessment in predicting preterm birth in singleton pregnancies［J］. J Obstet Gynaecol Can, 2011, 33（5）: 486-499.

5. AMERICAN COLLEGE OF OBSTETRICIANS AND GYNECOLOGISTS. Practice Bulletin No. 130: prediction and prevention on preterm birth［J］. Obstet Gynecol, 2012, 120（4）: 964-973.

6. 夏恩兰. 宫颈机能不全诊治的现代进展［J］. 妇产与遗传, 2013, 3（4）: 11-15.

7. 张玉洁, 张巍. 妊娠期宫颈息肉摘除术后妊娠结局分析［J］. 中国生育健康杂志, 2018, 29（2）: 138-141.

8. 田家玮, 姜玉新. 临床超声诊断学［M］. 2版. 北京: 人民卫生出版社, 2016.

登录中华临床影像库步骤

▍公众号登录 >>

扫描二维码
关注"临床影像库"公众号

点击"影像库"菜单
进入中华临床影像库首页

临床影像库
中华临床影像库内容涵盖国内近百家大
型三甲医院临床影像诊断中所能见... ⌄

关注公众号

影像库

▍网站登录 >>

输入网址 medbooks.ipmph.com/yx
进入中华临床影像库首页

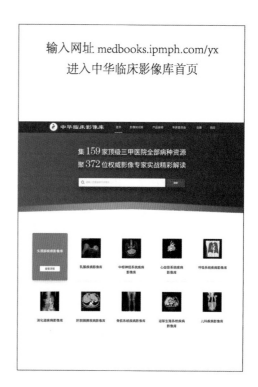

进入中华临床影像库首页

注册或登录

PC 端点击首页"兑换"按钮
移动端在首页菜单中选择"兑换"按钮

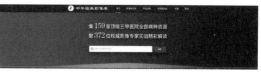

输入兑换码,点击"激活"按钮
开通中华临床影像库的使用权限

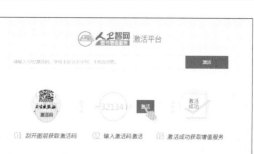